AF331477

ÉLÉMENS

D'ANATOMIE ET DE PHYSIOLOGIE

COMPARÉES.

Les formalités voulues par la loi ont été remplies.

IMPRIMERIE DE BRUNEAU,
59, rue Montmartre.

ÉLÉMENS
D'ANATOMIE ET DE PHYSIOLOGIE

COMPARÉES,

DÉDIÉS AUX GENS DU MONDE,

OU

ÉTUDE SUCCINCTE

DES RESSORTS ET DES PHÉNOMÈNES DE LA VIE CHEZ L'HOMME
ET CHEZ LES ANIMAUX,

avec

DES OBSERVATIONS PHILOSOPHIQUES ET MORALES,

Par G.-P.-Émile DE TARADE, D. H. N.,

PROFESSEUR DE PHYSIOLOGIE COMPARÉE.

(Le texte est accompagné de huit planches contenant cent vingt-quatre
figures dessinées par l'auteur.)

Homme, en qui resplendit une céleste flamme,
Pour échapper au mal, pour goûter le bonheur,
Analyse ton corps, examine ton âme,
Éclaire ton esprit et cultive ton cœur.

PARIS,

CHEZ L'AUTEUR, RUE MESLAY, No 55,

Et chez FORTIN, MASSON et Cᵉ, libraires, place de l'École-
de-Médecine, nº 1.

1841.

A MON PÈRE,

COMME UN TÉMOIGNAGE D'AFFECTION

ET DE

RECONNAISSANCE.

G.-P.-Emile DE TARADE.

Paris, ce 1er mai 1841.

ERRATA.

Page 19, ligne 20, *au lieu de* diverses appareils, *lisez* divers appareils.

Page 20, ligne 14, *au lieu de* mais à mesure, *lisez* mais, à mesure.

Page 21, ligne 6, *au lieu de* telles sont, *lisez* tels sont.

Page 84, dernière ligne de la note, *au lieu de* este en entier, *lisez* reste en entier.

Page 160, ligne 24, *au lieu de* commme, *lisez* comme.

Page 202, ligne 14, *au lieu de* de sorte gonflement, *lisez* sorte de gonflement.

Page 303, première ligne de la note, *au lieu de* penséque, *lisez* pensé que.

Page 314, seconde ligne de la note, *au lieu de* de Jupiter, *lisez* du Jupiter.

Page 405, ligne 25, *au lieu de* tantôt plusieurs, *lisez* tantôt plusieurs sont suspendues ou troublées.

Page 408, ligne 10, *au lieu de* à ce degré, *lisez* à un tel degré.

Page 449, ligne 15, *au lieu de* peut s'effectuer, *lisez* s'exécute.

TABLE

DES MATIÈRES.

Pages.

Explication des planches........................ VII
PLAN DE CET OUVRAGE I
PROLÉGOMÈNES................................ 9

PREMIÈRE PARTIE.

STRUCTURE DES ANIMAUX EN GÉNÉRAL ET DE L'HOMME EN PARTICULIER.

CHAP. I. — Des parties solides du corps des animaux. 29
§ I. — Des os .... id.
Système osseux du corps humain...... 32
Comparaisons relatives au système osseux........................... 39
§ II. — Des muscles, des tendons et des aponévroses........................... 45
§ III. — Des viscères........................ 48
§ IV. — Des tégumens.—Description anatomique de la peau........................ 51
§ V. — Du tissu cellulaire, des membranes séreuses et des membranes muqueuses. 54
§ VI. — Des cheveux, des poils et des plumes. Des ongles, des appendices cornés et des écailles 58

II   **TABLE**

Chap.   II. — Des parties fluides du corps des animaux............................... 66

DEUXIÈME PARTIE.

VIE DE NUTRITION.

Chap.   I. — De la nutrition en général......... 71
Chap.   II. — De la digestion.................. 75
      §   i. — Des organes de la digestion........ *id.*
      §   ii. — Des phénomènes de la digestion..... 85
      §   iii. — Comparaisons relatives à la digestion. 96
      §   iv. — Observations relatives à la digestion. 106
Chap.   III. — Du sang, de sa composition et de ses
propriétés.................... 128
Chap.   IV. — De la circulation du sang......... 138
      §   i. — Des organes de la circulation du sang. *id.*
      §   ii. — Des phénomènes de la circulation du
sang, et de la nutrition proprement
dite......................... 143
      §   iii. — Comparaisons relatives à la circula-
tion du sang 150
      §   iv. — Observations relatives à la circulation
du sang...................... 153
Chap.   V. — De la respiration................ 156
      §   i. — Des organes de la respiration....... *id.*
      §   ii. — Des phénomènes de la respiration... 159
      §   iii. — Comparaisons relatives à la respira-
tion 166
      §   iv. — Observations relatives à la respira-
tion......................... 172
Chap.   VI. — De la chaleur animale........... 185
Chap.   VII. — Des sécrétions en général......... 191
      §   i. — Des sécrétions récrémentitielles..... 195
      §   ii. — Des sécrétions excrémentitielles..... 208
Chap. VIII. — De l'absorption................. 215
Chap.   IX. — De l'exhalation................. 223

TROISIÈME PARTIE.

VIE DE RELATION.

CHAP.　　I. — Du système nerveux en général..... 229
　　　　　　Du cerveau et de ses dépendances... 231
　　　　　　Nes nerfs et de leurs fonctions...... 236
　　　　　　Du système nerveux grand sympa-
　　　　　　　thique........................ 241
CHAP.　　II. — Observations relatives au système
　　　　　　nerveux 245
CHAP.　　III. — Des sensations et des organes des
　　　　　　sens......................... 257
　§　I. — Du toucher ou du tact........... 261
　§　II. — De l'odorat.................... 265
　§　III. — Du goût...................... 270
　§　IV. — De la vision et de ses organes...... 274
　　　　　　Théorie de la vision............. 282
　　　　　　Comparaisons relatives à la vision.. 288
　　　　　　Observations relatives à la vision... 293
　§　V. — De l'audition et de ses organes..... 298
　　　　　　Théorie de l'audition............ 303
　　　　　　Comparaisons relatives à l'audition.. 306
　　　　　　Observations relatives à l'audition.. 309
CHAP.　　IV. — Des fonctions du cerveau, et des facul-
　　　　　　tés intellectuelles.............. 313
　　　　　　De l'imagination 321
　　　　　　De la force morale de l'homme..... 322
CHAP.　　V. — Du génie.—Des aptitudes.—Manière
　　　　　　de les reconnaître chez les enfans.. 326
CHAP.　　VI. — De l'intelligence des animaux...... 338
　　　　　　De l'instinct 343
CHAP.　　VII. — Du langage.................... 356
　　　　　　De la voix et de la parole......... 358
　　　　　　Comparaisons relatives à la formation
　　　　　　de la voix 365
　　　　　　Observations relatives à la formation
　　　　　　de la voix et de la parole........ 367

IV   TABLE

CHAP. VIII. — De la phrénologie.................. 370
                Angle facial de Camper........... 372
                Système de Gall................. 374
CHAP. IX. — Rapports entre le physique et le moral de l'homme. — De la physiognomonie ou de l'art de connaître l'homme intérieur par l'homme extérieur..................... 380
CHAP. X. — Des passions et des affections....... 398
                Des habitudes................... 401
                De la manie et de la folie......... 403
CHAP. XI. — Influence de l'éducation sur la production des actes intellectuels et moraux.................... 407

QUATRIÈME PARTIE.

DES MOUVEMENS.

CHAP. I. — Des mouvemens en général....... 417
§ I. — Des mouvemens de la vie de nutrition. 418
§ II. — Des mouvemens de relation ou mouvemens volontaires............. 420
CHAP. II. — Observations sur les mouvemens de relation...................... 437
§ I. — Observations sur le mouvemens actifs........................ 438
§ II. — Observations sur les mouvemens passifs........................ 441
§ III. — De la gymnastique............... 443

CINQUIÈME PARTIE.

APPENDICE.

CHAP. I. — Du sommeil.................... 449

Chap.   II. — Des tempéramens................. 454
Chap.   III. — Des âges et de la mort............. 462

(Voyez la table des matières de la sixième partie , à la fin de l'ouvrage.)

EXPLICATION

DES PLANCHES.

Mon intention était de n'offrir au lecteur que des dessins originaux ; mais le temps m'ayant manqué pour ce travail, je me suis vu obligé de tirer certaines figures de différens ouvrages. E. de T.

PLANCHE I.

Fig. 1. Squelette humain. C, la tête ; V, la colonne vertébrale ; K, le sternum ; B, les côtes ; I, la clavicule ; OM, l'omoplate ; T, les os du bassin ; X, le pubis ; M, l'humérus ; O, le cubitus ; P, le radius ; Q, le carpe ; R, le métacarpe ; S, les doigts ; Y, le fémur ; A', le tibia ; B', le péroné ; C', la rotule ; D', le tarse ; E', le métatarse ; F', les orteils.

Fig. 2. Fragment de la cornée d'un œil de mouche, vu au microscope.

Fig. 3. Membrane muqueuse des lèvres. (Encyclopédie méthodique.)

Fig. 3 *bis*. Animalcule microscopique de l'*épitelium* des membranes muqueuses.

Fig. 4. Quelques muscles du corps humain.

Fig. 5. Charpente osseuse de la main humaine. C, le carpe , M, le métacarpe ; D, phalange ; E , phalangine , F, phalangette. 1, le pouce ; 2, l'index ; 3, le médius ; 4, l'annulaire ; 5, l'auriculaire.

Fig. 6. A , partie charnue du muscle droit interne de la cuisse ; B, tendon qui va s'attacher au tibia.

Fig.   7. Ampoule destinée à sécréter la matière de la transpiration insensible, vue au microscope. C, son canal excréteur ; A, artériole, V, veinule, qui aboutissent à la glande ; P, petites ampoules dont les canaux, extrêmement déliés, viennent se décharger dans la glande principale. (Dictionnaire pittoresque d'Histoire naturelle.)

Fig.   8. Chapeau ou enveloppe des papilles nerveuses humaines. (Idem.)

Fig.   9. Papilles nerveuses humaines grossies.

Fig. 10. Cette figure est destinée à faire comprendre la structure de la peau, qui est censée très-grossie. AB, l'épiderme formé par couches, suite du desséchement du mucus déposé en C,C ; (aux mêmes points se dépose la matière colorante de la peau.) D, papilles nerveuses ; X,X, glandes situées dans l'épaisseur du derme, pour la sécrétion du mucus qui forme le réseau muqueux et l'épiderme ; GN, le derme ; M,M, ampoules destinées à sécréter la matière de la transpiration insensible ; N'N' nerfs qui se ramifient dans le derme.

PLANCHE II.

Fig. 11. Un corps humain, ouvert perpendiculairement et d'arrière en avant, pour laisser voir la disposition des viscères. C, le cerveau ; CT, le cervelet ; ME, la moelle épinière ou vertébrale ; T, la trachée-artère ; OE, l'œsophage ; D, le diaphragme ; COE, le cœur ; P, le poumon droit ; B, la bronche principale gauche ; AO, l'aorte ; F, le foie ; FI, la vésicule biliaire ; E, l'estomac ; I, les intestins ; RD, le rein droit ; RG, le rein gauche ; VE, la vessie ; M, le méat urinaire et l'urètre ; R, le rectum ; AN, l'anus.

Fig. 12. Le nicothoé, grossi. C, sa cavité digestive.

Fig. 13. Coupe de la colonne vertébrale, d'arrière en avant. De A en B, vertèbres cervicales ; de B en C, ver-

tèbres dorsales ; de C en D, vertèbres sacrées ; de
D en E , vertèbres sacrées ; de E en F, vertèbres
coccygiennes.

Fig. 14. Papille nerveuse de la baleine , sous un fort grossissement. (Dictionnaire pittoresque d'Histoire
naturelle.)

Fig. 15. La même, avec son enveloppe protectrice. (Idem.)

Fig. 16. La furculaire des toits, vue au microscope. (Musée
des familles.)

Fig. 17. Les dents humaines. A, incisive ; B , canine ou la-
niaire ; C, grosse molaire.

Fig. 18. Appareil digestif du ver-à-soie. O, l'œsophage ; E ,
l'estomac ; G , glandes salivaires ; B , vaisseaux
biliaires ; I, l'intestin.

Fig. 19. Le grand os du cœur du bœuf.

Fig. 20. Section perpendiculaire antéro-postérieure d'une
tête humaine, pour laisser voir l'intérieur du nez,
de la bouche et du pharynx. T,U, les lèvres ;
L, la langue ; OMN, le pharynx ; M,N, les muscles constricteurs ; J, les fosses nasales ; C, le
cornet moyen ; D, le cornet inférieur ; TA , la
trachée-artère ; OE, l'œsophage ; O, la luette ;
GL, la glotte ; Y, l'épiglotte ; Z, le larynx ; TR ,
la trompe d'Eustache ; F, sinus frontal ouvert.

Fig. 21. Une dent de requin.

Fig. 22. Appareil digestif de l'abeille. O, l'œsophage ; A,
premier estomac ; C, second estomac ou duodé-
num ; B, vaisseaux biliaires ; F, intestin ; R ,
rectum.

Fig. 23. Appareil digestif du grand hydrophile. O, l'œsophage ; A, premier estomac ; C, second estomac,
revêtu de lames cornées ; D, troisième estomac ,
hérissé de vaisseaux très-déliés qu'on suppose devoir être des vaisseaux absorbans ; B , vaisseaux
biliaires ; E , quatrième estomac ou duodénum :
F, intestin ; I, cœcum ; R, rectum.

Fig. 24. Crypte de la membrane muqueuse de l'estomac du
castor.

PLANCHE III.

Fig. 25. Les quatre estomacs du chameau, vus extérieurement. A, la panse ; C, le bonnet ; D, le feuillet ;
G, la caillette ; H, l'œsophage ; I, portion de l'intestin ; B,B, poches pour tenir l'eau en réserve.

Fig. 26. A, une paire des mâchoires de la sangsue, grossie
et vue de face ; B, une de ces mâchoires, vue de
profil.

Fig. 27. Le crâne et les deux mâchoires d'un cheval. I, les
pinces ; L, les crochets ; M, les dents molaires.
(Recherches sur les ossemens fossiles.)

Fig. 28. Appareil digestif des oiseaux granivores. A, l'œsophage ; J, le jabot ; E, l'estomac succenturié ; G,
le gésier ; P, le pylore ; D, le foie ; V, la vésicule
biliaire ; PA, le pancréas ; F, intestins ; R, cœcum ; N, le cloaque ; O, oviducte ; U, uretères.

Fig. 29. Tube digestif de la sangsue.

Fig. 30. Les trois paires de mâchoires de la sangsue.

Fig. 31. Portion de la mâchoire inférieure d'un chien. I, les
dents incisives ; L, les canines ou laniaires ; C,
la dent carnassière ; M, les molaires. (Recherches
sur les ossemens fossiles.)

Fig. 32. Coupe perpendiculaire longitudinale de l'estomac
humain. E, l'intérieur de l'estomac ; C, le cardia ;
P, le pylore ; I, commencement des intestins.

Fig. 33. Coupe des quatre estomacs du mouton. A, la panse ;
C, le bonnet ; D, le feuillet ; G, la caillette ; H,
l'œsophage ; I, commencement de l'intestin.

Fig. 34. Portion de la mâchoire inférieure d'un ours. I, les
dents incisives ; L, les canines ou laniaires ; M, les
molaires. (Recherches sur les ossemens fossiles.)

PLANCHE IV.

Fig. 35. Cœur et poumons humains. C, le cœur ; OD, l'oreillette droite ; VD, le ventricule droit ; OG, l'o-

reillette gauche ; **VG**, le ventricule gauche ; **AO**, l'aorte ; **AP**, l'artère pulmonaire ; **T**, la trachée-artère, coupée ; **PD**, le poumon droit ; **PG**, le poumon gauche. — Les chiffres désignent les lobes de chaque poumon.

Fig. 36. Organisation de la fibrine.

Fig. 37. Globule elliptique du sang avec son noyau central.

Fig. 38. Le larynx, la trachée-artère et une partie des bronches. **L**, le larynx ; **OH**, l'os hyoïde ; **TH**, le cartilage thyroïde ; **C**, le cartilage cricoïde ; **T**, la trachée-artère ; **B,B**, les bronches.

Fig. 39. **A,A**, les stigmates situés sous l'abdomen, dans un carabe.

Fig. 40. Appareil urinaire de l'homme. **RD**, le rein droit ; **RG**, le rein gauche, ouvert perpendiculairement par le milieu ; **CS** la capsule surrénale ; **B**, le bassinet ; **UR**, l'urètre ; **VE**, la vessie ; **U**, l'urètre.

Fig. 41. Sang humain défibriné. **R**, globules rouges ; **B**, globules blancs ; **S**, sérum.

Fig. 42. Cette figure indique la circulation du sang chez les mammifères et chez les oiseaux. **VC**, veine cave ; **OD**, l'oreillette droite ; **VD**, le ventricule droit ; **AP**, l'artère pulmonaire ; **P**, poumon ; **VP**, veine pulmonaire ; **OG**, l'oreillette gauche ; **VG**, le ventricule gauche ; **AO**, l'aorte. — Pour simplifier cette figure, je n'ai représenté qu'un seul poumon et une seule veine pulmonaire, et, pour rendre les choses plus intelligibles, j'ai séparé les deux parties du cœur ; le côté de la figure, qui se trouve le plus ombré, contient le sang noir ; l'autre côté contient le sang rouge. Les flèches indiquent la marche du sang.

Fig. 43. Communication des artères avec les veines. **A**, artère ; **V,V**, veines.

Fig. 44. Expérience pour montrer la porosité des tissus de l'économie animale.

Fig. 45. Les trois espèces de globules du sang des mammifères. **R**, globule rouge ; **B**, globule blanc ; **C**, globulins, qui se trouvent aussi dans le chyle.

PLANCHE V.

Fig. 46. Appareil nerveux du corps humain. C, le cerveau ;
CT, le cervelet ; ME, la moelle épinière ou vertébrale , de laquelle on voit partir les nerfs rachi-
diens N ; O, nerfs olfactifs ; OP, nerfs optiques.

Fig. 47. Rein du bœuf.

Fig. 48. Structure des glandes salivaires chez les mammifères.

Fig. 49. Appareil digestif des polypes sertulaires.

Fig. 50. Théorie de la vision.

Fig. 51. Théorie de l'audition.

Fig. 52. Myopie.

Fig. 53. Presbytie.

Fig. 54. Appareil digestif d'un annélide. T, la tête de l'a-
nimal ; B, la bouche , garnie de quatre lames
cornées très-aiguës ; E, l'estomac qui s'avance
au-dehors ; C, partie du corps de l'animal.

Fig. 55. Le larynx, vu par derrière. A, les cartilages arythénoïdes.

Fig. 56. Le larynx, vu en dessus. G, la glotte.

Fig. 57. Un des stigmates de la chenille du saule, grossi.

Fig. 58. Un des lobules rénaux du bœuf, ouvert par son
milieu. A, le rameau de l'artère émulgente qui se
distribue dans son intérieur ; B, le rameau de la
veine émulgente correspondante ; C,C, l'uretère ,
coupé dans sa longueur ; E,E , les mamelons ;
F,F, les bassinets.

Fig. 59. Système nerveux des vers intestinaux.

Fig. 60. Ganglion et vaisseaux lymphatiques.

Fig. 61. Système nerveux d'un homard.

Fig. 62. Coupe des organes de l'ouïe, faite perpendiculairement sur la longueur du conduit auditif et sur le
rocher. P, la conque ou le pavillon ; A, le conduit
auditif ; T, le tympan ; M , la membrane du
tympan ; O, les osselets ; E, la trompe d'Eustache ;
V, le vestibule ; C, les canaux demi-circulaires ;

L, le limaçon ; F, la fenêtre ovale ; R , la fenêtre
ronde ; NA, le nerf acoustique.

PLANCHE VI.

Fig. 63. Profil du Jupiter Capitolin. — L'angle facial est de
100°.

Fig. 64. Profil de l'Apollon Pythien.— L'angle facial est de
95°.

Fig. 65. Crâne d'un Européen. F, l'os frontal ; O, l'occipital ;
P, pariétal ; T, temporal ; M, la mâchoire inférieure. — L'angle facial est de 90°.

Fig. 66. Tête de Socrate.—L'angle facial est de 90°.

Fig. 67. Système nerveux d'une patelle.

Fig. 68. Crâne d'un nègre.—L'angle facial est de 72°.

Fig. 69. Crâne d'un Hottentot.—L'angle facial est de 67°.

Fig. 70. Crâne d'un orang-outang.—L'angle facial est de 55°.

Fig. 71. Crâne d'un lion.—L'angle facial est de 40°.

Fig. 72. Crâne d'un loup.—L'angle facial est de 32°.

Fig. 73. Crâne d'un serpent non venimeux (Python de Java).
R, le rocher ; T, l'os tympanique ; A, l'os angulaire ; C, l'os coronoïdien ; MS, l'os maxillaire
supérieur ; MI, l'os maxillaire inférieur.—L'angle facial est de 20°. (Encyclopédie méthodique.)

Fig. 74. Cette figure montre la manière dont les nerfs partent de la moelle vertébrale M , sous forme de
deux racines A,B.

Fig. 75. Crâne d'un brochet. — L'angle facial est de 8°.

Fig. 76. Crâne d'un crocodile.—L'angle facial est de 18°.

Fig. 77. L'œil humain, vu de face. C , la cornée opaque ou
la sclérotique ; I, l'iris ; P, la pupille.

Fig. 78. Coupe du cristallin.

Fig. 79. Coupe de l'œil, avec ses membranes en lambeaux.
NO, le nerf optique ; V, le corps vitré ; R, la rétine ; CH, la choroïde ; SC, la sclérotique ; C, le
cristallin ; P, les procès ciliaires ; I , l'iris ; PU,
la pupille ; CT, la cornée transparente ; CJ, la
conjonctive.

PLANCHE VII.

Fig. 80. MM, muscle en action ; N, le nerf principal qui s'y rend ; F,F, ses filets répartis dans le muscle.

Fig. 81. Structure des glandes lacrymales.

Fig. 82. Structure de l'une des granulations qui composent ces glandes.

Fig. 83. Théorie des mouvemens chez les crustacés et chez les insectes.

Fig. 84. Les osselets de l'oreille et leurs muscles. M, le marteau ; B, son manche ; E, l'enclume ; L, l'os lenticulaire ; C, l'étrier ; N, le muscle du marteau ; P, le muscle de l'étrier.

Fig. 85. Structure des nerfs. N, le nerf principal ; V, le névrilème ; R, rameau nerveux ; A, son anse ou terminaison ; L, courant pour la sensibilité ; K, courant pour la locomotion ; C, direction où se trouve le cerveau.

Fig. 86. Théorie des mouvemens.

Fig. 87. Théorie de la station.

Fig. 88. Appareil visuel du limaçon. O, le nerf optique.

Fig. 89. Appareil digestif d'une actinie. B, la bouche ; O, l'œsophage ; E, cavité de l'estomac ; T,T, tentacules.

Fig. 90. Glande avec un conduit excréteur.

Fig. 91. Levier du premier genre.

Fig. 92. Levier du second genre.

Fig. 93. Levier du troisième genre. (Dans ces trois figures, A est le point d'appui, P, la puissance, et R, la résistance.)

Fig. 94. Manière dont la lumière L traverse le peigne P, membrane de l'œil des oiseaux.

Fig. 95. Disposition de la choroïde chez certains poissons. R, la rétine ; C, la choroïde, brillant d'un éclat métallique ; L, rayon lumineux ; I, le même rayon réfléchi par la choroïde sur la rétine qu'il a déjà traversée.

Fig. 96. } Théorie de la station.
Fig. 97. }
Fig. 98. Théorie de la marche.
Fig. 99. Glande simple.
Fig. 100. Circulation du sang dans un follicule muqueux de la langue d'une grenouille. F, le follicule ; A. artère, qui finit par se convertir en veine V.

(Voyez l'explication de la planche VIII , à la fin de l'ouvrage.)

PLAN

DE

CET OUVRAGE.

De toutes les sciences, la plus importante pour le bonheur de l'homme, la plus nécessaire, la plus fertile en résultats utiles et intéressans est sans contredit l'étude de soi-même, et la célèbre inscription tracée par un sage (1), au-dessus de l'entrée du temple de Delphes, Γνωτι σεαυτον *connais-toi toi-même*, prise dans le sens physique et dans le sens moral, indiquait suffisamment aux peuples de l'ancienne Grèce, que l'étude de l'homme doit servir de base et de sommet à toutes les autres. Malheureusement on cherche, en général, à tout connaître, excepté soi-même.

Destiné par la Providence à gouverner une machine très-compliquée, à entretenir des re-

---

(1) Chilon.

lations multipliées avec la plupart des créatures qui l'environnent, l'homme vogue au hazard sur cette mer orageuse qu'on appelle la vie, courant à chaque instant le risque de se briser sur des écueils à fleur d'eau, faute de vouloir étudier leur position, ou se jetant aveuglément sur les rochers qu'il connaît, jusqu'à ce qu'enfin la profondeur des abimes s'ouvre sous son esquif fracassé, et engloutisse pour jamais l'imprudent nautonnier.

Oui, cela n'est que trop vrai : tous nos maux sous le rapport moral, et presque tous nos maux physiques, sont notre propre ouvrage. Notre ignorance à certains égards, notre imprudence à certains autres, ont surtout pour effet de nuire au développement de la plupart de nos facultés, de s'opposer ainsi au perfectionnement de notre essence morale, de nous priver des ressources précieuses que nous devrions trouver en nous-mêmes, de nous abreuver de douleurs, de chagrins, et enfin de hâter le terme d'une carrière déjà si courte.

J'ai donc entrepris l'examen de celle des branches de l'Histoire naturelle qui nous intéresse et nous importe le plus.

J'ai essayé de décrire les principaux phénomènes de la vie chez l'homme et chez les animaux, dans l'espérance que mon travail serait de quelque utilité à mes semblables, et que les pères de famille, surtout, pourraient y puiser quelques idées applicables au bonheur de leurs enfans. Tels sont les principaux motifs qui m'ont déterminé à publier cet ouvrage. Je dois avouer, cependant, que le charme attaché à la nature de mes travaux, et surtout les honorables encouragemens que m'adressent les gens de bien, n'ont pas peu contribué à m'inspirer le désir de répondre aux vœux d'un assez grand nombre de personnes. Je livre donc à la presse ces Élémens d'Anatomie et de Physiologie comparées, parmi lesquels j'ai tâché de semer quelques fleurs, afin d'enlever ainsi aux sentiers de la Science une aridité qui éloigne trop souvent les gens du monde de son temple.

Je me suis attaché à n'offrir au lecteur rien qui ne fut généralement admis comme certain, à ne présenter que des théories appuyées sur de nombreuses expériences, et j'ai souvent puisé aux meilleures sources, pour donner du poids et de l'extension à mes observations personnelles par les observations des auteurs les plus célèbres.

Ce livre est écrit pour les gens du monde; aussi, les hommes spéciaux reconnaîtront facilement que j'y ai négligé beaucoup d'objets de détail; mais il n'en pouvait pas être différemment, puisque je ne dois m'occuper que de ce qu'il y a de plus important et de plus intéressant à connaître pour les personnes qui ne veulent pas faire une longue et pénible étude de l'organisation des animaux et des phénomènes de la vie (1).

Un auteur anglais, justement célèbre, a dit

---

(1) Les principaux ouvrages que l'on pourra consulter, pour avoir des détails plus étendus, sont : les OEuvres de Buffon, de Lamarck, de P. Camper, de Lacépède ; les Traités d'Anatomie; les Dictionnaires d'Histoire naturelle ; les *Leçons d'Anatomie comparée,* de G. Cuvier ; le *Règne animal,* du même auteur ; l'*Anatomie comparée,* de Ca-

avec raison que la science de l'homme était l'homme lui-même ; aussi, en traitant de l'étude de la vie chez les êtres animés, est-ce à l'organisation humaine que je me suis plus particulièrement attaché : c'est l'homme que j'ai pris pour type et pour point central de comparaison, ainsi que cela était juste et convenable.

J'ai rapproché accessoirement de lui quelques-unes des autres créatures qui couvrent le Globe ; j'ai fait ressortir les analogies et les dissemblances les plus importantes à constater dans cette vaste chaine des êtres animés, payant chacun son tribut à la douleur et à la destruction, selon les lois invariables de la Nature, mais aussi, jouissant chacun de sa petite somme de bonheur, tout en concourant à l'harmonie et à la beauté de l'ensemble.

---

rus ; la *Physiologie de l'homme*, de M. Adelon ; le *Traité de Physiologie comparée*, de Dugès ; les *Recherches sur la vie et sur la mort,* de Bichat ; l'*Histoire générale des Mammifères,* de F. Cuvier, les *Leçons sur l'économie animale,* de Sigaud de Lafond ; les *Élémens de Zoologie,* de M. Milne-Edwards, etc., etc., etc.

J'aurais pu multiplier les comparaisons à l'infini ; mais cet ouvrage étant élémentaire, j'ai dû me renfermer dans certaines limites. Je n'ai pas, d'ailleurs, prétendu suivre la Nature dans l'analyse de toutes ses richesses ; j'aurais craint de ressembler, selon la comparaison de Bernardin de Saint-Pierre, à cet enfant qui creusait un trou dans le sable, pour y renfermer l'eau de la mer.

J'ai fait voir, d'une manière générale, que rien, dans la Nature, ne pouvait être attribué à un hazard aveugle, mais que tout, au contraire, y révélait une Providence dont la bonté, la puissance, la sagesse et la prévoyance sont infinies.

J'ai essayé d'agrandir la sphère de la seule félicité réelle dont nous puissions jouir sur la Terre, félicité impossible à goûter hors de l'accomplissement de nos devoirs envers Dieu, envers nos semblables, envers nous-mêmes.

J'ai cherché à montrer que l'homme était *une* INTELLIGENCE *servie par des organes*, selon la belle expression de M. de Bonald.

J'ai fait tous mes efforts pour rouvrir la porte des consolations et des espérances, que malheureusement tant de gens se ferment, de nos jours, comme à plaisir, pour se jeter dans une voie de désespoir et de néant.

Enfin, dans l'étude des phénomènes de la vie, dans l'examen des admirables harmonies qui règnent entre toutes les créatures organisées et les rendent, pour ainsi dire, solidaires les unes des autres, j'ai toujours eu pour but d'élever l'âme jusqu'à son créateur, liant ainsi, autant qu'il m'a été possible de le faire, la création à l'homme et l'homme à la Divinité.

ÉLÉMENS

D'ANATOMIE ET DE PHYSIOLOGIE

COMPARÉES.

PROLÉGOMÈNES.

Nous avons pour objet l'étude de l'organisation et de la vie.

L'Anatomie comparée nous fera connaître la structure et la disposition des divers organes ou appareils de l'économie, examinés comparativement chez l'homme et chez les animaux.

La Physiologie comparée nous montrera ces mêmes organes en action.

Nous commencerons par l'examen de la vie physique et matérielle, de la vie animale, pour passer ensuite aux phénomènes d'un ordre plus élevé, c'est-à-dire à la production des actes intellectuels et moraux.

« Que représente le corps humain vivant et animé? dit M. Reveillé-Parise dans sa *Physiologie des hommes livrés aux travaux de l'esprit* (1) ; un mécanisme très-compliqué, qui commence, s'accroît, dure quelques instans, périt et passe ; une agglomération d'organes jouissant de leur vie propre, et néanmoins parties d'un même tout, fins et moyens les uns des autres, liés par une solidarité d'actions convergentes vers un résultat général ; des appareils de fonctions diverses pour la nutrition, pour nos rapports extérieurs, etc. ; un fluide contenant tous les élémens organiques, vrai fleuve de vie qui, dans son cours impétueux, les présente à chaque organe comme un banquet somptueux où chaque convive est satisfait selon ses goûts ; une suite de destructions et de restaurations, d'éliminations et d'assimilations perpétuelles, avec persistance de la même vitalité ; une multitude d'actions, de réactions, d'impulsions, de sympathies, au milieu desquelles flottent sans cesse incertaines la santé, la maladie et la mort ; enfin, une action générale, consensuelle, pour arriver par un vaste ensemble d'harmonies organiques, à l'unité sensitive, à l'individualité, au MOI, résultat collectif des actes de la pensée, centre de la sphère intellectuelle, être mystérieux, incompréhensible, qui sent, qui

---

(1) Je ne saurais trop recommander la lecture de cet ouvrage : outre la manière supérieure dont il est traité, outre une logique pressante et une grande richesse de style, ce livre contient d'excellens préceptes hygiéniques.

sait, et qui veut, seul capable de dire : *Je suis !* que suis-je ? voilà la vie, ou du moins voilà ses caractères principaux. »

Avant d'étudier la vie chez les êtres qui en sont doués, il faut classer ces êtres en trois grandes divisions. C'est ce qu'on appelle *les trois règnes,* savoir :

1º Le règne minéral, qui comprend les êtres inorganiques ;

2º Le règne végétal, qui comprend les êtres organisés ;

3º Le règne animal, qui comprend les êtres organisés et sensibles.

Dans la première division se rangeront tous les métaux, les sels, les terres, etc. Chez ces êtres, absolument passifs, le développement se fait extérieurement par une agrégation de parties homogènes qui, placées sous l'empire de certaines circonstances, ont à la longue constitué des masses plus ou moins denses, plus ou moins solides, plus ou moins considérables. Ici, point de sentiment, point de mouvement, point d'organisation. C'est la matière inerte.

Il n'en est pas de même dans le règne végétal et dans le règne animal. Là, le développement de l'individu se fait par l'intérieur, au moyen d'un système d'organes propre à l'espèce, par l'assimilation d'élémens nutritifs venant de l'extérieur.

Entre les animaux et les végétaux, les analogies sont nombreuses, et il est quelquefois difficile de décider si les points qui unissent ces deux règnes appartiennent à l'un plutôt qu'à l'autre (1). Dans les deux règnes, l'individu naît ordinairement d'un germe fécondé, placé dans des conditions particulières et convenables de chaleur, d'humidité; dans les deux règnes, ce germe est environné de plusieurs membranes protectrices qui le mettent à l'abri des accidens extérieurs; dans les deux règnes, les êtres sont pourvus d'un appareil complet de vaisseaux propres à assimiler des sucs qui se convertissent en la propre substance de l'individu; dans les deux règnes, les êtres sont sujets à des maladies; enfin, dans les deux règnes, ils finissent leur carrière par la mort, c'est-à-dire par la cessation absolue du jeu des organes. Seulement, comme dans le règne animal les fluides sont aux solides comme 8 est à 1, ou environ, il en résulte qu'après la mort, la décomposition a lieu rapidement, à cause de la prompte altération des fluides, et il ne reste bientôt de tout l'individu qu'un peu de terreau, excepté quand le corps privé de vie est soustrait à l'action de l'oxigène, qu'augmentent celle de la chaleur et celle de l'humidité (2).

---

(1) On n'est *pas d'accord sur la question de savoir si les *spongilles* d'eau douce sont des plantes ou des animaux.

(2) Chose admirable! Cet oxigène, qui entretient la vie dans l'organisme par sa combinaison avec le sang, est aussi

Dans les végétaux, au contraire, comme les solides l'emportent de beaucoup sur les fluides, il s'ensuit qu'un arbre conserve sa forme et sa solidité pendant un grand nombre d'années après que le jeu de ses organes a cessé, quoiqu'il perde sensiblement de son poids par la dessication. Admettons maintenant que cet arbre mort soit placé sous l'influence de quelque condition particulière, qu'il reste long-temps enfoui dans certains terrains, par exemple, sa densité augmente au lieu de diminuer; il entre dans la condition des minéraux qui l'entourent; toutes ses parties constituantes se rapprochent, se resserrent: il durcit, il se pétrifie.

Mais les animaux diffèrent essentiellement des végétaux sous le rapport de leurs élémens. La composition chimique des plantes a pour base le carbone et l'hydrogène, avec très-peu d'azote; dans la composition chimique des animaux, au contraire, l'azote joue un très-grand rôle.

Au reste, tout s'enchaîne, tout s'harmonise tellement dans l'admirable plan de la Nature, qu'il est difficile, pour ne pas dire impossible, de poser d'une manière absolue les bornes qui séparent les trois règnes. « Dirigé récemment sur

---

l'agent qui opère la décomposition du corps après la mort. L'art de la conservation des substances animales ou végétales par le procédé de M. Appert, est basé sur la destruction de l'oxigène dans la substance à conserver et dans le vase qui la renferme.

des fragmens menus de diverses pierres com-
prises parmi les plus dures, les plus compactes
dont l'écorce de notre globe se compose, le microscope a montré aux yeux étonnés des observateurs que ces pierres ont vécu, qu'elles sont
une pâte formée de milliards d'animalcules microscopiques soudés entre eux (1). » Beaucoup
de pierres calcaires sont presque entièrement
formées de coquilles, *ammonites, hélices, olives,*
etc.; d'autres le sont d'ossemens fossiles. Un de
mes amis, M. Valleton, a trouvé dans les car-
rières de Saint-Gérand jusqu'à des œufs fossiles
qu'il a envoyés à M. Geoffroy-Saint-Hilaire.

La locomotion et l'instinct de conservation par
la nutrition n'appartiennent pas seulement aux
animaux : les diverses parties des plantes, les
racines, les vrilles, les feuilles, les étamines exécutent des mouvemens spontanés et sont douées
d'une sorte d'instinct qui tourne toujours à la
conservation ou à la fécondation de la plante.
Ainsi, les racines se détournent d'une couche de
mauvais terrain qui est à leur portée, pour aller
au loin chercher une bonne terre végétale; ainsi,
un arbre planté à l'ombre ou près d'un mur, s'en
écarte autant que possible, etc. On se rappelle
les mouvemens périodiques qu'affectent les co-
rolles et les feuilles d'un grand nombre de plan-

---

(1) Extrait du rapport de M. Arago sur la découverte de
M. Daguerre.

tes, mouvemens si bien nommés le *sommeil des végétaux* par Linnée, qui remarqua ces mouvemens le premier.

Dira-t-on que les animaux ne sont pas fixés au sol? Mais il en est de même de certaines plantes: telle est la *lentille aquatique*. N'y a-t-il pas, d'ailleurs, des animaux absolument dépourvus de la faculté de changer de lieu à volonté? l'*huître*, plusieurs *peignes*, etc., sont dans ce cas.

L'irritabilité et la contractilité des tissus organiques sont quelquefois aussi grandes chez les végétaux que chez les animaux. C'est ce qui se remarque notamment dans les feuilles des *rossolis* et de la *dionée attrape-mouche*, dont l'irritabilité est si grande, qu'elles se referment quand un léger insecte vient s'y poser. Enfin, l'*acacie pudique* jouit d'une telle contractilité, qu'on lui a donné aussi le nom de *sensitive*. Tout le monde sait que les feuilles de cette plante singulière se flétrissent quand on les touche, et qu'elles reprennent leur première vigueur quelques momens après qu'on les a quittées. Lorsqu'on transporte la sensitive dans une voiture, elle se flétrit d'abord; mais peu à peu ses feuilles, habituées au mouvement de la voiture, se rouvrent et ne se referment plus.....

D'un autre côté, les êtres les plus dégradés du règne animal, les derniers zoophytes présentent la plus grande analogie avec les plantes : même simplicité d'organisation, même faculté de se reproduire par boutures, point de système nerveux, etc.

Ajoutons que si l'on fait infuser des plantes dans de l'eau, cette eau est bientôt pleine d'animalcules microscopiques qui semblent sortir par myriades des tissus végétaux.

Il a cependant fallu séparer les deux règnes. Nous considérerons donc comme ANIMAUX tous les êtres organisés, doués de la faculté de choisir les alimens qui leur conviennent et de les introduire dans une cavité digestive, spéciale, où ces alimens subissent une élaboration mécanico-chimique, nécessaire pour que l'assimilation s'ensuive; nous considérerons comme VÉGÉTAUX tous les êtres organisés, obligés de recevoir leur nourriture toute préparée et telle que la leur offre la Nature.

Pour ce qui est de la sensibilité et de la motilité, on pourrait dire que les plantes jouissent d'une sensibilité latente et d'une motilité partielle, dues à la contractilité de leurs tissus. Ce n'est qu'en s'élevant par degrés dans l'échelle des êtres, que les mouvemens spontanés seront plus prononcés, et que peu à peu nous verrons apparaître les muscles, les nerfs, les ganglions, le cerveau. Enfin, chez les animaux, la faculté de sentir, qui se manifeste seulement, dans les espèces les plus dégradées, par un petit nombre de mouvemens obscurs, s'exalte de plus en plus, à mesure qu'on s'élève dans la série jusqu'à l'homme, véritable type de la sensibilité. Toutefois, nous regarderons la sensibilité et la locomotion comme deux autres traits principaux, propres à caractériser les êtres animés.

Avant d'aller plus loin, il est bon d'observer que la structure générale de l'homme étant la même que celle du reste des mammifères, afin d'éviter les longueurs, nous comprendrons l'homme parmi les animaux toutes les fois qu'il devra être question de lui sous le rapport de son organisation ; sous le point de vue moral, nous saurons bien, plus tard, lui assigner sa véritable place. Dieu l'a créé à son image : évidemment cela ne peut s'entendre que par rapport à son intelligence. Nous le rangerons donc, à l'égard de cette précieuse faculté, entre le Créateur et les créatures, et, le rapprochant prématurément du ciel, nous le considérerons comme un rayon de la Divinité.

Les êtres animés ont été classés sur une vaste échelle, et les naturalistes leur ont assigné une place d'autant plus élevée dans la série, que par leur organisation ils se rapprochent davantage de l'organisation humaine.

Je vais mettre cette échelle sous les yeux du lecteur, au moyen du tableau suivant :

ÉCHELLE ANIMALE.

PREMIÈRE DIVISION.

Animaux vertébrés et à sang rouge, doués d'une colonne vertébrale formée par une série d'os ou de vertèbres, et qui se partagent en quatre classes.

ANIMAUX A SANG ROUGE ET CHAUD.

1re CLASSE. Les MAMMIFÈRES, qui se subdivisent en huit ordres :

- 1er ordre. Les *bimanes*, ou l'homme.
- 2e ordre Les *quadrumanes*, singes.
- 3e ordre. Les *carnassiers*.
- 4e ordre. Les *rongeurs*.
- 5e ordre. Les *édentés*.
- 6e ordre. Les *pachydermes*.
- 7e ordre. Les *ruminans*.
- 8e ordre. Les *cétacés*.

2e CLASSE. Les OISEAUX, qui se subdivisent en six ordres :

- 1er ordre. Les *oiseaux de proie* ou rapaces.
- 2e ordre. Les *passereaux*.
- 3e ordre. Les *grimpeurs*.
- 4e ordre. Les *gallinacés*.
- 5e ordre. Les *échassiers*.
- 6e ordre. Les *palmipèdes*.

ANIMAUX A SANG ROUGE ET FROID.

3e CLASSE. Les animaux à sang rouge et froid, respirant au moyen de poumons, les REPTILES, qui se subdivisent en quatre ordres :

- 1er ordre. Les *chéloniens* ou tortues.
- 2e ordre. Les *sauriens* ou lézards.
- 3e ordre. Les *ophidiens* ou serpens.
- 4e ordre. Les *batraciens* ou grenouilles et crapauds.

4e CLASSE. Les animaux à sang rouge et froid, respirant au moyen de branchies, les POISSONS, qui se subdivisent en deux séries :

- 1re série. Les *poissons osseux* ou poissons proprement dits.
- 2e série. Les *poissons cartilagineux*.

DEUXIÈME DIVISION. Animaux invertébrés et à sang généralement blanc, dépourvus de colonne vertébrale, et qui se partagent en trois classes.

1re CLASSE. Les MOLLUSQUES, comprenant les *céphalopodes*, les *acéphales*, etc.

2e CLASSE. Les ARTICULÉS, comprenant les *annélides*, les *crustacés*, les *arachnides* et les *insectes*.

3e CLASSE. Les RAYONNÉS, comprenant les *échinodermes*, les *intestinaux*, les *acalephes*, les *polypes* et les *infusoires*.

C'est toujours au moyen de l'action d'une partie des corps animés que se manifeste chacun des phénomènes de la vie. Les diverses parties d'un animal peuvent être regardées comme autant d'instrumens et portent le nom d'*organes*. L'ensemble d'organes destinés à produire une fonction quelconque, telle que la locomotion, la respiration, etc., a été désigné sous le nom d'*appareil* ou de *système*.

Les fonctions des diverses appareils peuvent tendre ou à la conservation de l'individu ou à la conservation de l'espèce. Mais, parmi les premières, il faut distinguer les fonctions qui opèrent l'accroissement et l'entretien du corps, de celles qui ont pour objet de mettre l'animal en relation avec les êtres qui l'entourent. Nous établirons donc trois sortes de fonctions : 1° FONCTIONS DE NUTRITION ; 2° FONCTIONS DE RELATION ; 3° FONCTIONS DE REPRODUCTION.

Les fonctions de nutrition et de reproduction sont communes aux plantes et aux animaux : aussi les physiologistes ont-ils nommé l'ensemble de ces fonctions la *vie végétative*. Mais les fonctions de relation n'existent que chez les animaux et constituent la *vie animale*.

Tantôt les fonctions sont extrêmement simples, ainsi que les appareils destinés à les produire, tantôt les unes et les autres sont fort compliqués. Ainsi, dans les animaux qui occupent la partie inférieure de l'échelle, dans les polypes et dans les lombrics terrestres, par exemple, la simplicité de structure est telle, que l'on peut couper ces êtres en plusieurs parties sans leur donner la mort; au contraire, en agissant ainsi, on les multiplie : chaque fragment devient en peu de temps un animal complet. Mais à mesure qu'on remonte dans la série des êtres animés, les appareils et les fonctions se compliquant de plus en plus, on arrive assez promptement au point où les fonctions, de plus en plus nombreuses, sont exécutées chacune par un appareil spécial, au point où il n'est plus possible d'opérer de graves mutilations sans troubler toute l'économie de l'animal et sans compromettre sa vie.

Tous les animaux ont leur mode et leurs moyens particuliers d'existence et de conservation. Les uns, destinés à attaquer et à vaincre des êtres plus faibles qui doivent leur servir de proie, sont pourvus d'armes offensives très-redoutables, telles que les dents aiguës et tranchantes, les becs forts et crochus, les griffes, les pinces, les serres, etc., et quelquefois ces armes sont naturellement empoisonnées, comme les crochets des serpens venimeux, les pinces de l'araignée, l'ergot de l'ornythorinque, etc. Des armes non moins redoutables ont été données, comme moyen de défense, à des animaux d'un naturel paisible : telles sont les cornes des taureaux, des chèvres, des béliers, le bois du cerf, les défenses de l'éléphant, etc. Quelques animaux, tels que les pangolins, certains reptiles et la plupart des poissons, ont pour les protéger des écailles très-dures ; d'autres ont pour armes défensives des cuirasses épaisses ou de solides boucliers : tels sont les coquillages et les tortues. Les tatous et les crustacés sont armés de toutes pièces. Quelques autres se présentent à l'ennemi comme une boule hérissée de dards : tels sont le hérisson et le porc-épic. Beaucoup d'animaux n'ont d'autre ressource, pour éviter leurs ennemis, que la rapidité de leur course ou de leur vol. Les uns troublant tout-à-coup, au moyen d'une liqueur noire qui leur est propre, la transparence de l'onde, s'échappent à la faveur du nuage dont ils s'entourent ; les autres évitent souvent le danger par la seule couleur de leur corps qui participe de celle des lieux qu'ils habitent : c'est ainsi qu'il est souvent impossible au chasseur de distinguer un lièvre, une caille, une perdrix, au milieu des mottes de terre parmi lesquelles ces animaux sont rasés ; c'est ainsi que l'ours blanc n'est pas facile à distinguer sur la vaste nappe de neige qui couvre les plages désolées du Pôle-Nord. Certains animaux sont tenus chaudement sous une épaisse fourrure, d'autres sous une plume abondante ; d'autres enfin, destinés à vivre dans des pays chauds, ont la peau entièrement nue.

Parlerai-je de l'intelligence des animaux? de leur instinct, de leur patience, de leurs travaux, de leurs ruses? Décrirai-je la partie de chasse pour laquelle se sont réunis deux renards, dont l'un se tiendra en embuscade sur le passage présumé du gibier, tandis que l'autre se mettra en quête, lancera le lièvre, le mènera à voix, et partagera la proie avec son compagnon quand la chasse aura été heureuse? Parlerai-je des filets incessamment tendus par l'araignée? Dirai-je comment elle se fait céder une toile par une araignée plus jeune qu'elle, quand l'âge a éteint ses forces et desséché dans ses mamelons l'espèce de glu dont elle forme son fil? Ferai-je mention du pagure-bernard ou bernard-l'hermite, qui s'empare d'une coquille vide pour y enfermer la partie postérieure de son corps, nue et sans défense? Peindrai-je le formica-léo, qui, après avoir creusé dans le sable une fosse en forme d'entonnoir, se tient immobile et caché au fond de ce piége, les pinces ouvertes, pour saisir et dévorer l'imprudente fourmi qui roulera dans le précipice? Parlerai-je du taret ou ver marin, et de tant d'autres animaux qui travaillent le bois, les uns au moyen de tarrières, d'autres au moyen de scies? Décrirai-je les nids admirables de certains oiseaux, les habitations des castors, construites sur pilotis, et où toutes les précautions sont prises en cas d'inondation? Faudra-t-il raconter le travail merveilleux des abeilles ouvrières? Faudra-t-il peindre ces petites républiques où l'on ne souffre pas de bouches inutiles; où les travailleurs tuent sans pitié tous les mâles, après la fécondation de la reine, seule chargée de perpétuer l'espèce? Citerai-je les métamorphoses successives des insectes qui apparaissent d'abord sous forme d'œufs, et qui sont ensuite larves, vers ou chenilles, nymphes et enfin insectes parfaits? Décrirai-je les éclatantes et magnifiques couleurs qui ornent les ailes des papillons et le plumage des oiseaux? Ferai-je l'analyse des muscles vigoureux au moyen desquels ces habitans de l'air peuvent vaincre la résistance opposée par leur masse? Raconterai-je les phénomènes incroyables de la résurrection des vibrions du blé? Non, quand j'aurais cent voix comme la renommée, quand j'emploierais tout ce qui me reste de vie à la description des merveilles de la création, seulement en ce qui concerne le règne animal, tout ce que je pourrais dire serait loin d'en peindre les richesses.

Nous nous bornerons donc à cueillir quelques fleurs, en parcourant ce vaste champ : l'aperçu de l'organisation humaine, prise pour type général, et quelques comparaisons entre l'homme et les animaux, suffiront, je pense, pour faire juger analogiquement des détails d'organisation de la plupart des êtres animés, et pour faire connaître de quelle manière les divers organes accomplissent les fonctions qui leur sont confiées.

En parcourant le règne animal, l'observateur verra que l'art a tout emprunté à la nature : la poulie, les leviers, la charnière, la tenaille, la voûte, la queue d'aronde, le tambour, le soufflet, la genouillère, ont été empruntés à la structure des mammifères ; les constructions hydrauliques, à l'industrie des castors ; les rames, le gouvernail, aux poissons ; les voiles des navires, au poulpe navigateur ; les vrilles, les tarières, le rabot, aux insectes ; les pinces, au crabe et à l'écrevisse ; la cuirasse, à la tortue ; les autres armes défensives, aux pangolins et aux tatous, etc.

Je terminerai ces considérations préliminaires par cette observation importante : *le régime de chaque animal est toujours en rapport direct avec sa structure générale, et réciproquement.* Mais il faut ajouter à ce rapport intime les modifications que peuvent apporter dans le système organique le milieu et le climat que l'individu est appelé à habiter. C'est de ces harmonies qu'émanent, comme autant de conséquences, son caractère, ses habitudes, ses mœurs, son industrie. C'est là-dessus que G. Cuvier a fondé sa loi de corrélation.

« En effet, dit-il dans son magnifique *Discours sur les révolutions du globe*, si les intestins d'un animal sont organisés de manière à ne digérer que de la chair, et de la chair récente, il faut aussi que ses mâchoires soient construites pour dévorer une proie; ses griffes, pour la saisir et la déchirer; ses dents, pour la couper et la diviser; le système entier de ses organes du mouvement, pour la poursuivre et pour l'atteindre; ses organes des sens, pour l'apercevoir de loin; il faut même que la nature ait placé dans son cerveau l'instinct nécessaire pour savoir se cacher et tendre des piéges à ses victimes.

» Pour que la mâchoire puisse saisir, il lui faut une certaine forme de condyle, un certain rapport entre la position de la résistance et celle de la puissance avéc le point d'appui, une certaine convexité de l'arcade zygomatique, etc.

» Pour que l'animal puisse emporter sa proie, il lui faut une certaine vigueur dans les muscles qui soulèvent sa tête, d'où résulte une forme déterminée dans les vertèbres où ces muscles ont leurs attaches, et dans l'occiput où ils s'insèrent.

» Pour que les dents puissent couper la chair, il faut qu'elles soient tranchantes, et qu'elles le soient plus ou moins, selon qu'elles auront plus ou moins exclusivement de la chair à couper.

Leur base devra être d'autant plus solide, qu'elles auront plus d'os et de plus gros os à broyer. Toutes ces circonstances influeront aussi sur le développement de toutes les parties qui servent à mouvoir la mâchoire.

» Pour que les griffes puissent saisir cette proie, il faudra une certaine mobilité dans les doigts, une certaine force dans les ongles, d'où résulteront des formes déterminées dans toutes les phalanges, et des distributions nécessaires de muscles et de tendons ; il faudra que l'avant-bras ait une certaine facilité à se tourner, d'où résulteront encore des formes déterminées dans les os qui le composent; mais les os de l'avant-bras s'articulant sur l'humérus, ne peuvent changer de formes sans entraîner des changemens dans celui-ci. Les os de l'épaule devront avoir un certain degré de fermeté dans les animaux qui emploient leur avant-bras pour saisir, et il en résultera encore pour eux des formes particulières. Le jeu de toutes ces parties exigera dans tous leurs muscles de certaines proportions, et les impressions de ces muscles ainsi proportionnés détermineront encore plus particulièrement la forme des os.

» Il est aisé de voir qu'on peut tirer des conclusions semblables pour les extrémités postérieures qui contribuent à la rapidité des mouvemens généraux. »

Chaque être organisé forme un système unique dont toutes les parties se correspondent mutuellement ; et puisque chaque animal offre un ensemble plein d'harmonie, aucun de ses organes ne saurait changer de forme et de rapports avec le reste de l'économie (quelque peu important que cet organe paraisse devoir être, du reste), sans entraîner le changement de forme et de rapports de tous les autres organes. Par conséquent, on peut juger d'un animal entier par un de ses organes, et de tout son ensemble par une de ses parties. « On peut savoir, dit encore G. Cuvier, d'après le seul examen des dents et des pieds, si un animal est carnassier ou herbivore. Si des griffes et des dents déchirantes désignent un animal carnassier, un pied à sabot et des dents à couronne plate doivent appartenir à un animal herbivore ; plus occupé de soutenir sa lourde masse que de chercher sa pâture, ce dernier animal ne peut avoir ni les mêmes membres que le carnivore, ni les mêmes jointures, ni les mêmes mâchoires, ni des muscles aussi puissans pour mouvoir celles-ci, ni des empreintes aussi profondes pour attacher ces muscles. D'ailleurs, cet animal rumine, et sa mâchoire doit, dès-lors, se mouvoir horizontalement, et le condyle, dès-lors, en devra être aplati. Ainsi donc, il suffira de la dent meulière ou du pied fourchu d'un animal à sabots, pour conclure que cet animal est herbivore, qu'il rumine, qu'il a quatre estomacs, des cornes au front, et nulle dent incisive à la mâchoire supérieure; et comme tous les organes du même être se trouvent associés d'après des règles constantes et invariables, il suffira d'une seule facette osseuse de sa charpente pour découvrir, de proche en proche, à quel animal cet os appartenait. »

C'est d'après cette logique rigoureuse que l'illustre naturaliste que je viens de citer a pu rétablir, à l'aide de quelques fragmens d'os, les squelettes entiers de mastodontes, de mégathérium, de mégalonix, etc. ; enfin, de tant d'animaux dont les effroyables cataclismes du globe ont anéanti les espèces.

PREMIÈRE PARTIE.

STRUCTURE DES ANIMAUX EN GÉNÉRAL ET DE L'HOMME EN PARTICULIER.

CHAPITRE PREMIER.

DES PARTIES SOLIDES DU CORPS DES ANIMAUX.

§ I.

DES OS.—SYSTÈME OSSEUX DU CORPS HUMAIN.—COMPARAISONS RELATIVES AU SYSTÈME OSSEUX.

Les *os* forment la charpente interne du corps des animaux supérieurs et donnent ainsi, au premier aspect, l'idée de la conformation générale de l'individu auquel ils appartiennent.

Durs, résistans, peu flexibles, non extensibles, les os peuvent se rompre avec une certaine facilité. Ils sont abreuvés par un fluide oléagineux et revêtus d'une membrane extérieure et particulière, connue sous le nom de *périoste*. C'est au périoste que les muscles, dont nous parlerons plus tard, sont attachés au moyen des tendons ou des aponévroses.

Le sang artériel vient apporter aux os, comme à tous les autres organes, la nourriture qui leur est nécessaire, et le résidu est rapporté par les veines dans le torrent de la circulation.

Les os peuvent se diviser en courts et en longs.
Les os longs sont généralement creux, de manière à présenter plus de légèreté sans offrir
moins de résistance, laquelle est maintenue dans
la partie tubuleuse par une dureté, une force de
cohésion et une densité plus grandes. Du reste,
le diamètre de ces mêmes os, dans leur partie
moyenne, est assez petit. Il n'en est pas ainsi aux
extrémités de l'os : on y remarque des renflemens propres à augmenter la surface où s'attachent les tendons. Le tissu de l'os n'y est plus
serré comme dans la partie médiane ; il devient
au contraire spongieux, afin que l'os n'offre pas
dans son ensemble une pesanteur trop considérable, et pour qu'il ne soit pas, par cela même,
difficile à mouvoir.

Pour les animaux destinés à rester à la surface du sol, le canal creusé dans la longueur de
l'os est rempli par la *moelle*, substance oléagineuse, servant à la nourriture de l'organe d'une
manière qui nous est inconnue.

M. Flourens, qui vient de reprendre avec
succès les expériences faites précédemment
en Angleterre, par Belchier, et en France, par
Duhamel, s'est assuré que la substance des os
se renouvelle perpétuellement, de sorte qu'après
un certain temps il n'existe plus aucune des molécules qui composaient l'os quelques mois auparavant. Il résulte des observations de M. Flourens que les os se forment par couches : en

nourrissant de jeunes animaux avec de la garance pendant quelque temps, puis en suspendant pour eux l'usage de ce végétal pendant une autre période, et ainsi de suite, on obtient dans les os des couches alternativement rouges et blanches, qui permettent de suivre la marche de l'accroissement de ces organes.

Les os doivent la dureté dont ils sont doués à leur composition chimique. Sur cent parties d'os, M. Berzélius a trouvé : phosphate de chaux, 51, 04 ; gélatine, 32, 17 ; carbonate de chaux, 11, 30 ; fluate de chaux, 2, 00 ; phosphate de magnésie, 1, 16 ; substance animale insoluble, 1, 13 ; soude et muriate de soude, 1, 20.

On appelle *articulation* le point d'union de deux os, dont les surfaces glissent l'une sur l'autre ; mais il faut observer que dans les articulations, la surface de chaque os est revêtue d'un *cartilage*, substance élastique, très-polie, d'un blanc de nacre, dont les fibres sont disposées perpendiculairement à l'os, et très-propres, en conséquence, à supporter de fortes pressions et à amortir l'effet des chocs violens. Un fluide visqueux les abreuve et facilite leurs glissemens ; c'est la *synovie*, humeur sécrétée par des membranes particulières situées autour de l'articulation (1).

---

(1) L'huile et la graisse remplissent dans les machines le même office que la synovie dans l'économie animale. C'est

Les os sont maintenus dans les rapports qu'ils ont entre eux par les *ligamens,* organes de nature fibreuse et résistante, et qui enveloppent chaque articulation , semblables à des bandelettes dont les extrémités seraient attachées aux différens os articulés ensemble. On conçoit, d'après cette disposition, que dans les mouvemens trop violens, dans les chutes, etc., la résistance opposée par les ligamens peut être vaincue; ceux-ci sont alors tiraillés, distendus, quelquefois déchirés, et il s'ensuit la dislocation des os. Il est également facile d'imaginer que plus les mouvemens auxquels l'articulation peut donner lieu seront variés, plus la luxation sera facile.

Système osseux du corps humain. — Je vais esquisser rapidement la charpente osseuse de l'homme, comme type du squelette des mammifères auxquels on pourra appliquer, ainsi qu'aux oiseaux, aux reptiles et même aux poissons, les parties principales de la charpente humaine, en tenant compte des différences qui se remarquent dans la structure générale de ces êtres.

Située à la partie supérieure du squelette et destinée à contenir l'un des viscères les plus importans, la *tête* comprend le *crâne* et la *face.* Les os du crâne sont le *sphénoïde,* véritable clef de voûte, l'*ethmoïde,* le *frontal* F (*Fig.*65), l'*occipital* O,

---

encore là un de ces emprunts que l'art fait si souvent à la nature.

les deux *pariétaux* P et les deux temporaux T. La face, divisée en *mâchoire supérieure* et en *mâchoire inférieure*, se compose, de chaque côté, de six ou sept os pairs : le *maxillaire supérieur*, le *nasal*, le *grand lacrymal* ou *unguis*, et, quand il existe, le *petit lacrymal*, le *malaire*, le *palatin*, le *cornet inférieur*, et un os impair, le *vomer*. La mâchoire inférieure est formée des deux *maxillaires inférieurs* M, soudés chez l'adulte à leur partie antérieure (1). Il faut aussi compter, au nombre des os de la face, les trente-deux *dents* (2) qu'on trouve chez l'adulte, et l'os *hyoïde*, situé à la partie antérieure et supérieure du cou, et sur lequel repose la base de la langue.

----

(1) On remarque chez les oiseaux un os particulier, auquel on donne le nom de *tympanique*, placé entre la mandibule inférieure et le temporal dont il paraît être une dépendance. On trouve aussi cet os chez les serpens, plus deux autres additionnels connus sous le nom d'*angulaire* et de *coronoïdien*. J'ai dessiné les os de la tête d'un de ces animaux, tels qu'ils sont assemblés dans l'état naturel, et la *Fig.* 73 en donnera une idée. R représente le rocher, dépendance de l'os temporal, T l'os tympanique, A l'os angulaire, C le coronoïdien, MS l'os maxillaire supérieur, MI l'os maxillaire inférieur. On peut se rendre compte, par l'aperçu de cette structure, comment il se fait que ces animaux puissent avaler des corps souvent beaucoup plus volumineux que leur propre tête. J'ajouterai que tous les os de la tête des serpens sont très-mobiles les uns sur les autres, et que chaque mâchoire est douée d'un mouvement propre : pendant que les dents de l'une retiennent la proie, l'autre mâchoire joue pour faire avancer cette proie dans le pharynx.

(2) Je donnerai la description des dents, partie II, chap. 2, § 1.

La *colonne vertébrale*, qui supporte la tête, est formée par une suite d'os courts, creux, symétriques, connus sous le nom de *vertèbres*, dont les uns sont mobiles et les autres soudés ensemble chez l'adulte. Il résulte de cette disposition une longue tige, mobile en tous sens, présentant trois courbures qui donnent à ce levier brisé et central une force de résistance seize fois plus grande que s'il était droit. La *Fig.* 13 représente une coupe de la colonne vertébrale, vue latéralement.

Des trente-trois vertèbres qui composent ordinairement la colonne vertébrale, vingt-quatre sont *mobiles* ou *vraies* et neuf *immobiles* ou *fausses*. Elles sont disposées en cinq groupes, savoir : 1° les *vertèbres cervicales*, de A en B, au nombre de sept dans tous les mammifères, excepté dans l'aï, chez lequel on en compte neuf (1), et dans le lamentin, chez lequel il ne s'en trouve que six. La première vertèbre cervicale, sur laquelle roule la tête, se nomme *atlas*; la seconde a pris le nom d'*axis*; — 2° les *vertèbres dorsales*, de B en C, ordinairement au nombre de douze (chez l'homme); — 3° les *vertèbres lombaires*,

---

(1) M. Rousseau, ancien aide de G. Cuvier, est le premier qui se soit aperçu que l'aï avait neuf vertèbres cervicales. Les autres mammifères n'en ont que sept. Le chameau, la girafe même n'en ont pas davantage dans leur cou d'une longueur démesurée. Les cétacés, qui n'ont presque pas de cou, y ont néanmoins le même nombre de vertèbres que les autres mammifères, à l'exception du lamentin.

de C en D, au nombre de cinq (les vertèbres de ces trois groupes sont mobiles ou vraies);—4° les *vertèbres sacrées*, de D en E, ordinairement au nombre de cinq, formant le sacrum ; — 5° enfin les quatre ou cinq *vertèbres coccygiennes*, de E en F, formées d'autant de rudimens soudés entre eux, et qui constituent le coccyx (les vertèbres de ces deux derniers groupes sont soudées entre elles, c'est-à-dire immobiles ou fausses).

Les vertèbres mobiles sont séparées les unes des autres par des cartilages assez épais, contribuant, comme dans les autres articulations, à faciliter les mouvemens et à amortir les chocs.

La *poitrine* ou la *cavité du thorax* est formée principalement par les *côtes*, arcs osseux, aplatis, ordinairement au nombre de douze de chaque côté. Les sept premières côtes, sous le nom de *côtes vraies*, viennent se joindre, au moyen de cartilages, au *sternum* K (*Fig.* 1), composé originairement de six os (soudés et ne formant plus que deux pièces chez l'adulte), et situé à la partie antérieure de la poitrine. Les trois côtes suivantes, nommées *fausses côtes*, viennent s'unir par leur cartilage à celui de la septième. Enfin les deux dernières, terminées par un cartilage libre, ont pris le nom de *côtes flottantes*. Toutes les côtes viennent s'articuler postérieurement avec les vertèbres dorsales (1).

---

(1) Le nombre des paires de côtes, chez l'homme, n'est pas

3.

Dans la formation de l'*épaule*, on remarque : 1° la *clavicule* I. C'est un os courbé en S, situé à la partie antérieure et supérieure du thorax, placé comme un arc-boutant entre le sternum et l'omoplate avec lesquels cet os s'articule pour maintenir l'écartement des épaules ; 2° l'*omoplate* OM, os aplati, triangulaire, situé verticalement, à la partie supérieure et postérieure du thorax.

La partie supérieure du squelette est supportée par les *os du bassin* ou *os des îles* T, soutenus eux-mêmes par les os des membres abdominaux qui viennent s'articuler avec eux. Les os du bassin ont été divisés par quelques anatomistes en trois régions : l'une, supérieure, a reçu le nom d'*ilion* T, et forme spécialement le contour et la saillie de la hanche ; l'autre, antérieure, a été nommée le *pubis* X ; enfin la région postérieure supporte le corps quand on est assis, et s'appelle *ischion*. Mais il ne faut pas perdre de vue que si ces trois régions, distinctes sous plusieurs rapports, sont formées, chez le jeune sujet, de trois os différens, elles ne se composent, plus tard, de chaque côté, que d'un seul os qui s'articule avec son semblable à la partie antérieure, avec le sacrum à la partie postérieure et avec le fémur à la partie latérale.

---

toujours de douze : on en rencontre quelquefois treize et quelquefois onze seulement ; il arrive même que cette disposition n'existe que d'un seul côté. Lorsque le nombre des côtes est ainsi augmenté ou diminué, il en est de même pour celui des vertèbres dorsales.

Les os des iles forment entre eux la cavité du *bassin*, cavité qui offre plus de largeur et moins de profondeur chez la femme que chez l'homme.

Chacun des *membres supérieurs* ou *thoraciques* se compose : 1° du *bras*, formé d'un seul os, de l'*humérus* M ; 2° de l'*avant-bras* où se remarquent deux os, le *cubitus* O ou l'os du coude, et le *radius* P ou l'os du rayon (1) ; 3° de la *main*, organe de préhension, représentant un levier brisé en vingt-sept os qui s'agglomèrent en trois groupes : le *carpe* Q, le *métacarpe* R et les *doigts* S.

Le *carpe* C (*Fig.* 5), charpente osseuse du poignet, se divise en huit os courts, disposés sur deux rangées.

Le *métacarpe* M est composé de cinq os ; le premier, plus épais et plus court, mobile isolément ; les quatre derniers, disposés en forme de gril, et susceptibles seulement de mouvemens obscurs.

Les *doigts* sont divisés en *pouce*[1], *indicateur*[2], *médius*[3], *annulaire*[4], et *auriculaire*[5]. Chacun d'eux se fractionne en plusieurs os nommés *phalanges*. Parmi ces os, on distingue : 1° la *phalange*

---

(1) Ces deux os sont placés latéralement dans la *supination*, c'est-à-dire quand le dessus de la main est tourné vers la terre ; ils se croisent, au contraire, dans la *pronation*, c'est-à-dire quand le dessus de la main est tourné vers le ciel.

proprement dite D ; c'est celle qui s'articule avec l'os métacarpien ; 2° la *phalangine* E, qui vient ensuite ; 3° la *phalangette* ou *phalange onguéale* F, qui forme le bout du doigt. La phalangine manque au pouce, qui n'est ainsi formé que de deux os situés obliquement par rapport aux autres. Ce doigt, en se combinant avec les autres doigts isolés ou réunis, représente une paire de pinces ou de tenailles. C'est probablement ce qui a donné l'idée de ces instrumens.

Les *membres inférieurs* ou *abdomimaux* se composent : 1° de la cuisse, formée d'un seul os, du *fémur* Y (*Fig.* 1); 2° de la *jambe*, composée de deux os : le premier est le *tibia* A', véritable os de support ; l'autre, externe, annexe, le *péroné* B' ; plus un troisième os accessoire, la *rotule* C', qui limite les mouvemens du genou sous le rapport de l'extension ; 3° du *pied*, organe de sustentation et se composant de vingt-six os, rangés en trois groupes, savoir : le *tarse* D', le *métatarse* E', et les *orteils* F'.

Le *tarse* est la charpente osseuse du coude-pied et du talon. Les sept os qui le composent, disposés sur deux rangées, supportent tout le corps. Le plus saillant de ces os est le *calcanéum*, dont le talon est formé.

Le *métatarse* comprend cinq os, dont le premier est très-épais, très-fort, mais plus court que les autres.

Les *orteils*, au nombre de cinq, se divisent

chacun en trois phalanges, excepté le pouce qui n'en a que deux.

On remarquera que cette disposition numérique des phalanges du pied est la même que celle des phalanges de la main, et que du reste les membres thoraciques et abdominaux présentent une analogie de structure générale qui doit frapper au premier coup d'œil, lorsque la vue se porte sur un squelette. On observera aussi que le nombre des os augmente dans les membres à mesure qu'on s'éloigne du tronc.

On compte environ 240 os dans le corps humain; mais il faut, dans ce calcul, tenir compte de l'âge: car tel os, composé de plusieurs pièces dans l'enfance, par la suite n'en formera plus qu'une seule. Il faut aussi tenir compte des différences de structure, car on trouve chez certains individus des os qui n'existent pas chez d'autres.

Comparaisons relatives au système osseux. — La description que nous venons de faire de la charpente osseuse de l'homme est applicable à celle de la plupart des mammifères, à quelques modifications près. Ainsi, par exemple, la clavicule existe chez tous les quadrumanes, à peu près comme chez l'homme; mais elle manque dans tous les animaux à sabots. Chez les carnassiers, la clavicule est simplement suspendue dans les chairs et ne touche ni le sternum, ni l'omoplate. Elle manque même entièrement chez quelques

individus et chez la plupart des autres mammifères. En général, elle présente un caractère
distinctif pour les mammifères qui se servent de
leurs membres antérieurs comme organes de préhension, ou pour étreindre, pour déchirer, etc.

Si dans les carnassiers on compte seulement
12 vertèbres dorsales et 12 paires de côtes, comme
dans l'homme, il en est autrement chez les herbivores. Le cheval a 8 paires de côtes vraies et 10
paires de fausses. Le rhinocéros a, en tout, 19
paires de côtes (1); le tapir en a de 19 à 20 paires;
enfin on en compte 21 paires chez le daman,
et jusqu'à 23 paires chez l'unau, ce qui n'existe
chez aucun autre mammifère.

De plus, si l'on excepte quelques espèces de
singes, les quadrumanes et les quadrupèdes sont
porteurs d'une queue composée d'une plus ou
moins longue suite de vertèbres coccygiennes,
mobiles, et diminuant successivement de grosseur jusqu'à l'extrémité de la queue. Cet organe,
mis en mouvement par des muscles souvent très-
forts, est destiné à différens usages. Garni de
poils longs et flottans chez quelques animaux, il
leur sert à éloigner les insectes; dépourvu de
ces longs poils chez quelques autres, il constitue
pour eux comme une cinquième main, à l'aide

---

(1) Le rhinocéros a 56 vertèbres en tout, savoir : 7 cervicales, 19 dorsales, 3 lombaires, 5 sacrées et 22 coccygiennes.

de laquelle ils se suspendent aux arbres; pour d'autres, pour les castors, par exemple, cet organe, étant aplati et couvert d'écailles, sert de truelle et de chariot, etc.

Il existe de grandes différences entre le squelette des oiseaux et celui des mammifères. Les os des oiseaux sont très-légers et leurs cavités sont pleines d'air. S'ils se fussent trouvés dans des conditions contraires, c'eût été un obstacle à l'élévation de ces animaux dans l'atmosphère. Ce fait est commun à tous les oiseaux, mais dans des proportions plus ou moins grandes. Les os du pélican, surtout, sont transparens, entièrement creux, dépourvus de moelle, et néanmoins très-forts. On peut induire de la seule inspection de son système osseux, que cet oiseau est doué d'une grande puissance de vol. Le sternum des oiseaux a des dimensions énormes, et présente longitudinalement, à la partie antéro-médiane, une crête très-saillante, formant de chaque côté une fosse profonde (1); c'est là que sont logés les trois muscles pectoraux destinés à faire mouvoir les ailes (2), et celles-ci diffèrent essentiel-

---

(1) Le sternum de l'autruche et celui du casoar, qui ne volent point, n'ont pas de crête; mais ils sont larges et bombés comme la carapace d'une tortue.

(2) Le grand pectoral, qui à lui seul pèse plus que tous les autres muscles de l'oiseau pris ensemble, s'attache à la fourchette, à la grande crête du sternum et aux dernières côtes; il s'insère à la ligne âpre très-saillante de l'humérus. C'est

lement des membres thoraciques des mammifères. L'humérus, le radius et le cubitus existent
bien, avec la même situation et les mêmes rapports que nous avons signalés plus haut ; mais
ici les os du carpe et du métacarpe ne sont pas
destinés à se lier à des doigts : tout cet appareil
est remplacé chez les oiseaux par des appendices
propres à supporter les grandes plumes qui terminent les ailes. Les pieds des oiseaux ne sont
garnis que de quatre doigts, dont l'un est ordinairement dirigé en arrière. Chez quelques-uns,
notamment chez les perroquets, il n'y a que les
deux doigts intermédiaires dirigés en avant : le
premier et le quatrième sont tournés du côté
opposé ; chez quelques autres, l'animal peut placer un de ses doigts soit en avant, soit en arrière, selon le besoin ; c'est ce qu'on remarque
chez les oiseaux de nuit. L'autruche, par exception, n'a que deux doigts à chaque pied ; ce qui
n'empêche pas cet oiseau de courir avec une rapidité incroyable. Enfin, chez les oiseaux aquatiques désignés sous le nom de palmipèdes, les doigts
sont réunis par des membranes plus ou moins
grandes, et la même disposition existe chez certains quadrupèdes et chez certains reptiles destinés à vivre dans les eaux ou au bord des eaux,
tous ces animaux devant se servir de leurs pieds

---

par son moyen que l'oiseau donne les violens coups d'ailes
nécessaires pour le vol.

comme d'autant de rames : tels sont la loutre, l'ornytorinque, la grenouille, etc. Dans le castor, on ne remarque de membranes qu'aux doigts des membres postérieurs.

Les vertèbres cervicales sont en grand nombre chez les oiseaux : on en compte 9 chez le moineau, 12 chez le pingoin, 18 chez l'autruche, et jusqu'à 23 chez le cygne. Le nombre de leurs paires de côtes et des vertèbres dorsales correspondantes varie de 5 à 11 ; mais les côtes des oiseaux étant généralement très-minces, elles portent dans leur partie médiane, chez la plupart de ces animaux, un appendice qui permet à chaque côte de s'appuyer sur la côte voisine, ce qui augmente la force et la résistance des parois du thorax. Il existe de plus, chez les oiseaux, de grandes modifications aux vertèbres lombaires, dont le nombre s'élève de 7 à 20, et aux vertèbres sacrées, dont le nombre varie de 7 à 9 : toutes ces vertèbres sont soudées ensemble.

Au lieu d'un système dentaire, les oiseaux sont munis, pour saisir leur pâture, d'un bec plus ou moins long, plus ou moins fort, plus ou moins aigu, quelquefois aplati (comme dans la spatule), dont la base est osseuse, et dont le surplus est formé d'une substance cornée.

Les reptiles ont également pour base de leur charpente osseuse une colonne vertébrale, et cette colonne offre, chez les reptiles du troisième ordre, chez les ophidiens, une grande quantité de vertèbres : car chez le boa, on compte 252 vertèbres portant les côtes et 52 vertèbres caudales ; chez la couleuvre à collier, 204 vertèbres portant les côtes et 112 vertèbres caudales, etc. Mais parmi les reptiles, les uns, tels que les chéloniens, les sauriens et les batraciens, ont des membres, tandis que les autres, tels que les ophidiens, en sont dépourvus. Chez quelques-uns de ces derniers, on trouve cependant les membres antérieurs sous la peau, à l'état rudimentaire, comme dans l'orvet (1). Ces mêmes membres sont les seuls développés chez la sirène.

Nous remarquerons aussi une longue suite de vertèbres dans les poissons, chez lesquels les côtes et les autres os sont remplacés par des arêtes osseuses ou cartilagineuses.

Mais dans les animaux qui occupent le reste de l'échelle, dans les invertébrés, il n'y a plus d'os, conséquemment plus de colonne vertébrale ; et je ferai remarquer, en passant, que la matière calcaire qui fait la base des os, pour les animaux vertébrés, et qui se trouve ainsi à l'intérieur chez ceux-ci, se rencontre souvent à l'extérieur chez les invertébrés : ainsi, les coquilles, et les parties tégumentaires des crustacés sont composées, comme les os, d'une matière calcaire, intimement unie à une substance géla-

---

(1) L'orvet présente également, sous la peau, des vestiges d'os du bassin.

tineuse, qu'on peut en séparer au moyen d'un acide, comme on le fait pour les os; de telle sorte que les tégumens des crustacés, des insectes, etc., outre qu'ils servent en quelque sorte d'armure à ces animaux, sont chargés de leur tenir lieu de système osseux, et d'en remplir les fonctions. En effet, c'est à la surface interne de ces tégumens que les muscles ont leurs attaches, ainsi qu'on le voit dans la *Fig.* 83.

§ II.

DES MUSCLES, DES TENDONS ET DES APONÉVROSES.

Après les os, organes passifs des mouvemens, viennent les *muscles*, qui les déterminent. Les muscles (*Fig.* 4 forment ce qu'on appelle vulgairement la chair ou le maigre des animaux. Ils sont composés de fibres d'une grande ténuité et cependant très-fortes, très-élastiques, éminemment contractiles, réunies en faisceaux dont l'ensemble constitue le muscle lui-même. Nos instrumens ne nous montrent point de terme à la subdivision de la fibre musculaire, dont on croit généralement que le principe se trouve dans le sang sous le nom de *fibrine*, et les belles expériences de Béclard nous ont appris que des corpuscules analogues à ceux du sang, mais non colorés, peuvent se retrouver et s'isoler dans la chair musculaire, quand on les débarrasse, par la macération, la putréfaction et des lavages, du *médium* transparent qui les unit.

Des nerfs, des vaisseaux sanguins viennent se perdre dans l'épaisseur du muscle, et les vaisseaux lymphatiques superficiels et profonds qui le sillonnent de toutes parts, versent incessamment entre ses fibres un fluide propre à lubrifier ces parties et à faciliter leur mécanisme.

La force effective des muscles est immense; mais elle ne pourra jamais être calculée que d'une manière approximative. Cette force est relative à la quantité et à la longueur des fibres qui entrent dans la composition de chaque muscle.

On diffère beaucoup dans l'indication du nombre des muscles du corps humain; quelques auteurs portent ce nombre à plus de 400; Chaussier en admettait seulement 368. La plupart des muscles sont pairs : il n'y en a que fort peu d'impairs. On appelle ces organes fléchisseurs, extenseurs, rotateurs, élévateurs, abducteurs, adducteurs, etc., suivant les usages auxquels la Nature les a destinés. Ceux qui ont pour objet de mouvoir le bras occupent l'épaule; ceux qui étendent, fléchissent ou font tourner l'avant-bras sur le bras entourent l'humérus, et ceux qui font mouvoir les doigts sont placés dans l'avant-bras. Il en est de même, analogiquement, pour les membres inférieurs.

Les muscles sont unis par des liens très-forts

aux os qu'ils entourent, dessinant de la sorte les formes de l'individu. Une couche très-mince de tissu cellulaire leur sert d'enveloppe. Quant aux liens dont je viens de parler, ce sont les *tendons* B (*Fig.* 6), espèces de cordons blanchâtres, très-solides, composés de fibres fort serrées qui sont en quelque sorte le prolongement des fibres du muscle, et qui se continuent parallèlement à celles-ci. Les tendons se trouvant dépourvus de vaisseaux et de nerfs, ne sont ni sensibles, ni irritables; la résistance de leurs fibres est considérable tant qu'elles sont chargées d'humidité. N'étant point extensibles, ni susceptibles de contraction, les tendons communiquent au système osseux, sans aucune modification, l'action musculaire qu'ils sont chargés de lui transmettre (1).

On entend par *aponévrose*, une sorte de membrane plus ou moins large, d'une couleur blanche, luisante, satinée, d'un tissu serré, dense, élastique, peu extensible, très-résistant, qui est essentiellement composée de faisceaux de fibres albuginées plus ou moins rapprochés, et qui tantôt enveloppe, contient les muscles (comme aux muscles de la cuisse l'aponévrose *fascia lata*), prévient leur déplacement, et tantôt sert à l'im-

______

(1) Les tendons destinés à fléchir les doigts des oiseaux passent sur des espèces de poulies avec un effet tel, qu'il suffit que l'oiseau s'abandonne à son propre poids en se reposant sur une branche, pour opérer par ce seul fait le tiraillement des tendons, et pour assurer ainsi sa position sur la branche.

plantation des faisceaux, des fascicules musculaires.

Les aponévroses sont analogues aux tendons; elles n'en diffèrent que par leur forme
aplatie. Tous ces organes semblent avoir pour
objet principal de fournir aux fibres musculaires
un grand nombre de points d'attache (1).

§ III.

DES VISCÈRES.

Contenus dans des cavités très-propres à les
garantir des chocs et des violences extérieurs,
les *viscères* sont des organes essentiels à la vie de
l'individu. On doit comprendre en première ligne au nombre des viscères le *cerveau* C (*Fig.* 11),
centre de la sensibilité, de l'intelligence et des
instincts de l'animal. Ce viscère est situé sous
la voûte du crâne, ayant pour prolongement
la *moelle épinière ou vertébrale* ME, à laquelle
viennent aboutir la plupart des nerfs sensoriaux
et tous les nerfs locomoteurs.

Le *cervelet* CT, qu'on peut regarder comme
le siége de la motilité, ou comme le régulateur des mouvemens, est situé à la partie
inféro-postérieure du cerveau. Il enveloppe

---

(1) On donne communément et mal à propos le nom de
nerfs aux tendons, surtout à ceux de la main et du pied,
qui sont très-apparens.

en partie la *moelle alongée*, qui n'est autre chose que le commencement de la *moelle épinière*.

Les autres viscères sont situés dans deux grandes cavités séparées par le *diaphragme* D, savoir : 1° la *cavité du thorax*, ou la *poitrine* (formée par les côtes, le sternum et la colonne vertébrale); 2° la *cavité abdominale*.

Dans la première de ces deux cavités se remarque le *cœur* COE, muscle creux, espèce de pompe foulante et aspirante destinée à envoyer dans toutes les parties du corps, par le moyen des *artères*, le *sang*, qui doit revenir à cet organe central par les *veines*, après avoir réparé les pertes continuelles de chacune des parties constituantes de l'individu.

Dans la même cavité, à droite et à gauche, on trouve les deux *poumons* P, viscères importans, spongieux, d'un tissu très-délicat, destinés à mettre, par la *respiration*, le sang veineux en contact avec l'oxigène, et à renouveler ainsi les propriétés d'un fluide indispensable à la vie.

Dans la cavité inférieure ou abdominale, sous le muscle diaphragme et un peu sur la droite, se présente le *foie* F, glande volumineuse, chargée de la sécrétion de la *bile*, et à gauche la *rate*, considérée comme un auxiliaire du foie et comme un ganglion sanguin dont, plus tard, nous examinerons les usages.

Sous le foie est situé l'*estomac* E, espèce de

sac musculo-membraneux, destiné à faire subir une première préparation aux alimens. Viennent ensuite les *intestins* I, qui se divisent en *intestins grêles* et en *gros intestins*; les premiers devant servir, l'un à opérer une seconde digestion, une nouvelle élaboration des alimens, les autres à favoriser l'absorption de la matière nutritive par un ensemble de vaisseaux destinés à cet effet, et connus sous le nom de *vaisseaux chylifères* ou *lactés*. Quant aux gros intestins, il faut les considérer comme un réservoir donné à l'animal, afin que celui-ci ne fût pas dans la pénible et dégoûtante nécessité de se débarrasser à chaque instant des matières fécales.

Derrière l'estomac sont situés les *reins* RD, RG, glandes assez considérables, chargées de la sécrétion de l'*urine*, fluide excrémentitiel qui est versé dans la vessie au fur et à mesure de sa sécrétion, par deux conduits nommés les *uretères*.

Enfin, dans la même cavité, on rencontre la *vessie* VE, réservoir musculo-membraneux destiné à contenir l'urine en dépôt pendant un certain temps. La vessie est située sous le paquet intestinal et vient aboutir à l'extérieur, au moyen d'un canal connu sous le nom de *canal de l'urètre*.

§ IV.

DES TÉGUMENS. — DESCRIPTION ANATOMIQUE DE LA PEAU.

Les *tégumens* forment l'enveloppe extérieure du corps des animaux.

La *peau* est le tégument commun des mammifères, des oiseaux, etc.; elle est composée, chez l'homme, de trois parties : l'*épiderme*, situé à l'extérieur ; le *réseau muqueux de Malpighi*, qui vient ensuite, et enfin le *derme*, situé profondément, contigu aux organes que recouvre tout cet ensemble.

L'*épiderme* AB (*Fig.* 10) est le feuillet extérieur de la peau. Dépourvu de tissu cellulaire, de vaisseaux et de nerfs, il forme, à la surface de la peau, une sorte de vernis sec et défensif. L'épaisseur de l'épiderme est d'environ un sixième de celle de la peau; il est certaines parties, comme la paume de la main et le dessous du talon, où il est plus épais que partout ailleurs ; ce qui varie, du reste, selon le genre d'occupations de l'individu chez lequel on l'observe. L'épiderme offre beaucoup de transparence ; il est insensible, et s'il a été détruit par une cause quelconque, il se reproduit assez promptement. Il est composé presque uniquement de mucus, et l'on suppose qu'il est formé par la dessication des couches d'une mucosité versée à la surface du derme.

Le *réseau muqueux de Malpighi* n'est que la dernière couche de mucus. Ce réseau, qui forme une espèce de crible afin de laisser issue aux papilles nerveuses, est intermédiaire au derme et à l'épiderme. Il est très-visible chez le nègre. C'est le siége de la couleur de la peau; c'est aussi une sorte de vernis humide, destiné, comme l'épiderme, à protéger la surface du derme contre l'impression de l'air.

La matière colorante de la peau se dépose dans le réseau muqueux, entre les papilles nerveuses, ainsi qu'on peut le voir en C (*Fig.* 10). Elle y est apportée avec le mucus sécrété et excrété par les innombrables petites glandes X, situées dans l'épaisseur du derme, et dont les canaux excréteurs sont contournés en spirale. Cette matière colorante se trouve chez tous les hommes, excepté chez les Albinos. C'est le carbone qui forme la base de cette coloration. On pense qu'il est apporté peu à peu dans le réseau muqueux par la bile, quelques jours après la naissance de l'enfant. En effet, le petit négrillon nouveau-né est entièrement semblable à nos enfans, ainsi que j'ai pu m'en convaincre en Afrique. Ce n'est que trois ou quatre jours après sa naissance, qu'il se manifeste autour des yeux, des mamelons, des ongles etc., une couleur qui s'étend et se fonce de plus en plus.

Le derme GN forme à lui seul plus des trois quarts de l'épaisseur de la peau, épaisseur qui varie de 1 à 3 millimètres, selon les parties que cette espèce d'enveloppe est destinée à recouvrir. La nature du derme est fibro-cellulaire ; des milliers de nerfs, de vaisseaux sanguins et lymphatiques d'une extrême finesse traversent le derme et se terminent à sa surface externe. La terminaison des nerfs s'y effectue sous forme de papilles (*Fig.* 9), recouvertes chacune d'une gaîne ou enveloppe protectrice (*Fig.* 8), laquelle est formée du mucus versé à la surface du derme. (Les *Fig.* 14 et 15 représentent les papilles nerveuses de la baleine, avec et sans leur enveloppe, le tout sous un fort grossissement.)

Le derme est criblé de milliers de pores. Selon Leuwenoeck, on en compte 120,000 sur l'espace qu'occuperait un grain de sable. Il est facile de se rendre compte, d'après cette structure, de la rapidité avec laquelle les fluides ou les substances solides dont les parties sont très-divisées, peuvent être absorbés et introduits dans l'économie animale par la peau.

Au nombre des vaisseaux qui viennent s'ouvrir à la surface extérieure du derme, il faut compter les innombrables petites ampoules M (*Fig.* 10) destinées à sécréter la matière de la transpiration insensible. J'ai représenté séparément un de ces organes fort grossi (*Fig.* 7). On voit en C son canal excréteur, roulé en spirale, qui arrive jusqu'à la surface inférieure de l'épiderme. La glande est entourée d'une multitude d'autres ampoules très-petites qui semblent s'y décharger par des vaisseaux extrêmement déliés. A est une artériole et V une vénule qui aboutissent à la glande.

Le cuir, si employé dans les arts industriels, n'est que le derme des mammifères, soumis à des préparations d'où résultent pour lui une souplesse ou une dureté plus ou moins grandes, et la faculté de résister à la décomposition putride.

§ V.

DU TISSU CELLULAIRE, DES MEMBRANES SÉREUSES ET DES MEMBRANES MUQUEUSES.

Le *tissu cellulaire* est un assemblage de lames blanchâtres et filamenteuses, d'une finesse extrême, irrégulièrement disposées, et laissant çà et là un grand nombre de *lacunes* ou de petites *cellules* communiquant entre elles, qui ont donné leur nom à cette espèce de trame. La texture du tissu cellulaire est assez comparable à celle d'un feutre très-lâche. C'est de tous les élémens qui composent nos organes, le plus universellement répandu. Le tissu cellulaire forme une sorte de gaîne pour chacun des fascicules dont un muscle se compose et pour le muscle lui-même, remplit tous les interstices entre les muscles ou les autres organes, et contribue à donner au corps humain ses formes agréables.

Les lacunes innombrables du tissu cellulaire livrent un passage facile aux fluides qui tendent à les traverser, et elles sont constamment imbibées d'une sérosité contenant un peu d'albumine.

Quelques auteurs regardent le tissu cellulaire comme servant de base organique à tout le reste de l'économie.

On appelle *membranes séreuses*, des espèces de tissus filamenteux, destinés à tapisser les grandes cavités du corps et à servir d'enveloppes pour certaines parties. Ces membranes, qui entourent ordinairement les organes sans les contenir, peuvent être comparées à des sacs sans ouverture repliés sur eux-mêmes. Les membranes séreuses sont généralement très-minces, transparentes; leur fond est celluleux. De ces membranes suinte continuellement un fluide aqueux, transparent, chargé de lubrifier toutes les parties environnantes, de les maintenir ainsi dans l'état de souplesse nécessaire, et d'empêcher que les frottemens n'y occasionnent des sensations douloureuses.

On compte parmi les membranes séreuses l'*arachnoïde*, dans le crâne et dans le canal vertébral; la *plèvre*, qui tapisse l'intérieur de la poitrine et se réfléchit sur les poumons; le *péricarde*, qui enveloppe le cœur; mais une des principales est le *péritoine*, espèce de sac formé d'une membrane mince, d'un tissu assez serré, capable néanmoins

d'une extension considérable et susceptible de
reprendre son premier état. Ce sac enveloppe la
plus grande partie des viscères du bas-ventre,
mais sans les contenir, sa surface interne étant
contiguë à elle-même. Il se trouve dans différens
endroits de sa convexité plusieurs enfoncemens,
qui, se portant vers l'intérieur de ce sac, y
forment autant de loges particulières pour les
viscères, c'est-à-dire pour les intestins, l'estomac,
le foie, etc. Le *mésentère* lui-même, qui fournit
une enveloppe extérieure au canal intestinal, le
fixe d'une manière plus ou moins solide aux parois de l'abdomen et à d'autres viscères, et renferme entre ses lames les vaisseaux et les nerfs
qui vont à ce canal, n'est qu'un prolongement du
péritoine.

Les *membranes muqueuses* (*Fig.* 3) tapissent généralement les cavités qui communiquent avec
l'extérieur. Ainsi elles se remarquent dans les
fosses nasales, dans toute l'étendue du tube digestif, dans la trachée-artère et dans les bronches,
dans la vessie et dans le canal de l'urètre, etc.
Elles contiennent dans leur épaisseur un certain
nombre de *follicules* sécrétant un *mucus* propre à tenir les parties environnantes constamment humectées, et à empêcher ainsi leur
dessèchement par le contact de l'air. De plus,
ce mucus facilite le glissement des substances
qui doivent circuler dans ces cavités, et comme
il s'interpose entre leurs faces opposées quand

ces cavités sont vides, il empêche leurs parois de se toucher immédiatement et de s'irriter mutuellement par ce contact. (Voyez sa composition, partie II, chap. 7, § 1.)

L'étude approfondie des membranes muqueuses vient de révéler quelques faits des plus curieux et des plus intéressans. On a remarqué récemment, à l'aide du microscope, à la surface externe de ces membranes, une incroyable quantité de petits cils doués d'un mouvement de vibration qui s'exécute toujours dans le même sens, et l'on s'est assuré que ce mouvement continue d'exister assez long-temps après la mort de l'animal. Mais voici qui est bien plus extraordinaire : M. Donné vient de reconnaitre que ces cils appartiennent à des animalcules microscopiques, en nombre immense, doués tout à la fois d'une existence commune et d'une existence propre, et qui, par leur rapprochement, paraissent devoir former l'*épitelium*, ou l'espèce d'épiderme que l'on trouve à la surface des membranes muqueuses. Après avoir enlevé une petite portion de cet épitelium, si l'on met ce fragment dans de l'eau distillée et qu'on l'examine attentivement au microscope, on voit bientôt ce fragment se diviser en deux parties, lesquelles se subdivisent elles-mêmes, et ainsi de suite, de telle sorte que peu à peu tous les animalcules s'isolent et continuent assez long-temps leur vie individuelle ; et l'on ne peut douter que ces petits êtres ne soient effectivement des animaux, car on retrouve en eux tout ce qui constitue l'animalité. Ainsi ils sont doués de mouvemens spontanés ; ils s'a-longent, se contractent, font mouvoir circulairement les cils qu'ils portent à la partie antérieure de leur corps, nagent dans l'eau distillée, quelquefois en remontant les courans qui se forment dans le liquide, et en s'évitant réciproquement quand ils viennent à se rencontrer ; enfin ils sont tout-à-coup privés de mouvement quand ou les met en contact avec les agens qui frappent de mort les autres animalcules microscopiques. (Voyez la *Fig*. 3 *bis*, qui représente un des animalcules de l'épitelium d'une membrane muqueuse.)

Le tissu cellulaire se transforme en membrane muqueuse quand il est en contact pendant un certain temps avec l'air ou avec un fluide; quand il est soumis à un frottement continuel et à une certaine pression, ce tissu revêt tous les caractères des membranes séreuses. Il y a donc lieu de croire que c'est cette espèce de trame qui, au moyen de quelques modifications, donne lieu à la formation des membranes.

§ VI.

DES CHEVEUX, DES POILS ET DES PLUMES, DES ONGLES, DES APPENDICES CORNÉS ET DES ÉCAILLES.

Chaque *cheveu* tire son origine d'une bulbe

qui constitue sa racine et qui est contenue dans une petite capsule. Cette bulbe est implantée dans l'épaisseur du derme, et le cheveu s'en élance, d'abord divisé en plusieurs linéamens blanchâtres, qui se réunissent bientôt pour ne former qu'un seul faisceau, lequel, poussant lépiderme devant lui, s'en fait une gaîne extérieure qui l'accompagne jusqu'au sommet. Le reste de l'enveloppe du cheveu est d'une substance particulière, molle d'abord, quand le cheveu est jeune, mais qui plus tard devient dure, élastique, et recule avec bruit sous le ciseau. On trouve sous l'écorce plusieurs petites fibres qui règnent sur toute la longueur du cheveu et qui, se réunissant en faisceaux, forment un tuyau rempli de deux substances : l'une fluide et l'autre solide; substances qui forment ensemble la moelle du cheveu. Les cheveux contiennent une matière analogue au mucus, qui en fait la plus grande partie ; une petite quantité d'huile blanche concrète, et une autre d'un noir verdâtre (1), épaisse comme du bitume; un peu de phosphate de chaux, de carbonate de chaux, d'oxide de manganèse et de fer oxidé, enfin une quantité notable de silice et de soufre.

Les poils offrent une structure et une composition analogues.

---

(1) Cette huile est beaucoup moins colorée dans les cheveux blonds que dans ceux qui sont noirs. Elle manque dans les cheveux blancs.

Quant aux usages de ces organes, il est d'abord visible que les poils et les cheveux, aussi bien que les plumes, contribuent à l'ornement et à la beauté de l'être qui les porte. Mais c'est peut-être là leur moindre avantage. Ils doivent conserver, sous une température favorable, les organes qu'ils recouvrent. Les fourrures des animaux sont d'autant plus épaisses qu'on s'avance davantage vers le nord, tandis qu'au contraire, les quadrupèdes des pays chauds n'ont que peu ou point de poils : tels sont le rhinocéros, l'éléphant, l'hippopotame, l'oryctérope du Cap, etc. Outre qu'ils servent aussi (du moins on le suppose) à l'excrétion d'un fluide particulier, les poils et les cheveux, comme mauvais conducteurs du fluide électrique, sont encore merveilleusement propres à soustraire l'individu auquel ils appartiennent à l'influence de l'électricité extérieure, laissant ainsi à son système nerveux toute la force d'action galvanique qui lui est propre, et dont ces corps mauvais conducteurs augmentent encore l'énergie en empêchant son émission à l'extérieur. On peut en dire autant à l'égard des plumes. Enfin les cheveux qui couvrent la tête de l'homme servent évidemment à la protéger contre les accidens extérieurs.

La coloration des cheveux et des poils semble dépendre de celle du réseau muqueux. Plus celui-ci contient de matière colorante, plus la couleur des poils et des cheveux est foncée.

Chez les nègres et chez les hommes de couleur cuivrée, ces organes sont d'un noir très-intense ; chez les peuples du nord, au contraire, dont la peau est très-blanche, les poils et les cheveux sont blonds ou roux ; enfin chez les Albinos, dont la peau est d'un blanc mat et le réseau muqueux sans pigment, les cheveux et les poils sont entièrement blancs.

Les grandes émotions, les passions vives et tumultueuses, tous les orages de l'âme et du cœur ont des effets dont l'intensité s'est souvent manifestée par la chute ou par la blancheur des cheveux. Certaines maladies, la frayeur, une terreur subite, paraissent déterminer le plus souvent la chute ou une altération quelconque de la chevelure, et l'on a vu les cheveux blanchir tout-à-coup dans les angoisses de la crainte ou par l'influence de la douleur, du chagrin, du désespoir. Une touffe de la barbe de Henri IV blanchit soudain, sur la nouvelle qu'il reçut d'un édit favorable aux ligueurs, et dans l'espace d'une seule nuit, au funeste retour de Varennes, on vit blanchir la magnifique chevelure de Marie-Antoinette.

Les *plumes* des oiseaux ont quelque analogie avec les poils des mammifères. Elles se composent d'un tube corné, ouvert à son extrémité, d'une tige qui surmonte ce tube, et de barbes naissant de chaque côté de la tige. Ces barbes sont elles-mêmes garnies de barbules sur lesquelles on remarque encore de très-petites franges.

Chaque plume a pour organe sécréteur une capsule en forme de gaîne cylindrique, garnie intérieurement de deux tuniques et d'un bulbe central autour duquel se dépose la substance de la plume. Ce bulbe fournit à la tige la matière blanche et spongieuse qui se remarque dans l'intérieur de cette tige, puis il meurt et se dessèche; on le retrouve en cet état dans le tube; il est connu sous le nom de *moelle* ou *âme* de la plume. Le reste du tube est occupé par de l'air atmosphérique.

La forme des plumes varie beaucoup: quelques-unes ressemblent à un simple duvet; d'autres sont dépourvues de barbes, etc.

On voit briller souvent les plus riches couleurs (1) sur ces appendices tégumentaires qui tombent, chaque année, après la saison de la ponte, et sont remplacés par d'autres. Pendant ce renouvellement, l'oiseau perd la voix et semble éprouver un malaise très-prononcé.

Les plumes ont généralement des usages analogues à ceux que nous avons assignés aux che-

---

(1) La température, le climat agissent sur cette coloration, et l'on voit blanchir pendant l'hiver le plumage de beaucoup d'oiseaux. L'âge amène quelquefois le même résultat : un chardonneret élevé chez mes parens, étant devenu très-vieux, était aussi devenu tout blanc. Nous appliquerons les mêmes remarques aux poils des animaux.

veux et aux poils ; les grandes plumes des ailes
sont en outre destinées à permettre aux oiseaux
de s'élever dans les airs, en offrant à l'animal une
grande surface pour frapper le fluide sur lequel
il doit chercher une succession de points d'appui. On voit souvent les oiseaux, surtout les oiseaux aquatiques, occupés à passer sur leur plumage une humeur oléagineuse, sécrétée par une
glande spéciale située à l'extrémité de leur corps.
Cette humeur a pour objet de garantir leurs
plumes du contact de l'eau.

Les *ongles* sont des corps transparens, d'une
consistance ferme, qui se trouvent à l'extrémité supérieure des doigts et des orteils. Leur
substance approche de celle de la corne, étant
du reste, comme celle-ci, formée de lames ou
couches membraneuses, longitudinales, soudées
ensemble, qui sont devenues cartilagineuses et
comme osseuses pour la dureté.

On distingue dans l'ongle trois parties : la *racine*, qui est blanche ; le *corps*, qui est transparent et laisse apercevoir la couleur de la chair
sous-jacente ; enfin l'*extrémité*, qui n'est point
attachée à la peau, et croît à mesure qu'on la
coupe.

On pense généralement que les lames qui composent le tissu des ongles sont une production de
l'épiderme avec lequel ces organes se détachent
après la mort, ou plutôt, qu'ils sont formés,
couche par couche, par le mucus qui donne nais-

sance à l'épiderme. Les ongles sont dépourvus de vaisseaux sanguins et de nerfs; ils sont, en conséquence, complètement insensibles.

Les principaux usages des ongles sont, pour ceux de la main, de garantir l'extrémité des doigts de l'impression des corps durs, et de servir à saisir les objets qui, sans cela, échapperaient aisément aux doigts par leur peu de volume; pour ceux du pied, de garantir aussi l'extrémité des orteils de l'impression des corps durs, et, en outre, d'affermir le pied dans la station et dans la marche.

Les *cornes* sont des corps organisés, durs et solides, qui croissent sur la tête de quelques animaux à quatre pieds, et sont une de leurs armes offensives. Ces corps paraissent être encore une production des organes qui donnent lieu à la formation de l'épiderme. Leur tissu est composé d'un grand nombre de filets naissant par étages de toute la surface de la peau qui est sous la corne. Ces filets, soudés ensemble par une humeur visqueuse, forment nombre de cornets de différentes hauteurs, enchâssés les uns dans les autres, ce qui est cause que la pointe, composée de toutes ces enveloppes, est plus solide que la base (1).

---

(1) Il ne faut pas confondre le bois du cerf avec les cornes qui croissent sur la tête de la plupart des ruminans. Le bois du cerf est véritablement un os. Sa structure, sa composition

Les productions cornées et les griffes qui se remarquent aux pieds des quadrupèdes, les ergots, et les ongles des oiseaux ont la même origine et la même structure que les cornes.

Au reste, les ongles, les cornes, l'épiderme, les plumes et les écailles sont composés, selon Vauquelin, d'une grande quantité de mucus (1) semblable à celui qui entre dans la composition des cheveux et des poils, et d'une petite quantité d'huile à laquelle ces productions doivent leur souplesse et leur élasticité.

Tous ces organes ont la propriété remarquable de continuer à croître plusieurs jours après la mort.

---

sont les mêmes que celles des autres os, et il est soumis aux mêmes maladies que le reste du système osseux. Sa base adhère et fait corps avec l'os frontal : la peau qui recouvre le front est arrêtée à la naissance du bois par un bourrelet osseux et dentelé. Ce bois tombe tous les ans ; ce qui n'arrive pas aux cornes des ruminans.

(1) Cela justifie l'idée qu'on s'est faite du mode de formation de la plupart de ces organes.

CHAPITRE II.

DES PARTIES FLUIDES DU CORPS DES ANIMAUX.

Les *fluides* qui se rencontrent dans le corps des animaux supérieurs sont : le *sang*, la *lymphe*, le *chyle*, la *graisse*, l'*humeur* qu'exhalent ou sécrètent les membranes séreuses, le *mucus*, la *moelle*, la *synovie*, les *larmes*, la *salive*, la *bile*, le *suc gastrique*, le *suc pancréatique*, le *lait*, la *matière de la transpiration insensible*, l'*urine*, etc.

Parmi ces fluides, il en existe beaucoup qui contiennent des particules solides en suspension. Le lait offre, au microscope; une foule de corpuscules de 1/300 de millimètres de diamètre, et qui semblent n'être autre chose que la matière caséeuse et la matière grasse. Le sang, le chyle, la lymphe, etc., en présentent aussi.

Nous nous étendrons sur la nature et sur les usages de ces différens fluides, au fur et à mesure qu'ils se présenteront dans l'ordre des matières. Je me bornerai à rappeler que, dans le corps des animaux, les parties liquides sont aux parties solides à peu près comme 8 est à 1. Il s'ensuit que si un animal est soumis à la dessication poussée jusqu'à un certain point, il perdra considérablement de son poids, et la mort deviendra la conséquence de l'interruption causée dans le mouvement vital par l'absence ou par la diminution notable des fluides indispensables à ce mouvement.

Quelques animaux des derniers degrés de l'échelle, tels que la furculaire des toits et les vibrions du blé, peuvent cependant être soumis impunément à une dessication complète. La vie est alors chez eux comme suspendue, et cet état peut se prolonger pendant un très-long temps, après lequel ces petits êtres reprennent toute leur vivacité, dès qu'on leur rend un peu d'humidité (1). A ce sujet, je crois que mes lecteurs seront bien aises d'avoir sous les yeux la merveilleuse histoire de la furculaire des toits, due à la plume élégante de M. Boitard. « La furculaire des toits, dit-il, est un rotifère à corps ovale et gélatineux ; on y distingue une bouche, un estomac, un intestin et un anus. En arrière, il se termine par une queue composée d'articulations qui rentrent les unes dans les autres, et qui se prolongent en deux filets ; en avant, le corps porte un organe singulier, lobé, à bords

____

(1) Selon les observations de M. F. Bauer, les vibrions peuvent rester sans mouvement pendant plusieurs années, et reprendre ensuite la vie ; mais après six ans de suspension de mouvemens, ils cessent de pouvoir ressusciter.

dentelés, et dont les dentelures exécutent une vibration successive qui ferait croire que cet organe consiste en une ou plusieurs roues dentées et tournantes ; deux proéminences sur le cou portent chacune un point coloré qui est sans doute un œil.

» Nous allons tirer quelques-uns de ces animaux de l'eau de nos gouttières, et les placer sur un morceau de papier à lettre ; à mesure que l'humidité s'évapore, vous les voyez mourir, car ils se trouvent privés du seul élément dans lequel ils peuvent vivre. Bientôt leur corps se dessèche, se déforme, et ne présente plus que l'aspect d'un morceau de bois sec et désorganisé, n'ayant pas la moindre apparence d'animalité. A cet état, la furculaire, mêlée à la poussière des toits, subit toutes les révolutions de cette même poussière ; elle est roulée avec les morceaux de tuiles, balayée par le couvreur, emportée par les vents, etc. Ployons le papier sur lequel nous avons desséché les nôtres, et serrons-le dans votre secrétaire : au bout de quinze jours, de trois mois, de deux ans même, nous le reprendrons et nous verrons ce que tout cela est devenu. Bon, voilà le temps écoulé, et nous retrouvons nos furculaires absolument comme nous les avons laissées ; touchons-les avec précaution, car elles sont tellement sèches que la moindre des choses les briserait net. Tenez, voyez, on les casse aussi aisément que des petits bâtons de bois sec.

» Il s'agit maintenant de les ressusciter ; exposons-les d'abord un instant à la vapeur de l'eau tiède ; à mesure que cette vapeur les pénètre, vous les voyez se ramollir et s'enfler comme de petites éponges. Mettons-les dans l'eau, les voilà qui se renflent et reprennent leurs formes primitives. Déjà vous distinguez leur corps ovale, leur queue articulée et leur organe lobé ; une minute après, la queue commence à jouer en s'allongeant et se raccourcissant par intervalle ; les petites roues dentées de l'organe lobé commencent à tourner, et l'animal semble se réveiller d'un long assoupissement. Il se lève, prend son attitude de vie, nage d'abord lentement, puis avec vivacité ; enfin, le voilà plein de force et de santé, cherchant avec empressement à satisfaire à tous les besoins de l'animalité. Laissons-le jouir un moment de la vie, puis faisons-le de nouveau redescendre dans la tombe, pour l'en retirer toutes les fois et autant de fois que cela nous amusera.

» Ne craignez pas que la fréquence de vos expériences lui nuise en rien, car tel est son sort ordinaire. Ces beaux jours de printemps et d'été qui semblent ranimer la nature et redoubler la vie dans tous les autres êtres existans, sont pour lui des jours de linceuil et de mort ; mais lorsque l'éclair et la tempête se promènent dans les airs, lorsque des torrens d'eau se précipitent sur la terre, lorsque la voix sinistre des orages tonne dans les cieux, comme le vampire des cavernes de Fingal, il secoue la poussière du tombeau et vit, jusqu'à ce qu'un rayon du soleil vienne le rejeter entre les bras de la mort. »

La *Fig*. 16 représente la furculaire vue au microscope.

DEUXIÈME PARTIE.

VIE DE NUTRITION.

CHAPITRE PREMIER.

DE LA NUTRITION EN GÉNÉRAL.

« Le premier point qui nous frappe dans l'é-
tude de la vie, dit G. Cuvier, c'est cette force
des êtres organisés pour attirer dans leur tour-
billon des substances étrangères, pour les y retenir pendant quelque temps après se les être
assimilés, pour distribuer enfin ces substances
devenues les leurs dans toutes leurs parties, selon les fonctions qui doivent s'y exercer (1). »

La NUTRITION, considérée en général, est une
suite d'opérations par lesquelles un animal effectue cette assimilation, en faisant agir, sur les
alimens qui lui sont propres, des organes chez
lui disposés à cet effet. C'est le moyen que la
Providence a donné aux êtres animés pour réparer leurs pertes de chaque instant; car on
peut dire que tout, dans la nature, est dans un

---

(1) *Rapport sur les progrès des sciences naturelles.*

mouvement continuel ; tous les corps éprouvent une fluctuation incessante. Leurs élémens se combinent, se décomposent, revêtent successivement mille formes fugitives. Les êtres vivans, surtout, ne conservent pas un instant la même composition ni le même état. Plus leur vie est active, plus leurs échanges et leurs métamorphoses sont continuels, et l'on peut regarder chacune des molécules, dont l'ensemble constitue le corps vivant, comme entraînée dans le torrent de la circulation aussitôt qu'elle a rempli un instant l'usage que la nature lui avait assigné ; c'est alors que par les émonctoires naturels des diverses évacuations, elle est rejetée du corps de l'individu comme désormais inutile pour lui, et cette molécule est remplacée par une autre récemment formée, de telle sorte que le corps est dans un état perpétuel de composition et de décomposition. On a fixé à sept années le temps nécessaire pour la rénovation totale du corps. Mais l'âge, le sexe, le tempérament, le régime et le climat influent trop puissamment sur la composition et la décomposition du corps, pour qu'on puisse rien énoncer de positif à l'égard du temps nécessaire pour une rénovation complète. Il semble même résulter des expériences récentes de M. Flourens, que cette rénovation se fait généralement dans un court laps de temps, puisque celle des parties les plus dures, des os, par exemple, a lieu en quelques mois.

On ignore encore comment s'opère la nutrition proprement dite ; on sait seulement qu'elle s'accomplit au moyen du sang artériel, et l'on suppose que pour l'opérer, ce fluide transsude des parois des artérioles dans la profondeur des divers organes.

Les alimens introduits dans une cavité digestive dont nous avons vu que les animaux seuls sont pourvus, y subissent une élaboration dont le résultat est la conversion et la séparation de ces alimens en deux parties, l'une desquelles, composée d'élémens hétérogènes et grossiers, est bientôt rejetée par l'animal comme inassimilable à sa propre substance. L'autre partie est un fluide éminemment nutritif, porté, sous le nom de *chyle*, au moyen d'un appareil à ce destiné, dans le *sang*, autre fluide qui circule dans toutes les parties du corps de l'animal. Décomposé sans cesse par le fait de la nutrition proprement dite, qui s'opère à ses dépens dans la profondeur des parties, le sang a besoin lui-même de venir se remettre, après un certain temps, en contact avec l'oxigène, pour reprendre, dans une combinaison périodique avec ce gaz, les propriétés qu'il avait perdues.

La nutrition, considérée dans son ensemble, comprend la *préhension* des alimens, qui peut cependant être regardée comme un ordre de phénomènes à part, et du domaine de la locomotion ; la *mastication*, ou la trituration que les alimens éprouvent dans la bouche de l'animal ; l'*insalivation*, ou l'acte par lequel la salive vient les pénétrer ; la *déglutition*, ou l'opération par laquelle ils descendent dans l'œsophage et dans l'estomac ; la *chymification*, ou la *digestion* proprement dite, c'est-à-dire l'élaboration dans l'estomac de la matière alimentaire qui reçoit alors le nom de chyme ; la *chylification*, ou la transformation d'une portion de la pâte chymeuse en chyle, fluide essentiellement nutritif ; la *défécation*, opération qui a pour objet de séparer le chyle de la partie grossière des alimens, laquelle est expulsée du corps de l'animal après un séjour plus ou moins long dans les intestins ; l'*absorption* de ce même chyle par une multitude de vaisseaux qui portent le nom de vaisseaux chylifères, et qui conduisent ce fluide dans un canal particulier, appelé le canal thoracique, lequel doit à son tour verser le chyle dans les veines et le faire entrer ainsi dans la masse du sang (nous comprendrons sous le nom de DIGESTION l'ensemble de ces fonctions diverses) ; enfin la *circulation du sang*, la *respiration* et la *nutrition* proprement dite, ou l'alimentation des organes et des tissus de l'économie, sont des phénomènes qui appartiennent aussi à la vie de nutrition. Nous traiterons ces phénomènes séparément.

CHAPITRE II.

DE LA DIGESTION.

§ I.

DES ORGANES DE LA DIGESTION.

Sans nous arrêter aux organes de préhension
autres que les dents et les mâchoires, nous clas-
serons parmi les organes qui servent à la digestion, la bouche et toutes ses dépendances, l'œsophage, l'estomac, le foie, le pancréas, les intestins grêles et les gros intestins.

Les *dents* servent d'organes de préhension pour
certains animaux; pour d'autres, elles sont destinées à opérer la trituration préalable des alimens.

La formation des dents a lieu au moyen d'une
sécrétion opérée par un petit bulbe gélatineux
qui forme le centre de la dent. Ce bulbe, dont la
forme détermine celle de l'organe, reçoit du
sang les élémens nécessaires, et laisse transsuder
une humeur qui, remplissant une capsule dont
le bulbe est environné, ne tarde pas à se durcir.

La matière calcaire se dépose successivement sur un ou plusieurs points qu'on appelle *points d'ossification*.

La substance intérieure de la dent ou l'*ivoire*, est un os très-solide, très-compacte, lequel est revêtu, dans la partie exposée au contact de l'air, d'une couche d'un *émail* si dur, que le briquet qui le frappe produit des étincelles. Cet émail contient 20 parties sur 100 de matière animale, 8 de carbonate de chaux, et 72 de phosphate de chaux. L'ivoire, au centre duquel se trouve le bulbe, se compose aussi de phosphate de chaux, d'une petite quantité de carbonate de chaux et d'un peu de gélatine.

Chaque dent est munie d'une ou de plusieurs racines dont chacune porte intérieurement un petit canal qui donne passage à un **nerf**, à une artère et à une veine, pour le développement et la nourriture de la dent.

Les dents sortent de cavités ménagées dans les os maxillaires, cavités que l'on appelle *alvéoles*, lesquelles sont recouvertes extérieurement, ainsi qu'une partie de la couronne de la dent, par des parties charnues connues sous le nom de *gencives*. La partie de la dent qui dépasse ces organes s'appelle la *couronne*.

Chez l'homme, les dents sont d'abord au nombre de 20 seulement, dans l'enfance. Vers l'âge de sept ans, ces premières dents, qu'on appelle *dents de lait*, sont successivement chassées de leurs alvéoles, et font place à un système dentaire composé de 28 organes, et plus tard de 32, lors du développement des dents dites *de sagesse*. Ces dernières se montrent quelquefois très-tard, surtout celles de la mâchoire supérieure (1).

En nombre égal et symétriquement rangées à chaque mâchoire, les dents de l'homme se divisent en *incisives*, en *canines*, en *petites* et en *grosses molaires*. Taillées en biseau, les *incisives* A (*Fig*. 17), au nombre de quatre à chaque mâchoire, sont placées à la partie antérieure de la bouche. Elles sont destinées à couper, à séparer les alimens. Ces dents n'ont qu'une seule racine. Viennent ensuite les dents *canines* B, au nombre de deux à chaque mâchoire, une de chaque côté. Celles-ci sont taillées en double biseau; leur racine est simple, mais beaucoup plus considérable, en longueur surtout, que celle des incisives. L'usage des dents canines (qui sont très-développées chez les carnassiers) est de déchirer les chairs. Les *petites molaires*, qui viennent après, au nombre de deux de chaque côté, conséquemment au nombre de quatre à chaque mâchoire, n'ont aussi qu'une seule racine, bifurquée parfois à sa pointe. Ces dents n'offrent point de biseau, mais bien une gouttière formée

---

(1) Hamilton rapporte qu'un homme mourut à l'âge de 80 ans, par suite du travail de l'éruption des dents de sagesse.

par des tubercules qui s'élèvent à droite et à gauche sur le plancher de la dent. Enfin, on remarque ensuite les *grosses molaires* C, au nombre de trois de chaque côté, ou de six à chaque mâchoire ; ces dernières dents sont pourvues de plusieurs racines, et les inégalités que leur plancher présente aux alimens, lors de la mastication, sont très-propres à accomplir cet acte (1).

La mâchoire inférieure M (*Fig.* 65) représente un levier coudé double, du troisième genre, dont le point d'appui est dans la fosse glénoïde, sur l'os temporal ; la résistance est représentée par l'aliment placé dans la bouche, et la puissance par les muscles temporal et masseter.

Les *lèvres* U, T (*Fig.* 20) sont formées principalement par l'extrémité des muscles qui servent à les mouvoir : on y découvre un grand nombre de vaisseaux sanguins, et elles sont recouvertes par une membrane muqueuse, qui n'est qu'une continuation de celle dont est revêtu l'intérieur de la bouche, et la couleur d'un rouge vif de cette membrane tranche sur la couleur plus claire et plus blanche de la peau. Le point de réunion des lèvres se nomme leur *commissure*. La *Fig.* 3 représente une partie de la lèvre

---

(1) Cette description de l'appareil dentaire aurait pu se trouver comprise dans celle que j'ai donnée des principaux os du corps humain ; mais il m'a semblé qu'elle était plus convenablement placée ici.

inférieure, de sa membrane muqueuse et de ses follicules.

La *langue* L est un organe capable d'une infinité de mouvemens ; sa substance est musculeuse ou charnue. On y remarque une base et une pointe. Cet organe, qui repose sur l'os hyoïde, est retenu par un ligament antérieur que l'on appelle le *frein*. Sur la surface supérieure de la langue se trouvent, en assez grande quantité, des papilles nerveuses, recouvertes d'une membrane muqueuse très-fine. La langue sert dans les phénomènes de la mastication, de la succion, dans la formation de la parole ; c'est le siége du sens au moyen duquel on se rend compte de la sapidité des corps.

Les *glandes salivaires*, organes chargés de la formation d'un fluide nécessaire pour l'accomplissement de la digestion, sont situées, en assez grand nombre, aux environs de la bouche ou dans la bouche même. J'entrerai dans quelques détails au sujet de ces glandes, quand je traiterai des sécrétions.

La *bouche* est séparée de l'*arrière-bouche* ou *pharynx* par une cloison charnue nommée le *voile du palais*, entre les piliers duquel on voit paraître l'orifice des glandes *amygdales* ou *tonsilles*, qu'il ne faut pas confondre avec les glandes salivaires. Les amygdales fournissent une humeur plus épaisse que la salive, et destinée probablement à lubrifier le pharynx, ou à quelque autre usage qui nous est inconnu. Au milieu du bord postérieur de la cloison, se voit un corps de figure presque conique, qui paraît être un prolongement de cette cloison, et qu'on nomme la *luette* O.

Le *pharynx* OMN ou *arrière-bouche* est la cavité située derrière la cloison dont je viens de parler, et qui s'avance jusqu'aux vertèbres du cou. Cette cavité est formée postérieurement et latéralement par plusieurs muscles nommés *constricteurs* M, N, qui exercent leur action sur les alimens solides ou liquides pour les faire descendre dans l'œsophage. On peut considérer le pharynx comme une espèce de vestibule ayant la forme d'un entonnoir dont la partie évasée regarde la bouche. Dans ce vestibule viennent s'ouvrir : 1º les fosses nasales J ; 2º la trachée-artère ou le canal aérien TA ; 3º l'œsophage OE, situé parallèlement et postérieurement à ce dernier ; 4º enfin, la partie postérieure de la bouche.

L'*œsophage* est un canal musculo-membraneux destiné à conduire les alimens dans l'estomac ; il se trouve placé derrière un autre canal formé d'une succession de cerceaux cartilagineux réunis par des membranes, canal qu'on appelle la *trachée-artère* et qui va aux poumons. La partie de la trachée-artère qui touche à l'œsophage est formée par une bande membraneuse, afin que l'œsophage ne trouve point d'obstacles lors de sa dilatation, ce qui serait arrivé si les cerceaux de la trachée-artère eussent formé des anneaux complets.

Le ventricule, appelé communément l'*estomac* E (*Fig.*32), est un sac musculo-membraneux, situé dans l'abdomen, entre le foie et la rate, sous le *diaphragme*, muscle horizontal qui sépare la cavité de la poitrine de la cavité abdominale. La forme de l'estomac approche assez de celle d'une cornemuse. On y remarque deux courbures et deux culs-de-sac, dont le plus considérable est à gauche. Du même côté se trouve un orifice qui correspond à l'œsophage, et que l'on nomme le *cardia* C. Un second orifice, situé au fond et à la partie supérieure du cul-de-sac de droite, s'appelle l'*ouverture pylorique* P, et correspond au premier intestin I, nommé le *duodénum*.

L'estomac est situé un peu obliquement, de telle sorte que son orifice de gauche est toujours plus élevé que celui qui est à droite.

Les parois de l'estomac sont formées par deux tuniques superposées, l'une musculaire, externe; l'autre, muqueuse, située à l'intérieur. La tunique musculaire a peu d'épaisseur, et diffère essentiellement en cela de celle de l'œsophage; elle est composée de faisceaux de fibres blanchâtres, dirigées en différens sens : les unes sont longitudinales, d'autres circulaires; d'autres enfin sont obliques. Une couche de tissu cellulaire très-serré unit les deux membranes qui concourent à la formation de l'estomac. Les anciens donnaient improprement à cette couche intermédiaire le nom de membrane nerveuse.

La membrane muqueuse qui forme la face interne de l'estomac est d'un blanc rougeâtre, comme marbrée, et continuellement enduite d'un fluide visqueux et inodore. On découvre dans cette membrane un grand nombre de petits trous qui répondent à autant de glandes simples, cachées derrière, et qui fournissent le *suc gastrique*. Ces glandes se voient plus aisément dans l'estomac de certains animaux, notamment dans celui du porc et dans celui du castor, que dans l'estomac de l'homme. La *Fig.* 24 représente une glande de l'estomac du castor.

La capacité de l'estomac n'est pas toujours la même, et ce ventricule, en vertu de sa structure, peut prêter aisément; ainsi, quoique ordinairement ce viscère ne contienne guère que cinq litres de liquide, on a vu des estomacs en contenir jusqu'à neuf. Cet organe se trouve très-diminué chez les personnes qui ont été longtemps sans manger. Ruysch a remarqué que l'estomac d'un homme qui était mort à la suite d'une longue abstinence, n'avait guère plus d'étendue qu'une anse d'intestin.

Quand l'estomac est vide, ses parois offrent un grand nombre de rides ou de replis.

Le *pylore* P (*Fig.* 32) est formé par un anneau fibreux particulier, blanc et solide, situé entre les deux membranes précitées, à l'entrée du premier intestin. Cet organe, espèce de sphincter, est doué d'un tact exquis. Il est destiné à reconnaître si les alimens sont convenablement élaborés par l'estomac.

Le conduit qui s'étend depuis l'estomac jusqu'à l'anus comprend tous les *intestins* I (*Fig.* 11), vulgairement appelés les boyaux ; on les a distingués, eu égard à leurs différens calibres, en grêles et en gros. Les intestins grêles sont le *duodénum*, le *jéjunum* et l'*iléum*. Les gros intestins sont le *cæcum*, le *colon* et le *rectum* R. (Je les ai tous nommés selon l'ordre dans lequel ils se présentent, en partant de l'estomac.)

Il y a dans les intestins trois tuniques ; mais la première, qui est membraneuse, ne leur appartient pas effectivement : c'est simplement une expansion du mésentère. Au-dessous de cette première tunique se trouve un tissu cellulaire, quelquefois chargé de beaucoup de graisse. La seconde tunique est musculeuse, et la troisième, ou tunique interne, est muqueuse. Cette dernière tunique, plus longue que les autres, forme, dans l'intérieur des intestins grêles, plusieurs replis dont la forme approche de celle d'un croissant, et qui ont reçu le nom de *valvules conniventes*. Une valvule plus complète, formée par les replis de la tunique muqueuse de l'iléum et du cæcum, et qu'on appelle la *valvule iléo-cœcale*, a pour objet d'empêcher les matières, une fois introduites dans les gros intestins, de revenir dans les intestins grêles (1).

On voit ramper dans l'épaisseur du mésentère une grande quantité de vaisseaux très-déliés, qu'on appelle les *vaisseaux lactés* ou *chylifères*, lesquels viennent s'ouvrir à la surface interne des intestins, où l'on remarque, à l'aide du microscope, une multitude de villosités terminées chacune par une ampoule ovalaire, percée d'un petit trou qui n'est autre chose que l'entrée du vaisseau.

Les vaisseaux chylifères viennent aboutir à un conduit qui a reçu le nom de *canal thoracique*. Ce canal, auquel aboutissent encore beaucoup d'autres vaisseaux absorbans, appelés vaisseaux lymphatiques, commence sur le corps de la troisième vertèbre lombaire , forme presque immédiatement un renflement connu sous le nom de réservoir de Pecquet, remonte la colonne vertébrale jusqu'à la septième vertèbre cervicale, où il se recourbe pour venir s'ouvrir dans la partie postérieure de la veine sous-clavière gauche, et il se trouve, en dedans de cette veine , deux valvules qui empêchent le sang de passer de la veine dans le canal.

Nous devons encore citer, avec les intestins,

---

(1) C'est cette valvule qui empêche un lavement, quoique poussé avec force, de pénétrer dans les intestins grêles ; il este en entier dans les gros intestins.

l'*appendice vermiculaire* du cœcum et le *sphincter* du rectum. En raison de sa petitesse, l'appendice vermiculaire ne saurait être d'aucun usage chez l'homme ; il semble n'exister chez lui que pour mémoire ; mais chez certains ruminans, ses proportions le rendent susceptible d'augmenter d'une manière notable le réservoir destiné aux matières fécales. On le rencontre aussi chez plusieurs insectes. Pour ce qui est du sphincter (le plus considérable des muscles qu'on remarque au rectum), il suffira de dire que ce muscle, embrassant, comme un anneau élastique, l'extrémité du rectum, s'oppose ainsi à la sortie continuelle des excrémens.

Le *foie* et le *pancréas* sont encore des organes qui servent à la digestion ; je me contente de les indiquer ici, me réservant d'en parler plus longuement quand je traiterai des sécrétions.

§ II.

DES PHÉNOMÈNES DE LA DIGESTION.

Je comprendrai dans ce chapitre une grande partie des fonctions de la nutrition considérée d'une manière générale, telles que la mastication, l'insalivation, la déglutition, etc. ; les autres trouveront place ailleurs.

Après les phénomènes de la préhension, les

alimens sont d'abord déchirés, coupés, broyés, chez les mammifères, par les dents, lors des divers mouvemens de la mâchoire inférieure contre la supérieure. Pendant ce travail, la langue et les joues ne restent pas oisives; elles sont occupées à ramener incessamment les alimens sous les dents, afin que la trituration des parties alimentaires soit aussi complète que possible. Cependant la salive, excrétée en abondance par les glandes salivaires, aide les organes de la mastication à transformer les alimens en une sorte de bouillie épaisse, et c'est pourquoi les vieillards, quand bien même ils seraient privés de toutes leurs dents, doivent triturer long-temps les alimens sous leurs gencives durcies, afin de laisser aux organes sécréteurs de la salive le temps d'excréter ce fluide. Cela est d'autant plus nécessaire, pour les personnes avancées en âge, que chez elles le défaut de dents rend la mastication fort imparfaite. La quantité de salive excrétée à chaque repas varie de 9 à 15 décagrammes. Cette liqueur est versée dans la bouche, on pourrait dire par anticipation, lorsque l'appétit étant très-grand, nous trouvons à notre portée des alimens propres à le satisfaire. C'est donc à la lettre qu'on dit en pareil cas : *L'eau en vient à la bouche.*

L'un des effets de la salive est de ramollir les alimens, de les dissoudre quelquefois, et de les rendre, par cela même, d'une plus facile digestion : cet effet peut être attribué à l'eau et à la soude qu'elle contient ; « elle en exerce probablement un autre, dit M. Thénard, dû aux matières animales qui entrent dans sa composition (1) ».

Cette première élaboration subie, le bol alimentaire doit être conduit à l'estomac par le pharynx et l'œsophage ; c'est à ce phénomène qu'on a donné le nom de déglutition. Quand la déglutition s'opère, la langue se redresse pour offrir un plan incliné au bol alimentaire, et celui-ci, cédant au mouvement de la langue et à son propre poids, franchit l'isthme du gosier en passant par dessus la glotte qu'en ce moment l'épiglotte couvre exactement, et qui se ferme d'ailleurs d'elle-même. Alors, au poids du bol alimentaire, lequel continue d'obéir à la première impulsion qui lui a été donnée, viennent se joindre tant la sollicitation des muscles constricteurs, que le mouvement vermiculaire de l'œsophage, et le bol alimentaire continue ainsi son trajet jusqu'à l'estomac.

L'action des constricteurs est tellement forte, qu'elle peut obliger les alimens à remonter, contre les lois de la gravitation. Ainsi, la plupart des quadrupèdes font cheminer les boissons de haut en bas dans leur long œsophage, et nous avons vu souvent des saltimbanques, le corps dans une

(1) Voyez la composition de la salive, partie II, chap. 7, § 1.

attitude renversée, ingérer dans leur estomac, supérieur alors au tube œsophagien, des alimens solides et liquides.

La partie supérieure du conduit aérifère constitue une espèce de boîte cartilagineuse, nommée le *larynx* L (*Fig.*38), dont l'orifice est connu sous le nom de *glotte* G (*Fig.* 56). Formé par deux ligamens, espèces de lèvres mobiles, cet orifice est fermé, lorsque nous avalons les alimens, par une sorte de soupape supérieure nommée l'*épiglotte* Y (*Fig.* 20). Des expériences récentes ont fait voir que les lèvres de la glotte, lors de l'ingestion des alimens, se rapprochent d'ailleurs de manière à fermer totalement la trachée-artère (1), et quelques personnes, privées de l'épiglotte par suite de maladie, n'en ont pas moins conservé, d'après cette action des lèvres de la glotte, la faculté d'ingérer dans leur estomac des alimens solides ou liquides, sans qu'aucune portion de ces alimens pénétrât dans le canal aérifère (2).

A mesure que les alimens sont introduits dans l'estomac, les parois de ce viscère s'écartent et s'étendent de plus en plus; les plis ou rides qu'il formait s'effacent, et le ventricule se redresse

----

(1) C'est le seul moyen d'occlusion de la glotte pour les oiseaux et pour les reptiles.

(2) S'il arrive qu'un rire subit, nécessitant l'ouverture de la glotte et l'élévation de l'épiglotte, permette l'introduction dans le larynx de quelques parcelles d'alimens, une toux convulsive est provoquée par leur présence dans le conduit

sur lui-même, en sorte que l'orifice droit, ou de sortie, s'abaisse de plus en plus, et que la position de l'estomac approche de la verticale. Les membranes qui forment l'estomac étant très-élastiques, se dilatent parfois à tel point, qu'on est étonné, pour ne pas dire effrayé, de la quantité d'alimens qu'on voit engloutir par certaines personnes.

Dès que l'individu a cessé de manger, les deux orifices de l'estomac, que nous avons désignés sous le nom de cardia et de pylore, se ferment, et aucun gaz ne se dégage, hors le cas de digestion laborieuse; la circulation du sang est un peu accélérée, et l'estomac commence à exécuter quelques mouvemens obscurs et irréguliers, de gauche à droite. Peu à peu, ces mouvemens, auxquels on a donné le nom de *mouvemens péristaltiques*, deviennent plus sensibles, plus réguliers; les couches centrales de la pâte pulpeuse contenue dans l'estomac remplacent successivement les couches qui avoisinent la paroi interne du ventricule, et réciproquement; de sorte que toutes les parties de cette pâte viennent se mettre à leur tour en contact avec

---

aérifère, et pour peu que le séjour de ces corps étrangers s'y prolonge, la vie du sujet peut être en danger, si l'on n'a pas promptement recours à un homme de l'art. On sait qu'un pépin de raisin, qui, pendant un repas, s'était introduit dans le larynx d'Anacréon, enleva cet aimable poète aux muses et à ses amis.

la membrane muqueuse de l'estomac. La matière alimentaire s'imprègne alors abondamment du suc gastrique, dont la force dissolvante est telle, que ce suc réduit en bouillie, et en très-peu de temps, les os les plus durs, selon ce que nous pouvons observer tous les jours: car nos chiens, surtout les jeunes, avalent souvent des os ou des portions d'os sans les soumettre à l'action des dents, et cependant ils digèrent ces os.

Les alimens subissent à peine l'action du suc gastrique, qu'ils se décomposent et prennent une saveur acide et une odeur désagréable, ainsi qu'on l'éprouve quand une mauvaise disposition du ventricule ou quelque autre cause fait refluer par l'œsophage et par la bouche tout ou partie de la nourriture confiée à ce viscère.

A mesure que les alimens sont soumis à l'action de l'estomac et du suc gastrique, ils se présentent à l'ouverture pylorique. Mais le pylore, doué d'un tact et d'une sensibilité exquis, semble avoir été placé là par la nature comme une sentinelle vigilante, pour ne rien laisser passer qui ne fût élaboré convenablement. Les alimens franchissent donc cette issue, non pas en raison de leur pesanteur spécifique, mais en raison de leur digestibilité. Que si quelques portions ne sont pas suffisamment digérées, le pylore leur refuse le passage, et les oblige à se soumettre de nouveau à l'action de l'estomac, jusqu'à ce que ces parties rebelles soient enfin propres à être admises dans le duodénum.

Quand des corps qui ne peuvent pas se digérer sont introduits dans l'estomac, le pylore s'oppose d'abord à leur sortie, et ce n'est qu'après un temps plus ou moins long, selon le degré de sensibilité dont il est doué, et quand il s'est habitué au contact de ces corps, qu'il leur ouvre une issue.

Parvenu dans le duodénum, le chyme ou la pâte pulpeuse subit une élaboration nouvelle, on pourrait dire une seconde digestion. Deux humeurs y concourent : la *bile*, qui coule abondamment, par le canal cholédoque, de la vésicule du fiel, où elle était tenue en dépôt, et le *suc pancréatique*, qui est excrété par le canal du même nom et fourni par le pancréas. Ces deux liqueurs pénètrent le chyme, le rendent plus fluide, achèvent d'opérer sa décomposition, et le séparent en deux substances, dont l'une, sous le nom de *chyle*, est destinée à nourrir l'animal, et dont l'autre, sous le nom de *fèces* ou de *matière excrémentitielle*, doit être rejetée au dehors comme inutile et même nuisible, après avoir circulé dans les intestins.

L'influence de la bile sur la pâte chymeuse est des plus remarquables. Si on lie sur de jeunes chiens le canal cholédoque, qui conduit cette humeur dans les intestins grêles, le chyme passe dans ceux-ci sans aucune altération et sans que le chyle s'en sépare ; aussi l'animal meurt-il en peu de temps, puisque chez lui la nutrition ne peut plus s'accomplir. Quant au suc pancréatique, on ignore absolument sa manière d'agir (1).

Quoique ce soit au moyen de ces divers fluides que la digestion s'opère, il ne faut pas croire qu'il suffirait de mettre successivement les alimens en contact avec chacun d'eux, pour convertir ces alimens en chyme, en chyle et en excrémens ; il est une cause secrète qui préside à toutes ces transformations et qui réside dans les nerfs ; aussi les affections morales influent-elles singulièrement sur la digestion. M. Wilson Philip ayant opéré la section des nerfs de la huitième paire dans le cou d'un lapin, immédiatement après lui avoir donné des alimens, vit que la digestion s'effectuait presque entièrement en quelques heures, quand on laissait les extrémités des nerfs en contact l'une avec l'autre, mais qu'elle était suspendue quand on les éloignait, et qu'elle pouvait s'opérer si les parties inférieures qui se rendent à l'estomac étaient alors *mises en communication avec une pile voltaïque....*

Chez les carnassiers, le chyle est un suc d'un blanc opaque, assez semblable à du lait dont il a presque la consistance ; il est doué d'une saveur salée et d'une odeur particulière. Chez les

____

(1) Voyez la composition de ces fluides, part. II, ch. 7, § 1.

herbivores, le chyle est entièrement transparent. On découvre dans ce fluide, à l'aide du microscope, une quantité considérable de globulins dont le diamètre n'est guère que de 1/300 de millimètre (1). Si on laisse le chyle en repos pendant quelque temps, il se coagule comme le sang et se sépare aussi en deux parties, un caillot et un sérum. On observe, dans ce cas, à la surface du sérum, une légère couche de matière grasse. On trouve de la fibrine dans la partie solide ou dans le caillot du chyle, et ce fluide contient d'ailleurs les sels qui entrent dans la composition du sang.

C'est immédiatement après sa sortie du duodénum, et à son entrée dans le second intestin grêle nommé jéjunum, que le chyle est séparé de la matière excrémentitielle et absorbé par les vaisseaux chylifères. Ainsi, la cavité intestinale est une surface intérieure où des vaisseaux capillaires pompent le suc des corps qui y sont introduits, à peu près comme les racines des plantes pompent les sucs de la terre; ce qui a fait dire énergiquement à Boerhaave que les animaux ont leurs racines en dedans d'eux-mêmes.

Cependant ces petits vaisseaux ayant puisé le chyle dans les intestins, le portent dans les ganglions nombreux qu'ils traversent, ganglions où le chyle subit peut-être quelques modifications,

---

(1) On trouve aussi beaucoup de ces globulins dans le sang.

et le fluide, continuant à remonter dans cet appareil, est bientôt porté dans le canal thoracique, qu'il remonte également, pour aller enfin se verser dans la veine sous-clavière gauche (1). C'est ainsi que le chyle ou le produit de la digestion se trouve introduit dans le sang, assez près du cœur, afin de réparer les pertes continuelles que ce fluide éprouve dans les sécrétions et dans la nutrition proprement dite.

Le chyle acquiert une teinte rosée au bout de quelques instans, quand il est en contact avec l'air, et l'on a remarqué qu'il prenait, dans la partie supérieure du canal thoracique, une teinte semblable, qui se fonce de plus en plus, à mesure que ce fluide s'avance vers la veine sous-clavière. Quant à l'*hématose*, ou à la conversion du chyle en sang, c'est un phénomène complètement inconnu.

La marche des matières, dans les intestins grêles, s'effectue par suite des mouvemens péristaltiques auxquels participe le tube intestinal; mais cette marche est retardée par les sinuosités des intestins grêles et par les valvules conniventes qui se remarquent dans leur intérieur, afin de laisser aux vaisseaux lactés le temps d'absorber le chyle. Cependant les matières fécales, après leur sortie du corps, contiennent encore

---

(1 Cette veine s'appelle ainsi parce qu'elle passe sous la clavicule.

quelque peu de ce fluide, et c'est pourquoi le porc et même les jeunes chiens, instruits par leur odorat exquis de la présence de ces particules nutritives, se montrent si avides des excrémens humains : l'instinct de la conservation, chez ces animaux, l'emporte sur la délicatesse de leur palais.

Les intestins doivent être considérés, dans leur ensemble, comme destinés à permettre l'absorption du chyle; mais les gros intestins ont, en outre, pour usage de servir de réservoir pour les matières excrémentitielles. Lorsque ces matières y sont entassées en quantité suffisante, le besoin de les expulser se fait sentir, le diaphragme et les muscles de l'abdomen se contractent, pèsent sur l'estomac et sur le paquet intestinal, le sphincter s'ouvre, et les muscles qui avoisinent l'orifice postérieur de l'intestin aident à la sortie des excrémens.

La matière fécale humaine, analysée par M. Berzélius, a présenté, sur 100 parties : eau, 73, 3; débris de végétaux et d'animaux, 7, 0; bile, 0, 9; albumine, 0, 9; matière extractive particulière, 2, 7; matière visqueuse, composée de résine, de bile un peu altérée, de matière animale particulière et de résidu insoluble, 14, 0; sels, 1, 2 (carbonate de soude, chlorure de sodium, sulfate de soude, phosphate ammoniaco-magnésien, phosphate de chaux). Mais cette composition varie selon la nature de l'alimentation.

§ III.

COMPARAISONS RELATIVES A LA DIGESTION.

Il est facile de déterminer le régime, les habitudes et les mœurs d'un mammifère à la vue de sa structure générale, mais surtout à l'inspection de ses dents. Il est évident que leur disposition, leur forme, leur volume, leur solidité, sont toujours en rapport avec leurs usages, conséquemment en rapport avec les besoins et les alimens de l'animal. Ainsi, les carnassiers seront pourvus de dents propres à déchirer, à couper les chairs, tandis que chez les herbivores, l'appareil dentaire se composera d'organes semblables à des meules et propres, en conséquence, à broyer les grains ou les autres parties des végétaux. Chez les mammifères omnivores, l'appareil dentaire participera de l'une et de l'autre de ces deux dispositions, c'est-à-dire qu'il sera propre à déchirer et à broyer. Les *Fig.* 27, 31 et 34 feront sentir ces différences. La *Fig.* 31 représente la mâchoire inférieure d'un chien ; la *Fig.* 27, les deux mâchoires d'un cheval ; la *Fig.* 34, la mâchoire inférieure d'un ours (1). On trouvera dans

---

(1) L'ours se nourrit, selon l'occasion, de chair, de fruits ou de racines.

la mâchoire de l'ours, les dents laniaires du chien et des molaires tuberculeuses. Quant à ce qui est du cheval, on remarquera que les laniaires sont, chez lui, d'une très-petite dimension ; elles semblent n'exister que par analogie. Dans ces trois figures, I représente les incisives, qui, chez les herbivores, ont reçu le nom de *pinces* (ces dents manquent à la mâchoire supérieure des ruminans); L les *dents laniaires*, que chez les herbivores on appelle les *crochets*, et M les *dents molaires*. Dans la *Fig.* 31, C est la dent *carnassière*.

La forme et la disposition des mâchoires devront donner lieu à des remarques analogues.

Il en est de même du bec des oiseaux, qui indique d'une manière certaine leur genre de nourriture, et, par suite, leurs habitudes. Ainsi, un bec fort et crochu appartiendra à un oiseau rapace ; un bec mince et effilé, à un oiseau qui se nourrit d'insectes, etc. Au reste, cette loi est générale ; c'est la loi de corrélation de G. Cuvier.

Les rongeurs n'ont que deux incisives à chaque mâchoire, et nous constaterons l'absence totale des dents chez quelques mammifères qui ne se nourrissent que d'animaux très-petits relativement à leur propre volume. Ainsi, elles manquent chez le fourmilier-tamanoir, chez la baleine, etc. Mais celle-ci est pourvue, en place de ces organes, de fanons qui lui servent à retenir, dans la vaste capacité de sa bouche, les très-petits poissons dont elle se nourrit.

Le tube digestif est beaucoup plus long chez les herbivores que chez les carnassiers. Le bœuf a environ 49 mètres d'intestins, le mouton 28 mètres, le cheval 25, le porc 21, l'homme 10, la fouine 1. 75. La raison de ces différences se conçoit aisément : toutes choses égales d'ailleurs, les matières animales sont les plus faciles à assimiler, parce qu'elles se rapprochent le plus de notre nature ; c'est pourquoi, sans doute, les carnassiers ont un tube digestif beaucoup moins long que les herbivores. L'homme étant omnivore, son tube intestinal devait avoir des dimensions intermédiaires, et c'est ce qui est en effet.

Chez les ruminans, l'appareil digestif est d'une grande complication. Ces animaux sont pourvus par la Nature de quatre estomacs. Le premier, qu'on nomme la *panse* A (*Fig.* 25 et 33), reçoit d'abord les alimens que l'animal y entasse avec abondance, sans prendre le soin de les soumettre à une mastication suffisante. Bientôt un mouvement anti-péristaltique de ce premier estomac fait remonter les alimens dans la bouche par l'œsophage H, l'animal les soumet à une nouvelle mastication (c'est ce qu'on appelle *ruminer*), et il paraît se livrer avec plaisir à cette opération ; la masse alimentaire passe alors dans le second estomac C, qu'on appelle le *bonnet ;* de là elle pénètre dans le troisième D, qui se nomme le *feuillet ;* enfin la digestion s'achève dans le quatrième estomac G, désigné sous le nom de *caillette.*

On observera dans la *Fig.* 25, qui représente les quatre estomacs du chameau, vus extérieurement, les poches B, qui, au nombre de quatorze, font partie de la panse, et dans lesquelles une certaine quantité d'eau est tenue en réserve, le chameau étant condamné par la Nature à habiter des déserts où il reste souvent très-longtemps sans boire. Ces poches, longues d'environ 12 centimètres et larges de 5 à 6, sont divisées en un grand nombre d'augets par des cloisons transversales, ayant elles-mêmes d'autres intersections longitudinales. La plupart de ces augets sont subdivisés en godets plus petits par des valvules qui les ferment en rapprochant leurs bords libres. Sur un individu mort depuis dix jours, Daubenton a trouvé dans ce réservoir environ deux litres d'eau assez claire, presque insipide et encore potable. Elle coulait comme d'une source quand on comprimait extérieurement les poches de la panse, et dès que la compression cessait, elle rentrait dans les augets où elle disparaissait. En comprimant ce réservoir par l'action des muscles abdominaux, l'animal peut faire refluer le liquide dans la panse pour l'imbibition des alimens, ou même jusque dans la bouche pour se désaltérer. Ainsi s'expliquent la possibilité, propre à ces animaux, de demeurer dix à douze jours sans boire, et la dernière ressource à laquelle recourent les Arabes, quand, pressés par le besoin, ils ouvrent les flancs du *navire du désert* pour se procurer de l'eau, et pour étancher ainsi, aux dépens de la vie de leur malheureux compagnon de voyage, la soif ardente qui les dévore.

La *Fig.* 33 représente une coupe perpendiculaire des quatre estomacs du mouton.

Il y a quelques observations importantes à faire sur la digestion des oiseaux. Nous savons que ces animaux sont dépourvus de dents ; il faut donc qu'un organe particulier y supplée. Aussi trouverons-nous généralement, chez les oiseaux, trois estomacs, dont l'un, sous le nom de *jabot* J (*Fig.* 28), est une poche mince, membraneuse, élastique, qui n'est qu'une dilatation de l'œsophage, et dans laquelle les alimens subissent une macération préalable ; le second E est le ventricule chylifique, aussi nommé *succenturié*, analogue à l'estomac de l'homme ; enfin le troisième G est un sac musculeux, très-épais, à fibres dirigées en plusieurs sens, revêtu intérieurement d'une membrane muqueuse, connu sous le nom de *gésier*, et dont les parois internes, très-rugueuses, frottant l'une contre l'autre avec beaucoup d'énergie, réduisent en pulpe les grains les plus durs. On ne peut revenir de sa surprise quand on voit ce gésier doué de tant de force qu'il brise des globes de verre, émousse des lancettes, aplatit des tubes de fer-blanc, etc. On trouve souvent de petits cailloux dans le gésier des oiseaux, et il ne faut pas croire que l'animal les ait avalés par mégarde : c'est par un instinct admirable qu'il les a introduits dans son gésier, pour ajouter à la puissance de cet organe. Les petits graviers sont tellement nécessaires à la trituration stomacale des gallinacées, que les navigateurs qui veulent emporter des poules, des faisans, etc., en Amérique ou aux Indes, sont obligés de mêler de petites pierres à la nourriture de ces oiseaux, autrement ces animaux, digérant mal, tombent dans le marasme et meurent d'épuisement. C'est encore pour cette raison qu'on doit mettre du sable dans la cage où l'on tient captives des cailles, des perdrix, etc. Valisneri a trouvé jusqu'à des morceaux de fer dans l'estomac de l'autruche ; de là le vulgaire a tiré une conséquence fausse, ainsi que le prouve le mot populaire : « Il a un estomac d'autruche ; il digérerait du fer. ».

L'autruche et les échassiers manquent de jabot.

Les oiseaux ont, en général, un double cœcum, et les intestins des rapaces sont beaucoup plus courts que ceux des granivores.

Les serpens sont pourvus de deux mâchoires mobiles et disposées de telle manière, que chacune d'elles peut se porter un peu en avant ; ainsi, l'animal ayant saisi sa proie, les mâchoires s'avancent successivement sur le corps à in-

gérer, en sorte que ce corps ne pénètre que peu
à peu dans l'œsophage et dans l'estomac, au fur
et à mesure que le permet la digestion des parties introduites d'abord dans le ventricule ; car
les fonctions digestives s'opèrent très-lentement
chez ces êtres, auxquels la disposition de leurs
mâchoires et la dilatation possible de leur gosier permettent d'avaler des animaux beaucoup plus gros qu'eux-mêmes (1). On a vu des
serpens demeurer plusieurs jours pour avaler
une grande proie, de sorte que la partie qui
était arrivée dans l'estomac était digérée, tandis
que les portions qui étaient au dehors de la gueule
se trouvaient encore intactes.

Chez l'écrevisse, chez les crabes et chez certains annélides, on trouve dans l'estomac des
lames calcaires et solides, destinées à faire l'office de dents.

Certains poissons voraces, tels que le requin,
sont armés de plusieurs rangées de dents aiguës,
tranchantes, barbelées, ainsi que l'indique la
Fig. 21.

Beaucoup d'insectes n'ont pas de glandes salivaires ; chez d'autres, ces glandes existent sous
forme de tubes terminés par plusieurs branches,
et ayant quelquefois un réservoir pour la salive.
Le ver-à-soie est dans ce cas.

Le foie manque chez les insectes ; il est rem-

____

(1) Voyez ce que j'ai dit à cet égard, page 33 (en note).

placé par des vaisseaux sécréteurs biliaires B, B (*Fig*. 18, 22 et 23) ; du moins on les suppose tels, car on a reconnu récemment, au fluide que contiennent ces vaisseaux, quelques-uns des caractères de l'urine. Il serait donc possible que ces vaisseaux fussent les analogues, non pas du foie, mais des reins. C'est un point qui reste à éclaircir. On compte 14 paires de ces vaisseaux dans une fourmi ; mais ils sont en beaucoup plus grand nombre chez d'autres insectes, et il est de ces animaux chez lesquels on en compte jusqu'à 120 paires.

Certains insectes n'ont qu'un seul estomac : tel est le ver-à-soie, dont la *Fig*. 18 représente le tube digestif ; d'autres en ont deux : telle est l'abeille (*Fig*. 22) ; enfin, d'autres en ont quatre. Parmi ces derniers se trouve le grand hydrophile (*Fig*. 23. Consultez l'explication des planches pour les détails de ces trois figures.)

Chez le nicothoë (parasite du homard), l'estomac forme une cavité considérable de chaque côté du corps de l'animal. (Voyez la *Fig*. 12, où le nicothë est représenté sous de grandes dimensions.)

Dans certains arachnides, la capacité de l'estomac est augmentée par des appendices tubuleux, qui s'étendent jusque dans les membres de l'animal.

On remarque de semblables appendices chez la sangsue (*Fig*. 29), dont la bouche est garnie de trois paires de mâchoires, disposées en rayons autour d'un même centre (*Fig.* 30). A (*Fig.* 26) montre une de ces mâchoires, grossie et vue de face. B représente la même mâchoire, vue de profil.

Chez quelques annélides, l'estomac offre des dimensions et un mécanisme qui lui permettent d'être projeté hors de l'animal. Cet estomac est muni, à son orifice antérieur, d'un bourrelet armé de dents ou lames cornées très-aiguës, disposées par paires, et propres à entamer la peau de l'ennemi. Dans ce bourrelet se trouve pratiquée une ouverture, qui est la véritable bouche de l'animal. E (*Fig.* 54) indique l'estomac, se projetant ainsi au dehors; T est la tête de l'animal, C une partie de son corps, B sa bouche.

Si nous examinons les organes et les phénomènes de la digestion chez les polypes, nous trouverons, pour tout appareil, la bouche B (*Fig.* 89), l'œsophage O et l'estomac E. Les alimens, introduits dans la bouche par les tentacules T, T, et conduits par l'œsophage jusqu'à l'estomac, subiront dans ce ventricule la décomposition nécessaire, et seront absorbés par ce même estomac, pourvu apparemment de vaisseaux absorbans très-déliés; quant au résidu, composé d'élémens grossiers et inassimilables, il sera rejeté par l'œsophage et par la bouche, qui serviront alors de rectum et d'anus. On voit que, chez ces animaux, les phénomènes de la digestion sont d'une extrême simplicité.

Les polypes, qui s'écartent à tant d'autres égards des lois générales par lesquelles sont régis les êtres animés, peuvent assimiler les petits pucerons rouges, les petits crabes, etc., dont ils se nourrissent, par l'extérieur, aussi bien que par l'intérieur de leur corps. Ainsi, ayant retourné des polypes par la bouche comme on retournerait un bas de soie, nous avons vu avec la dernière surprise, au bout de quelques jours, la digestion s'accomplir, comme précédemment, dans le nouvel estomac que nous leur avions ainsi créé. On est porté à croire, d'après cela, que la matière nutritive transsude simplement, chez ces animaux, par les pores ou lacunes que laissent entre elles les fibres du tissu de l'animal dont on peut comparer la texture à un feutre.

Trembley, témoin d'une lutte entre deux polypes au sujet d'une petite proie, vit le plus faible de ces animaux, qui avait été avalé par le plus fort dans la chaleur de l'action, sortir, deux jours après, plein de force et de vie, de la cavité digestive où il avait été englouti, après y avoir digéré à son aise la proie dont il était devenu ainsi paisible possesseur.

Chez certains polypes, chez les sertulaires, par exemple, les cavités digestives de tous les habitans d'un même polypier communiquent entre elles, de sorte que les alimens ingérés par un de ces animaux profitent aux autres, et qu'un polype peut être nourri par ses voisins, sans introduire jamais lui-même aucune proie dans son estomac. La *Fig.* 49 donnera à mes lecteurs une idée de la disposition des organes chez ces polypes.

Quant aux infusoires, si on les met dans une liqueur contenant des substances végétales colorées, ces substances pénètrent dans l'intérieur du corps des animalcules et s'entassent dans des cavités que l'on suppose devoir être autant d'estomacs. Un observateur allemand dit même avoir remarqué un intestin qui liait ces estomacs entre eux. Mais l'existence de cet intestin n'est pas encore une chose démontrée.

§ IV.

OBSERVATIONS RELATIVES A LA DIGESTION.

Nous avons dit que nos organes se décomposent et se recomposent continuellement ; si l'alimentation, qui est la première condition de la recomposition, n'a pas lieu, l'épuisement survient, et la mort en est une suite nécessaire. « Dans ce cas, la promptitude de la mort est en raison de l'activité organique et des pertes que le corps fait par les évacuations. C'est parce que les insectes, à l'état de chrysalide, ne font aucun mouvement et ne subissent aucune perte, qu'ils n'ont pas besoin de nourriture ; c'est parce que l'activité organique est peu prononcée dans les animaux à sang froid, qu'ils supportent beaucoup mieux l'abstinence que les animaux à sang chaud. Redi, Caldesi, Vallisneri, ont vu des serpens, des lézards, des salamandres, vivre pendant un an, pendant dix-huit mois sans prendre aucune nourriture. Les hommes qu'un événement quelconque prive de toute espèce d'alimens succombent d'autant plus promptement, qu'ils sont plus jeunes et plus robustes. Dans les exemples que cite Haller, de ces morts affreuses, la vie ne s'est jamais prolongée au-delà de quelques semaines.

» Quant aux abstinences très-longues observées par des hommes clairvoyans, et qu'on ne peut révoquer en doute, elles ont généralement eu lieu chez des femmes atteintes d'une lésion particulière du système nerveux, et dans lesquelles les fonctions de décomposition étaient dans une inertie pour ainsi dire absolue, comme le prouvaient la sécheresse de la peau, l'absence des évacuations intestinales et de toutes les sécrétions muqueuses, l'absence de la menstruation, celle même de la sécrétion urinaire, ou si l'urine se sécrétait, elle ne consistait qu'en un liquide limpide, sans couleur, sans odeur, sans saveur, dans lequel on ne pouvait trouver aucune trace sensible d'une matière animale. On conçoit que, dans cet état remarquable du corps, où il ne se faisait aucune déperdition, la réparation cessait d'être nécessaire : cet état peut être , jusqu'à un certain point, comparé au sommeil des animaux hibernans. On a quelquefois observé dans l'homme un sommeil de très-longue durée. Haller, dans ses Élémens de Physiologie, a cité un grand nombre d'exemples de ces longues abstinences ; mais une des plus extraordinaires est celle d'une fille de Confolens, qui passa trois ans entiers, depuis l'âge de onze ans jusqu'à quatorze, sans prendre aucune espèce d'alimens : ce qui rendait surtout cette abstinence remarquable , c'est qu'elle a eu lieu à une des époques de la vie où le corps prend le plus d'accroissement. » (Dictionnaire des sciences médicales.)

La présence du suc gastrique dans l'estomac est une des principales causes de l'altération qu'y subissent les alimens. La salive joue aussi un grand rôle dans la digestion, chez les ruminans surtout. Le premier de ces sucs étant acide et le second alcalin, il paraîtrait qu'ils doivent agir d'après leurs propriétés décomposantes respectives, selon que les alimens sont ou acides, et alors c'est la salive qui agirait, ou alcalins, et alors ce serait le suc gastrique (1); la bile, agissant à son tour dans le duodénum, complète l'é-

---

(1) Dans les oiseaux et dans les insectes, le gésier contribue beaucoup, par son action mécanique, à l'accomplissement de la digestion ; mais il ne faut pas perdre de vue que cet organe remplace l'appareil dentaire.

laboration chimique que doivent subir les alimens.

Spallanzani, qui s'est livré à de nombreuses recherches sur les effets du suc gastrique, a été conduit à des expériences très-curieuses. Il a fait avaler à des corneilles à jeun de petits tubes de métal, minces, percés de plusieurs trous, dans lesquels il avait mis de petites éponges sèches. Les corneilles ont vomi ces tubes au bout de trois heures et demie ; le suc retiré des éponges était amer, salé, transparent, de couleur jaune. Ce naturaliste s'est procuré du suc gastrique abon-damment en faisant jeûner un mouton, des deux premiers estomacs duquel il a retiré, au bout de deux jours, plus d'un kilogramme de ce suc. Enfin, il a essayé d'obtenir des digestions artifi-cielles qui ont assez bien réussi. C'est-à-dire qu'il a introduit, dans un vase contenant du suc gas-trique, de la viande et de petits os enfermés dans des sphères percées de petits trous et assez fortes pour résister à l'action de ce suc : au bout de trois heures, le tout se trouvant exposé à une tempé-rature convenable, la viande et les os avaient subi une certaine altération ; mais cette altéra-tion était loin d'être analogue à celle qu'ils eussent éprouvée dans l'estomac, et les recher-ches de MM. Montègre et Philip ont prouvé, de-puis, que l'intervention du système nerveux est nécessaire pour la formation du chyme.

Il a été constaté aussi que de la viande introduite dans de petits étuis en bois, percés de plusieurs trous, et ingérée ainsi dans l'estomac de mammifères, avait subi, après le temps voulu, la décomposition ordinaire, et l'on peut conclure de cette expérience que, chez un mammifère, l'influence directe des parois de l'estomac sur la masse alimentaire est fort peu de chose, puisque, dans ce cas; la viande à digérer avait été soustraite à l'action propre du ventricule.

Chaptal croyait que le suc gastrique des oiseaux de proie dissolvait la viande et ne dissolvait pas le pain, et que celui du canard, du coq d'Inde, etc., n'avait pas d'action sur la viande et réduisait en pulpe le grain le plus dur; mais toutes les substances alimentaires se dissolvent dans le suc gastrique, et les divers appareils de trituration qu'on remarque dans l'estomac de plusieurs animaux ne servent que d'auxiliaire à ce suc, en suppléant à une mastication imparfaite.

Le suc gastrique est donc le principal agent de la digestion, et il agit par sa vertu dissolvante et non comme ferment, attendu que, dans la digestion naturelle, il n'y a ni dégagement d'air, ni gonflement, ni chaleur extraordinaire, en un mot, aucun phénomène qui annonce une fermentation.

Comme le nombre des vaisseaux chylifères diminue à mesure que l'intestin approche de sa terminaison, on comprend pourquoi il devient

si difficile de nourrir un animal au moyen de lavemens , quand l'estomac ne peut absolument
plus fonctionner : car les lavemens ne sauraient
dépasser la cavité du cœcum, à cause de la valvule iléo-cœcale ; d'ailleurs, le lait, le bouillon
que l'on administre ainsi, n'ayant pas subi l'action de l'estomac, et le chyle n'en étant point
extrait, ne sauraient alimenter convenablement.

Pendant la digestion , l'estomac peut être regardé comme un centre de fluxion. C'est pourquoi il est imprudent de se livrer alors à un
travail qui demande une attention soutenue, à
l'influence des passions, etc. , parce qu'alors on
appelle au cerveau quelques-uns des fluides nécessaires à l'estomac pour l'accomplissement
d'une des opérations les plus importantes de la
Nature. Tout le monde sait, et cependant je crois
utile de répéter que, pendant le travail de la
digestion, une saignée, un bain, et surtout un
bain froid, etc., sont souvent mortels, excepté
pour quelques-uns de ces hommes dont le tempérament robuste peut tout braver , même
les plus graves imprudences. L'exercice du
cheval à grandes allures, ou tout autre exercice
violent, peut amener aussi, en pareilles circonstances, des congestions cérébrales et d'autres
accidens non moins funestes. Et qu'on n'allègue
pas ici la manière d'être, à cet égard, des peuples sauvages, car je répondrais que, depuis
l'enfance, ces peuples sont faits à l'existence la

plus pénible; qu'ils ont, à la longue, habitué leurs organes à s'accommoder de tout, et à supporter des révulsions brusques qui nous tueraient pour la plupart, nous autres hommes civilisés. Une grande joie, un profond chagrin, en un mot, les vives émotions de l'âme, en ébranlant tout à coup, pendant le travail digestif, les ressorts de notre organisation, peuvent exercer aussi sur l'économie une influence fâcheuse (1).

En séparant les molécules qui forment les alimens, la cuisson influe puissamment sur leur digestibilité. On sait que la viande bouillie est convertie en chyme plus promptement et plus aisément que la viande rôtie. Quand aux pellicules de certains légumes, tels que les haricots, les fèves, etc., il est reconnu que le suc gastrique est sans pouvoir sur elles : conséquemment, si l'on fait de ces légumes sa principale nourriture, la digestion en sera laborieuse, et la fréquente présence dans l'estomac de leurs membranes indigestes peut, à la longue, fatiguer ce viscère. C'est donc agir avec prudence, que de dépouiller préalablement ces légumes de leur enveloppe membraneuse, afin de pouvoir introduire la pulpe seule dans l'estomac (2).

---

(1) On doit éviter de se mettre à table immédiatement après un accès de colère, etc.

(2) Les farines cuites qu'un industriel recommandable de Paris, M. Groult jeune (rue St-Apolline, n° 16), obtient des

Les alimens sont d'autant plus nutritifs et d'autant plus faciles à digérer, qu'ils contiennent plus d'azote, et c'est pour augmenter en eux la quantité de ce gaz, qu'on leur fait ordinairement subir un premier degré de fermentation. Le pain levé, par exemple, est d'une digestion beaucoup plus facile et nourrit mieux que celui qui ne l'est pas. Il en est de même de la pâtisserie. La viande de boucherie a besoin d'être attendue un certain temps, ainsi que la volaille et le gibier. L'attendrissement de la chair musculaire, qui la rend plus facile à digérer, n'est qu'un premier degré de fermentation putride; au-delà, elle serait insupportable pour nous, quoiqu'elle paraisse alors plus agréable à certains animaux. Le lait pur nourrit moins qu'une pareille quantité de lait réduit en fromage, malgré le déchet qui résulte de la séparation du petit lait.

M. Magendie, par ses expériences, a constaté que les chiens nourris exclusivement avec du sucre, de la gomme, de l'huile d'olive, de l'eau distillée, etc. (toutes substances qui ne contiennent pas d'azote), commencent à maigrir au bout de huit à dix jours, état qui augmente de

---

légumes secs décortiqués, sont un aliment précieux. A l'aide de ces farines, on prépare en peu de minutes des purées ou des potages d'une délicatesse extrême, et qui se digèrent avec une grande facilité.

plus en plus ; enfin , ils meurent tous au bout de trente à trente-six jours , et il est remarquable que , chez tous , la cornée transparente s'ulcère au point que les humeurs sortent de l'œil, et que cet organe se vide complètement.

Quant aux boissons, nous devons poser en principe que l'eau est la plus naturelle et la plus salubre. Tous les animaux n'étanchent leur soif qu'avec de l'eau pure, et ils ne s'en trouvent pas plus mal. C'est un fait incontestable, que les hommes qui vivent le plus long-temps n'ont ordinairement pas d'autre boisson (1).

Ce n'est pas que les boissons alcooliques et fermentées ne produisent, dans certains cas, de bons effets sur l'économie animale, quand on en use très-sobrement , et je ne prétends pas dire qu'on doive les bannir entièrement ; mais je dis que ce ne sont pas les boissons que la nature nous a données , et qu'en général il y a beaucoup moins

---

(1) Voici la composition d'une boisson délicieuse et très-saine, qui a reçu les noms de *fresca* ou de *cidre de Berg-op-Zoom*, dont je fais habituellement usage depuis plus de trois ans, et que je préfère aux meilleurs vins : eau , 8 litres ; eau-de-vie, un demi-verre ; vinaigre, un verre ; sucre brut, 9 décagrammes ; fleurs de sureau, 1 gramme 25 centigrammes, dans un petit nouet de linge ; levure de bière, qu'on délaye dans de l'eau tiède, 2 grammes 50 centigrammes. On laisse fermenter le tout pendant quelques jours dans une cruche de grès. Cette boisson, mise en bouteilles, mousse bientôt comme du vin de Champagne ; la saveur en est piquante et très-agréable.

d'inconvéniens à s'en abstenir qu'à en faire usage.
Pour ce qui est de l'abus de ces liqueurs, les funestes effets en sont malheureusement trop connus et trop communs pour que j'aie besoin de les
signaler. Je dirai seulement qu'on a de nombreux exemples de gens qui avaient fait un si
grand usage de liqueurs fortes, que l'alcool
ayant enfin rempli tous les pores, tous les tissus
de leur économie, ils se sont subitement enflam-
més en s'approchant de quelque corps en combustion, tel qu'une bougie allumée, un feu à
l'âtre, etc., et ont péri au milieu des flammes,
en proie aux plus atroces douleurs, sans qu'il fût
possible de les secourir. La mort subite est d'ailleurs un des effets de l'alcool introduit à la fois en
quantité notable dans l'estomac, ainsi que mille
faits ne l'ont que trop prouvé.

Une funeste habitude, commune à la classe ouvrière et à beaucoup de militaires, est de prendre le matin, à jeûn, une certaine quantité
d'eau-de-vie; le moindre effet de cet usage (indépendamment de l'action de l'alcool sur l'économie en général), est de détruire, à la longue, la sensibilité des papilles nerveuses qui
tapissent l'intérieur de l'estomac, et de ruiner
ainsi la puissance de ce viscère. Cet effet serait
considérablement atténué, si l'on buvait préalablement un verre d'eau, ou bien si, après avoir ingéré l'eau-de-vie, on mangeait quelques bouchées
de pain; mais il serait encore préférable de re-

noncer entièrement à un usage si contraire à la santé.

Pendant la désastreuse campagne de Russie, nos soldats ont fait un grand usage d'eau-de-vie: les malheureux croyaient trouver dans cette liqueur funeste un préservatif contre le froid, tandis qu'au bout de quelques instans, la rigueur de la température agissait sur eux avec plus de force qu'auparavant. Pour me servir de leurs propres expressions, *ils n'avaient plus de jambes*. Le sommeil se présentait alors à leurs membres engourdis: sommeil de plomb, sommeil presqu'insurmontable..... Les malheureux étaient perdus s'ils n'avaient pas le courage de le vaincre.

Quant à l'effet de l'alcool sur les enfans, il est nécessaire de rappeler ici que l'on arrête l'accroissement de certains animaux en leur faisant avaler de l'eau-de-vie. Ainsi, ce liquide, nuisible, en général, à l'économie de tout être vivant, l'est surtout pour celui qui n'a pas atteint tout son développement.

Nous devons encore signaler le tabac fumé ou mâché, comme exerçant sur l'intérieur de la bouche et sur toutes ses dépendances une influence pernicieuse: il agit avec beaucoup de force sur les glandes salivaires qui, ainsi portées à un haut degré d'excitation, excrètent une quantité considérable de salive, ce qui nuit à la digestion, pour laquelle nous savons que ce fluide est nécessaire. Ajoutons que cette salivation artificielle épuise l'individu, qu'elle le jette dans le marasme, enfin, que l'action du tabac noircit les dents et contribue à leur détérioration, ainsi que j'ai eu occasion de le remarquer en Afrique, où les Mauresques fument toute la journée, mais où elles payent ce vain plaisir par la perte du plus bel ornement de leur bouche. Laissons donc le tabac aux gens forcés de l'employer comme remède ou comme préservatif contre certaines maladies : par exemple, aux marins, qu'il garantit du scorbut, aux Hollandais, auxquels il est presque indispensable pour neutraliser la fâcheuse influence d'une atmosphère chargée de vapeurs et d'humidité; laissons enfin cette triste jouissance aux gens accablés du poids de leur oisiveté. L'usage immodéré du tabac, de quelque manière qu'on emploie ce végétal, produit l'idiotisme. La pipe abrutit ses esclaves en les plongeant dans un état de torpeur que doit fuir toute créature raisonnable ; elle n'asservira donc jamais les hommes qui apprécient les jouissances de l'âme et le noble exercice des facultés intellectuelles.

Parmi les causes qui peuvent contribuer à détruire l'estomac, nous devons faire entrer les corsets, particulièrement s'ils sont trop serrés, et si l'on en fait usage dans le temps où le corps prend son accroissement. La plupart des femmes de nos villes ont l'estomac ruiné à l'âge de trente ans, et, en conséquence, leurs fonctions digestives ne peuvent plus s'effectuer ; alors on s'inquiète , on consulte , on s'impose un régime sévère et des privations de toute sorte ; mais il est souvent trop tard pour remédier à un état fâcheux, dont l'unique cause est ordinairement un corset qui, dès l'enfance , a gêné le développement des viscères abdominaux, et conséquemment a dû nuire à toutes les digestions (1).

Le but avoué et feint de l'emploi du corset est de *soutenir*, et il y a déjà dans ce prétexte une injure gratuite pour la Divinité, qui, au dire de certaines personnes, n'aurait pas su prévoir que tels organes eussent besoin d'être soutenus, quand, au contraire, il est facile de prouver qu'il existe à l'abdomen quatre couches musculaires superposées, dont les fibres sont situées en autant de sens différens, et qui se prêtent un mutuel appui pour soutenir les organes sous-jacens; mais le but caché, le véritable but de l'emploi du corset, est de *comprimer* (2). Voilà ce qu'un

---

(1) Me trouvant un jour au spectacle , près d'une dame que je voyais rougir et pâlir alternativement , avec les signes de la plus grande anxiété , je lui demandai avec empressement si elle ne se trouvait pas incommodée ; elle m'avoua que son corset et son busc l'étouffaient , et que sa digestion ne pouvait pas se faire. Cette dame ne fut un peu soulagée que quand elle eut arraché son busc par dessous ses vêtemens.

Les paysannes , qui ne se servent pas de corsets, ont l'estomac excellent.

(2) « *Serrez, serrez toujours.... tant que vous pourrez !* »

père de famille ne devrait jamais perdre de vue.
Celui qui tient à la santé de ses filles, leur interdit absolument (à moins qu'elles n'aient le malheur d'être contrefaites) l'usage de ces sortes d'étaux, que l'on peut considérer, avec raison, comme une source de maladies et de trépas prématurés.

J'aurai lieu de signaler d'autres inconvéniens de l'usage des corsets quand je traiterai des fonctions respiratoires et circulatoires.

Il est certains abus qui exercent sur l'estomac une influence fatale. Ces funestes excès, qui entraînent à leur suite tant d'autres désordres dans l'économie, et même dans l'intelligence, ruinent entièrement le ventricule, condamnant ainsi leurs victimes, si elles doivent vivre, à traîner l'existence la plus triste et la plus misérable.

Les animaux nous donnent ordinairement des leçons de tempérance et d'hygiène, surtout ceux qui vivent à l'état sauvage, car les autres se corrompent souvent dans la société de l'homme.

---

disait une dame à une de ses amies qui lui appuyait un genou contre les lombes pour avoir plus de force… Faut-il que l'ignorance et la coquetterie puissent conduire à ce degré de stupidité !

Une jeune personne, issue d'une des plus nobles familles de France, faisait habituellement serrer son corset par sa femme de chambre, de telle manière, que la mort ayant été promptement la suite de son imprudence journalière (ainsi que cela devait être immanquablement), on trouva, à l'ouverture du corps, *les fausses côtes imprimées dans le foie.*

Toujours en mouvement pour se procurer leur nourriture, manquant du nécessaire la plupart du temps, les animaux sauvages sont rarement malades. S'il leur arrive de trouver des vivres en abondance, sont-ils bien portans? dès que leur appétit est satisfait, ils cessent de manger. Sont-ils malades? ils ne mangent point du tout, et re-cherchent alors certaines plantes qu'ils savent fort bien distinguer, particulièrement une es-pèce de gramen qui les fait vomir et les guérit. Voilà en deux mots toute leur hygiène et toute leur médecine.

Il n'en est pas de même, à beaucoup près, de l'homme civilisé. Est-il souffrant? il continue de manger, et aggrave son état. Est-il en bonne santé? il cherche, par tous les moyens qui sont en son pouvoir, à se rendre malade. Il invente des festins à trois services, c'est-à-dire que, pour satisfaire sa gloutonnerie, il fait trois repas et trois digestions les uns sur les autres. Après le premier service, l'estomac est rempli, et la faim a disparu; on en fait renaître le sentiment en irritant la membrane muqueuse de l'estomac au moyen d'alcool dans lequel on a fait infuser de l'absinthe. Une digestion commence, qui s'a-chèverait paisiblement, si les convives avaient assez de bon sens pour quitter la table. Mais non, il faut interrompre ce travail immense de l'appareil digestif, par un second service, qui n'est autre chose qu'un second dîner, abondant, ainsi que le premier, en viandes noires, en ra-goûts épicés et échauffans, etc.; un second dîner, dont la digestion sera encore interrompue par l'ingestion dans l'estomac d'une partie des mets qui composent le dessert; et, pendant ce long repas, les vins chargés d'alcool ou propres, par leurs qualités stimulantes, à sur-exciter le système nerveux, ne sont pas épargnés. Puis, viennent les liqueurs, le café (1), et bien souvent le thé (2), environ une heure après!...

Quelle nuit suivra de pareils excès? Elle sera terrible. Le cerveau et les nerfs étant vivement excités, on éprouvera une grande agitation; l'estomac distendu, fatigué de ses longs et péni-bles efforts pour un travail déjà très-compliqué par lui-même, et qu'on lui a rendu impossible, cherchera à se débarrasser par l'œsophage d'une

---

(1) C'est rendre service aux personnes qui aiment le café au lait, et qui sont obligées de s'en priver par raison de santé, que de leur indiquer le *café-chocolat* de M. De-mouy-Perint, boulevard et bazar Bonne-Nouvelle, à Paris. Ce produit, qui est très-peu coûteux, est tiré de la feuille de betterave, convenablement torréfiée. Il se prépare comme le café, et l'on peut en forcer la dose sans crainte, d'après son innocuité. Le goût de cette substance est excellent, et je crois que ceux qui en auront fait une fois l'essai m'imiteront, et la préfèreront au café proprement dit.

(2) Le thé, comme boisson d'agrément, peut être rem-placé avec avantage par une infusion de feuilles de mélisse, ou de petite sauge, surtout pour les personnes dont le sys-tème nerveux est facilement irritable. Les Chinois donnent **deux caisses de thé pour une caisse de sauge.**

partie des alimens qui le surchargent; le sang courra dans ses vaisseaux, le sommeil fuira nos paupières, un bandeau de fer brûlant comprimera notre front!... Quel état pénible! quel effet désastreux sur l'harmonie de notre intellect et de notre machine! Et nous recommençons le lendemain, le surlendemain, peut-être! Quel avenir funeste nous nous préparons à plaisir! C'est ainsi que l'homme civilisé est assez fou pour déchirer, chaque jour, d'une main imprudente, la trame d'une vie déjà si courte!... Trop heureux encore quand une congestion cérébrale ne vient pas mettre un terme rapide à de pareils excès!...

Comparons à un tel régime celui des peuples errans dans les déserts de l'Afrique : 25 décagrammes de nourriture sont la moyenne de la consommation d'un Arabe nomade; sept à huit dattes trempées dans de l'huile rance ou dans de détestable beurre fondu, quelques jujubes, un peu de lait doux et caillé, suffisent à un homme pour sa nourriture de la journée. Quand il peut y joindre un peu de farine grossière ou une boulette de riz, c'est un aliment de luxe. Des lentilles, des fèves, du fromage dur, aigre et salé, un peu de café sans sucre, que ces peuples prennent avec le marc, et qui, ayant bouilli longtemps, est dépouillé de tout son arome, voilà sur quoi roule encore l'ordinaire. La viande est réservée pour les grandes occasions. Un fait assez remarquable, c'est que, pour ces hommes, la déperdition en tout genre, même en sueurs, est fort minime. On pourrait croire, d'après leur régime, que ces peuples, dévorés d'ailleurs par un climat brûlant, sont en proie à beaucoup de maux physiques.... Il n'en est rien : les maladies sont, au contraire, plus rares parmi eux qu'elles ne le sont parmi les habitans des terrains cultivés (1).

Il n'est pas de peuples au monde plus forts, plus robustes, ni plus sains, que les habitans de la partie la plus occidentale de l'Irlande ; ils résistent plus long-temps que d'autres à la faim, à la soif et à la fatigue ; ils ont les plus belles dents qu'il soit possible de voir, le meilleur teint. Le scorbut est inconnu parmi eux, et ils ne sont jamais infectés des maladies de la peau auxquelles sont sujets, dans les autres pays, les gens de la campagne, qui ne se nourrissent que d'un pain grossier d'orge ou d'avoine ; cependant ces Irlandais ne vivent que de pommes de terre et de laitage, et le plus souvent de pommes de terre seules avec du sel ; l'eau est toute leur boisson. Ils ne mangent de viande et ne boivent de liqueurs spiritueuses que dans le grand festin qu'ils donnent pour célébrer leurs noces. Malgré leur extrême pauvreté, il règne sur leur physiono-

---

(1) Voyez, à cet égard, la *Syrie*, etc., par MM. le baron Taylor et Louis Reybaud.

mie un air si content, si satisfait, qu'on serait tenté de les croire les plus heureux des hommes... et probablement ils le sont en effet, puisqu'ils n'ont aucun des besoins factices qui font que nous nous trouvons toujours pauvres et toujours malheureux.

N'oublions pas le mot de Sénèque : « Le nombre des maladies est à proportion de celui des cuisiniers ». Généralement parlant, *nous dînons trop et trop bien.* Un négociant, dont la fortune fut plusieurs fois perdue et rétablie, jouissait d'une santé parfaite quand sa caisse était vide et sa table mal fournie. Quand Plutus revenait le visiter, la goutte et ses douleurs ne manquaient pas d'accourir aussi, comme conséquence de la bonne chère à laquelle ce négociant se livrait alors.

Que l'exemple des résultats obtenus par le noble vénitien Louis Cornaro (résultats qui nous offrent une nouvelle preuve de l'heureuse influence de la sobriété), ne soit pas perdu pour nous ! Riche et puissant, Cornaro avait pleinement joui de la vie et satisfait toutes ses passions. Aussi, à peine âgé de quarante ans, paraissait-il en avoir quatre-vingt-dix ; c'est-à-dire qu'une vieillesse prématurée, avec son déluge de maux et d'infirmités, était devenue la conséquence et la punition des erreurs de sa jeunesse. Cornaro, quoique un peu tard, ouvre les yeux sur sa triste position, et entreprend de réformer sa conduite.

Soudain son parti est pris : il vide sa cave dans celle de ses amis, et part pour la campagne, où il va respirer un air pur et se livrer à un exercice salutaire. Là, il change entièrement de manière de vivre : il s'impose un régime, pèse sa nourriture qu'il réduit au strict nécessaire (1), se couche de bonne heure et passe toutes les nuits dans son lit, au lieu de les consumer, comme précédemment, au bal, au jeu, etc., et bientôt le noble vénitien recouvre peu à peu les précieuses facultés qui semblaient l'avoir abandonné pour jamais, en même temps qu'il se débarrasse des maux dont il était assiégé. A quatre-vingt-quinze ans, il s'occupait encore de littérature (2), et parlait avec délices de ses travaux, de ses jouissances intellectuelles, de ses promenades aux champs, en un mot, de son bonheur. Il mourut plus que centenaire, ainsi que sa femme, à laquelle il avait fait adopter son système, heureusement pour elle et pour lui.

Je crois faire plaisir à mes lecteurs en donnant ici le rapport qui existe entre diverses substances

---

(1) Il ne prenait, par jour, que 3 hectogrammes et demi d'alimens solides et 6 décagrammes de boissons.

(2) Cornaro a publié plusieurs traités sur la tempérance et quelques autres ouvrages. Il avait plus de quatre-vingts ans quand il composa le premier.

alimentaires de l'usage le plus commun, relativement à leurs qualités nutritives :

DÉSIGNATION des alimens comparés.	Quantité nécessaire pour équivaloir, en parties nutritives, à 45 kilog. de pommes de terre.
Pain	de 15 à 16 kilog.
Viande sans os	de 11 à 12 —
Navets	de 135 à 137 —
Carottes ou épinards.	de 90 à 92 —
Choux blancs pommés.	de 180 à 184 —
Riz, pois, lentilles, fèves, haricots secs	de 13 à 14 —
Pois, lentilles, fèves ou haricots frais .	de 24 à 25 —

Il n'est point d'aliment plus substantiel que les œufs ; une prodigieuse quantité de matière nutritive s'y trouve rassemblée sous un très-petit volume. Un œuf frais, à la coque, suffit quelquefois pour réparer les forces épuisées par de longues marches, etc. D'après Lagrange, 7 œufs équivalent, en qualités nutritives, à un demi-kilogramme de viande ; d'où il suit qu'il faut environ 154 œufs pour équivaloir à 45 kilog. de pommes de terre.

Proportions de la matière nutritive dans les différentes substances propres à la nourriture des chevaux et des bestiaux.

200 kilog. de **trèfle**, de luzerne, de vesce, de spergule ou de foin d'esparcette contiennent, en matière nutritive, environ. . . . . 111 **kilog.**

200 — de foin de pré, de bonne qualité. . 100. —

200 kilog. de paille de pois et de lentilles . . . 70 kilog.
200 — de paille d'orge . . . . 64 —
200 — de paille d'avoine . . . . 54 —
200 — de pommes de terre . . . . 5o —
200 — de carottes . . . . 39 —
200 — de betteraves ou de paille de froment. 20 —
200 — de navets. . . . . 18 —
200 — de choux blancs ou de paille de seigle. 16 —

————

1 kilog. de froment est aussi nourrissant que . . . . 5 kilog. oo de foin.
1 — d'orge . . . . 3 — 90 —
1 — d'avoine. . . . . 3 — 8o —
1 — de haricots . . . . 3 — 6o —
1 — de pois . . . . 4 — oo —
1 — de pommes de terre crues. . 13 — 20 —

————

1 hectolitre de froment contient autant de parties nutritives
que . . . . 2 hect. 6o d'avoine.
1 — d'orge. . . . . 1 — 8o —
1 — de seigle. . . . . 1 — 4o —
1 — de légumes secs . . . . 2 — 20 —

CHAPITRE III.

DU SANG, DE SA COMPOSITION ET DE SES PROPRIÉTÉS.

Le *sang*, qui circule dans presque toutes les parties des animaux supérieurs, pour y opérer le mouvement vital, ainsi que la nutrition proprement dite, et dont le chyle doit alimenter la masse en subissant l'hématose, est un sérum jaunâtre et diaphane tenant en dissolution, outre beaucoup de sels, deux substances animales particulières (l'albumine et la fibrine), et en suspension une immense quantité de corpuscules ou de globules, parfaitement visibles au microscope, et qui sont de trois sortes : 1° les *globules sanguins* proprement dits, ou *globules rouges* R (*Fig.* 45). Ce sont ces globules, extrêmement nombreux, qui donnent au sang sa belle couleur rouge si remarquable ; 2° les *globules blancs* B ; 3° les *globulins* C, beaucoup plus petits que les précédens, et qui proviennent du chyle.

Dans les mammifères, les globules rouges ont la forme d'un disque circulaire ou d'une petite lentille (1). Il ne s'y trouve point de noyau, et

---

(1) Le sang de l'alpaca et celui du dromadaire présentent, par exception, des globules elliptiques.

chacun d'eux se compose d'une vésicule contenant la matière colorante du sang et de l'albumine.

Les globules rouges ont toujours la forme
elliptique chez les oiseaux, chez les reptiles et
chez les poissons, et l'on y remarque un noyau
central, qu'il est facile d'isoler en le débarras-
sant de l'enveloppe gélatineuse qui le contient.
(Voyez la *Fig.* 37.)

Le sang des oiseaux est celui qui contient le
plus de globules, puis celui des mammifères; le
sang des animaux à sang froid est celui qui en
contient le moins.

Voici les dimensions des globules sanguins de
quelques animaux :

	GRAND DIAMÈTRE.	PETIT DIAMÈTRE.
Homme, chien, porc, etc. . .	1/120 de millim.	—
Canard	1/80	1/100
Vipère	1/60	1/100
Crapauds et grenouilles . . .	1/35	1/65
Salamandre	1/35	1/55
Protée.	1/16	1/25

Ainsi, le protée se trouve être jusqu'à présent
le seul animal dont on puisse distinguer les globules sanguins à l'œil nu, ou avec une loupe d'un
grossissement médiocre.

Les globules rouges du sang se maintiennent
pendant assez long-temps à l'état normal dans
l'eau sucrée ou salée; mais l'eau pure altère
promptement leur forme, qui subit également à

l'air d'assez rapides modifications. Il résulte des observations de M. Donné, qui s'occupe avec une louable activité de recherches microscopiques très-importantes sur les fluides de l'économie animale, que l'acide acétique dissout sur-le-champ ces globules ; que la bile, l'ammoniaque les dissolvent aussi, mais moins vite que l'acide acétique; enfin (chose remarquable!) que ces globules résistent à l'action de l'acide nitrique: en contact avec cet acide, ils prennent la forme d'un anneau.

Les globules blancs qui se trouvent dans le sang n'ont été observés que depuis très-peu de temps. Cependant ils abondent dans ce fluide, et diffèrent essentiellement des globules rouges sous le rapport de la grosseur, de la forme, de la structure, et enfin de la composition chimique. En effet, ces globules sont entièrement blancs ; ils sont sphériques, au lieu d'être aplatis comme les globules rouges, et leur diamètre (pour les mammifères) est d'un centième de millimètre. Ces globules sont légèrement frangés à leur surface, et l'on remarque trois ou quatre granulations dans leur intérieur. (Voyez B, *Fig. 45.*) L'eau pure ne les dissout pas et n'altère pas sensiblement leur forme. L'acide acétique, qui dissout sur-le-champ les globules rouges, ne dissout pas les globules blancs, mais il les condense et les rend plus petits. L'ammoniaque les dissout, mais seulement au bout d'un certain temps.

Les globulins qui se trouvent dans le sang et qui proviennent du chyle, sont beaucoup plus petits que les globules des deux espèces qui précèdent, ainsi qu'on peut le voir en C (*Fig.* 45), les proportions entre ces divers globules ayant été observées.

On pourrait peut-être supposer, avec M. Donné, que les globulins du chyle, versés dans le sang (de la manière que nous examinerons ultérieurement), s'agglomèrent par petits groupes de 3 ou 4, en s'entourant d'une couche d'albumine, de manière à former les globules blancs (1), lesquels se convertissent, plus tard, en globules rouges par une cause encore inconnue. M. Schultz pense que les globules rouges sont de différens âges (2). Selon l'opinion de M. Donné, après que ces globules auraient subi plusieurs fois l'action de l'oxigène dans le poumon, ils se dissoudraient dans le sang même; ce qui donnerait lieu à la formation de la fibrine.

Les globules que le sang roule avec lui sont élastiques : lorsqu'ils doivent passer dans les vaisseaux les plus déliés, et que ceux-ci, se pliant en coude, mettent ainsi obstacle à la libre circulation des globules, on voit ces derniers s'alonger plus ou moins pour franchir le passage.

---

(1) La comparaison entre B et C (*Fig.* 45) vient appuyer cette hypothèse.

(2) C'est ce que sembleraient prouver les différences d'altération que l'eau exerce sur ces globules.

Le sang veineux contient, sur 100 parties, environ 70 parties d'eau, 19 d'albumine (1), 4 de fibrine (2), 2 d'hémolosine; le reste se compose de matière colorante jaune, de cholestérine, de séroline, d'une matière grasse phosphorée, d'acide oléique, d'acide margarique, d'acide urique; d'hydrochlorate de soude, de potasse, d'ammoniaque; de carbonate de soude, de chaux, de fer, de magnésie; de sulfate de potasse, de lactate de soude, de sels à acides gras, d'oxigène libre, d'azote, d'acide carbonique et de peroxide de fer.

L'odeur du sang est fade, sa saveur légèrement saléc; sa pesanteur spécifique un peu plus grande que celle de l'eau.

Quand on abandonne le sang à lui-même pendant un certain temps, de quelque vaisseau qu'il ait été tiré, il ne tarde pas à se séparer du sérum un caillot assez solide, qui renferme toute la fi-

---

(1) L'albumine est une substance qui entre dans la composition de presque tous les tissus et de presque tous les fluides du corps des animaux; elle constitue presque à elle seule le blanc de l'œuf.

(2) C'est la fibrine qui forme, en grande partie, la chair musculaire. Elle existe dans le chyle, et on la trouve dans le sang et dans la lymphe; on peut donc la regarder comme la substance animale la plus abondante. M. Donné ayant traité le sang sortant de la veine, au moyen d'une petite quantité de sulfate de soude, a obtenu la séparation de la fibrine en fibres déliées, et partant souvent d'un centre, comme autant de rayons (*Fig.* 36).

brine, toute la matière colorante, un peu de matière grasse, un peu de sérum et une certaine quantité de sels (1).

C'est la fibrine qui, par sa condensation, cause la coagulation du sang. Quand on a défibriné ce fluide, il ne se coagule pas. On empêche aussi sa coagulation lorsqu'on le met en contact avec une quantité suffisante de sulfate de soude liquide.

Les globules sanguins ne sont pour rien dans la coagulation du sang : ils ne font partie du caillot qu'accidentellement et parce qu'ils sont saisis par la fibrine qui les enlace dans ses mailles. M. Muller ayant filtré du sang de grenouille, les globules ont été retenus sur le filtre, et cependant le caillot s'est formé dans la partie filtrée.

____

(1) Le sang met de 2 à 20 minutes à se coaguler, et, terme moyen, de 10 à 12 minutes. Plus ce fluide est dense, moins il tarde à se coaguler.

M. Donné a tiré de la coagulation du sang un nouveau moyen de reconnaître si un mammifère est ou n'est pas dans l'impossibilité absolue de continuer à vivre. Au bout d'un certain temps, le sang se comportant dans les vaisseaux du cadavre comme à l'extérieur, si l'on saigne un mammifère 24 ou 30 heures après la mort supposée, et que le sang ainsi obtenu ne se coagule pas, c'est qu'il ne contient plus de fibrine, et qu'elle s'est condensée dans les vaisseaux où le caillot s'est formé ; conséquemment il y a désormais pour l'animal impossibilité de vivre. Si, au contraire, le sang obtenu par la saignée se coagule comme à l'ordinaire, c'est une preuve que ce fluide est resté à l'état normal dans ses vaisseaux : l'animal n'est pas mort.

Quand on veut extraire la fibrine du sang, il faut fouetter ce fluide avec des verges pendant qu'il est encore frais. La fibrine se montre alors sous forme de filamens élastiques qui s'attachent aux verges. On peut encore battre le sang avec une baguette de verre : la fibrine se réunira isolément en caillot.

Après la défibrination du sang par l'un ou par l'autre de ces deux procédés, si l'on abandonne le sang à lui-même dans une éprouvette, il se sépare bientôt en trois parties, qui restent liquides : la première partie, composée des globules rouges R (*Fig.* 41), occupe le fond du vase ; la seconde partie forme, au-dessus des globules colorés, une légère couche composée des globules blancs B (1) ; enfin la troisième partie S forme la couche supérieure, et ne contient que du sérum.

Il faut distinguer le sang artériel du sang veineux. Le premier est de couleur vermeille, écumeux, riche en oxigène, éminemment propre à l'assimilation ; c'est le sang qui a passé par les poumons où il s'est mis en contact avec l'air atmosphérique, et qui doit être porté dans le reste du corps ; le sang veineux est, au contraire, d'un

---

(1) Il est facile de soumettre ces globules seuls à l'observation microscopique, en décantant avec précaution le sérum qui est au-dessus, dans l'éprouvette. On peut encore l'enlever par aspiration avec une paille ou avec une pipette.

rouge obscur, presque noir, un peu moins chaud que le sang artériel, dépouillé en grande partie d'oxigène et chargé de carbone. Si le sang veineux prend une couleur d'un beau rouge quand il apparaît au dehors de ses vaisseaux, c'est qu'en sortant de la veine, il se trouve en contact immédiat avec l'air atmosphérique; sa combinaison avec l'oxigène s'effectue sur-le-champ, et, dès ce moment, il reprend toutes les qualités du sang artériel. Quand on saigne un animal dans le vide, le sang veineux reste noir au dehors du vaisseau dont on le tire.

Le sang artériel contient tous les élémens qui entrent dans la composition du corps; et il ne sert pas seulement à la nutrition, c'est-à-dire à réparer les pertes que subissent à chaque instant les organes d'un animal: il sert aussi à produire dans ces organes une excitation sans laquelle la vie s'éteindrait bientôt. C'est ce qu'on désigne sous le nom de *mouvement vital*.

Le fluide qui tient lieu de sang aux animaux inférieurs, tels que les mollusques, les crustacés, les arachnides, les insectes, etc., n'a, pour l'ordinaire, ni la couleur, ni les propriétés du sang. Le fluide qui circule dans ces animaux est transparent et un peu bleuâtre. On y trouve, comme élément, la fibrine; mais elle ne s'y prend pas en caillot: ses filamens nagent seulement dans le sérum. Quand on rencontre de véritable sang chez les insectes suceurs ou carnassiers, il ne se voit que dans le tube intestinal, et pendant peu de temps : c'est du sang provenant d'un autre animal, et qui doit promptement subir la décomposition stomacale, pour être transformé en cette espèce de sanie qui, pour l'insecte, est l'analogue du sang. Mais toute la classe des vers articulés a le sang rouge : tels sont les lombrics, les néréides, les sangsues, etc.; et ce fluide est quelquefois vert, comme dans les sabelles. Il est jaune chez une ascidie, bleu d'azur chez une hélice, etc. Quant au fluide coloré en rouge qui se voit sous la cornée transparente de la mouche commune, il n'a aucune des propriétés du sang, et sert, chez cet insecte, à l'accomplissement des phénomènes de la vision.

Le sang n'a pas, à beaucoup près, le même degré de chaleur chez tous les animaux, et, dans un même sujet, le sang veineux n'offre pas la même chaleur que le sang artériel. La chaleur du sang artériel de l'homme s'élève à 37° centig.; celle du sang veineux, de 34 à 35° seulement. Le sang artériel des oiseaux donne jusqu'à 43° de chaleur; celui des reptiles et des poissons n'est ordinairement qu'à la hauteur de la température extérieure, à peu de chose près.

La densité du sang humain, à l'aréomètre, est de 6 à 7 degrés; cependant elle peut descendre jusqu'à 2 degrés et demi. Cette densité ne dépend pas de la fibrine; car, lorsque le sang est défibriné, sa densité ne diminue pas; mais elle semble dépendre de l'albumine : en effet, quand le sang est dépouillé en partie de cette substance par les urines, sa densité diminue.

Un animal sur le point de périr, parce qu'il a perdu une grande partie de son sang, et dans les veines duquel on transfuse avec habileté du sang pareil à celui qu'il a perdu, se ranimera par degrés, et bientôt il y aura lieu pour lui à la reprise de toutes les fonctions vitales. Mais il faut que le sang transfusé contienne les globules colorés; si l'on n'introduisait ainsi que le sérum, ce fluide n'aurait pas plus d'action que l'eau pure; et si, lors de ces transfusions, il pénétrait dans la veine une certaine quantité d'air, arrivé au cœur, cet air se dilaterait, s'opposerait à la circulation, et l'animal périrait en peu d'instans. Il faut aussi que le sang passe immédiatement du vaisseau de l'animal qui le donne dans celui de l'animal qui le reçoit : si le sang est reçu dans un vase ou dans une seringue, et injecté ensuite, il se coagule plus ou moins, et devient dès-lors une cause de mort pour l'animal sur lequel la transfusion est faite, parce qu'il bouche les vaisseaux capillaires du poumon. L'expérience réussit cependant très-bien au moyen d'une petite seringue, lorsqu'on a le soin de défibriner le sang qu'il s'agit de transfuser.

Des accidens graves ayant suivi la transfusion du sang, pratiquée sur des hommes, il y a déjà long-temps qu'on a été obligé d'y renoncer.

CHAPITRE IV.

DE LA CIRCULATION DU SANG.

§ I.

DES ORGANES DE LA CIRCULATION DU SANG.

Le *cœur* C (*Fig*. 35) est un organe musculaire creux, que l'on peut regarder comme une double pompe foulante et aspirante, destinée à effectuer la circulation du sang. La figure du cœur approche de celle d'un cône renversé. Il est divisé en deux parties principales, qui ne doivent communiquer l'une avec l'autre que par l'intermédiaire des poumons.

Enfermé dans une poche membraneuse spéciale, qu'on appelle *péricarde*, le cœur est situé à peu près au milieu de la poitrine, entre les deux poumons PD, PG, et un peu obliquement, d'arrière en avant et de droite à gauche, de manière que sa pointe se trouve entre les cartilages des cinquième et sixième côtes du côté gauche.

Des deux parties distinctes du cœur dont j'ai parlé tout à l'heure, l'une (la partie droite) est chargée de recevoir le sang qu'y versent les veines, et de le porter dans les poumons ; l'autre (la partie gauche) est chargée, au contraire, de le recevoir des poumons et de le chasser dans l'*aorte* AO, artère principale, qui devra le distribuer à toutes les autres artères du corps (1).

Chaque partie du cœur se subdivise en deux autres parties, savoir : une *oreillette*, espèce de réservoir temporaire supérieur ou de pompe aspirante, qui doit recevoir le sang à sa sortie des veines, et un *ventricule*, sorte de pompe foulante inférieure, qui doit chasser le sang dans les artères.

Dans l'oreillette droite OD viennent aboutir la *veine cave supérieure* et la *veine cave inférieure*, lesquelles reçoivent le sang de toutes les autres veines. Cette oreillette communique avec le ventricule du même côté, et, au point de communication, on remarque une valvule nommée la *valvule tricuspide*. Une ouverture pratiquée au ventricule fait communiquer cette cavité avec l'*artère pulmonaire* AP, destinée à porter dans les poumons le sang qui doit être soumis à l'influence de l'air dans l'acte de la respiration. L'artère

---

(1) La *Fig.* 42 représente la circulation du sang simplifiée autant que possible. Ainsi, j'ai séparé les deux parties du cœur ; je n'ai figuré qu'un seul lobe pulmonaire, une seule veine cave, une seule veine pulmonaire, etc. Les flèches indiquent la marche du sang. (Consultez, pour les détails, l'explication des planches.)

pulmonaire se partage d'abord en deux branches, une pour chacun des poumons, et se ramifie ensuite de plus en plus dans ces organes, en sorte qu'il n'y a aucun point du poumon qui n'en reçoive des ramuscules.

Dans l'oreillette gauche viennent s'ouvrir les *veines pulmonaires*, qui, partant d'abord, sous forme capillaire, de tous les points du poumon, constituent, par leurs réunions successives, des rameaux de plus en plus considérables, et se réunissent enfin en quatre troncs principaux, lesquels, sortant deux à deux de chaque poumon par le milieu de sa face interne, traversent le péricarde et aboutissent à l'oreillette gauche. Cette oreillette communique avec le ventricule du même côté, et la communication entre ces deux cavités est interrompue, quand cela est nécessaire, par la *valvule mitrale*, intermédiaire à l'une et à l'autre. Enfin, une ouverture située à droite et à la partie antérieure du ventricule, laisse passer le sang dans l'*aorte* ou artère principale, dont l'entrée est garnie de trois valvules, nommées les *valvules sigmoïdes*, lesquelles ont pour objet d'empêcher le sang de rentrer dans le cœur, une fois qu'il en est sorti.

Les parois des oreillettes sont moins épaisses que celles des ventricules, dans la structure desquels il entre une grande quantité de fibres musculaires. Ces fibres forment dans ces organes de nombreux faisceaux, désignés sous le nom de *colonnes charnues*, dont quelques-unes, semblables à des pilastres, tiennent aux parois des ventricules dans toute leur étendue ; d'autres, comme de véritables colonnes, n'y tiennent que par leurs extrémités. On a peine à se rendre compte, malgré cette disposition générale, de l'énergie avec laquelle doit fonctionner un organe dont les mouvemens ne cessent qu'avec la vie.

Les vaisseaux qui servent à porter le sang du cœur aux extrémités se nomment les *artères*. Ces vaisseaux représentent une espèce d'arbre très-ramifié, dont l'*aorte* forme le tronc commun, et dont les innombrables rameaux aboutissent à la surface et dans la profondeur des organes, où ces vaisseaux deviennent enfin capillaires.

Les artères se composent de trois tuniques superposées. La plus intérieure est très-fine, polie, transparente et sans fibres ; elle se déchire avec facilité. La tunique intermédiaire est épaisse, jaunâtre, serrée, composée de fibres fragiles et très-peu extensibles. Enfin, à l'extérieur, on trouve une tunique celluleuse, formée de lames pressées les unes contre les autres et susceptibles d'être réduites en tissu cellulaire par la macération. Les artères, et même les artérioles, sont ordinairement accompagnées d'un nerf.

Les *veines* sont des vaisseaux chargés de ramener le sang de la circonférence au centre, c'est-à-dire au cœur. On en trouve dans toutes les parties du corps où se rencontrent des artères, dont elles suivent souvent le trajet dans la plus grande partie de leur longueur, parfois au nombre de deux veines et plus pour une artère.

Les veines se déchargent fréquemment les unes dans les autres ; ces sortes de communications, que l'on observe aussi dans les artères, se nomment *anastomoses*.

La réunion des deux tuniques qui composent les veines offre beaucoup moins d'épaisseur que n'en présente le tissu des artères, et leur couleur approche d'un blanc grisâtre. De ces deux tuniques, l'une, externe, est fort extensible, lâche, formée de fibres longitudinalement disposées ; l'autre, interne, est très-mince, lisse, polie et assez analogue à celle qui tapisse l'intérieur des artères.

On trouve dans les veines un grand nombre de valvules semi-lunaires, formées par des replis de la tunique interne, et dont le bord libre est tourné du côté du cœur. Leur usage paraît être d'empêcher le sang de retourner vers la périphérie du corps.

Le perfectionnement du microscope nous a permis de constater que les artérioles communiquent avec les veinules. C'est ce dont on peut s'assurer en examinant la langue d'une grenouille convenablement disposée. Le sang arrive d'un côté et retourne de l'autre, après avoir traversé quelques anses vasculaires. (La *Fig.* 43

donnera une idée de cet état de choses.) Il est, d'ailleurs, une observation antérieure qui vient corroborer celle-ci : c'est que quand on injecte les artères, on voit la matière injectée pénétrer dans les veines.

Le cœur, et tout l'appareil qui en dépend, sont placés sous l'influence des nerfs grands sympathiques.

§ II.

DES PHÉNOMÈNES DE LA CIRCULATION DU SANG, ET DE LA NUTRITION PROPREMENT DITE.

La *circulation du sang* a pour objet de transporter d'un organe central dans toutes les parties du corps de l'animal ce fluide éminemment nutritif et réparateur, et de le recevoir des mêmes parties pour l'envoyer aux poumons.

C'est à Harvey, médecin de l'infortuné Charles I, roi d'Angleterre, qu'est due la découverte de ce mouvement circulatoire du sang, si facile à constater. En effet, qu'après avoir lié une veine, on pratique une incision sur ce vaisseau, au-dessous de la ligature, c'est-à-dire du côté opposé au cœur, le sang coulera en abondance, tandis qu'il s'arrêtera si c'est une artère qui est ainsi liée et incisée. Si l'incision est faite au-dessus de la ligature, il ne sortira que peu de sang de la veine, mais ce fluide sortira abondamment de l'artère incisée. Qu'on examine d'ailleurs au microscope la langue d'une grenouille, là queue d'un têtard, ou quelque autre partie transparente du corps d'un animal vivant et dont les vaisseaux contiennent du sang, on verra distinctement les globules sanguins rouler et se précipiter dans les artères, traverser quelques tubes extrêmement déliés, et continuer leur trajet dans les veines plus lentement, par saccades, et en changeant d'aspect selon leur position (Voyez la *Fig.* 43.)

Mais le cœur n'est pas le seul mobile du sang : les artères et les veines secondent le mouvement de ce fluide par une action qui leur est propre. On le prouve en arrachant le cœur à une salamandre ou à une grenouille : le sang continue son cours dans les vaisseaux de l'animal, à la vérité, d'une manière moins rapide qu'auparavant. Il existe d'ailleurs des animaux dépourvus d'organe central et dans lesquels la circulation s'accomplit néanmoins.

Nous avons vu, en terminant ce qui se rattache à la digestion, que le chyle était versé dans la veine sous-clavière gauche, et que là s'opérait son mélange avec le sang ; ce dernier fluide reçoit encore une certaine quantité de lymphe qui augmente sa masse et le rend plus séreux, conséquemment plus liquide.

Supposons, maintenant, le sang versé dans l'oreillette droite du cœur (Voyez la *Fig.* 42) par

les veines caves supérieure et inférieure, selon
qu'il viendra des parties supérieures ou inférieures du corps. Ce sang veineux, qui a circulé
dans l'animal, qui a servi à sa nutrition, est dépouillé de la plupart de ses qualités. Ainsi, il est
noir, privé de la plus grande partie de son oxigène, chargée de carbone, et n'a plus que 34°
centig. de chaleur, au lieu de 37°, comme le sang
artériel (1). Irritée par la présence du sang qui
lui est apporté, l'oreillette se contracte et le
force de passer dans le ventricule ; mais celui-ci
entre lui-même en contraction avec beaucoup
d'énergie, et oblige le fluide à passer dans l'artère
pulmonaire, sans qu'il puisse remonter dans
l'oreillette, car pendant que le ventricule droit
opère un mouvement de pression sur ce fluide,
la valvule tricuspide se ferme et s'oppose à son
retour ; il faut donc nécessairement qu'il entre
en presque totalité dans l'artère pulmonaire,
laquelle, se ramifiant, le conduit dans les deux
poumons. Il est porté alors sur tous les points
de cet organe par des artérioles d'une ténuité
extrême, et se trouve bientôt en contact avec
l'air que l'inspiration fait pénétrer dans les lobules du poumon par l'intermédiaire de la trachée-artère et des bronches. Mais le sang veineux est à peine entré en communication avec

(1) Haller et Boerhaave ont prouvé que le sang acquiert de
la chaleur en passant par le poumon. Les physiciens évaluent
cette augmentation de chaleur à 11/100.

l'air atmosphérique, qui agit sur lui au travers des parois des artérioles, que ce fluide se trouve de nouveau propre à la nutrition.

C'est alors que, redevenu sang artériel, il est repris par les petites veines pulmonaires et porté dans l'oreillette gauche du cœur par les vaisseaux veineux qui viennent y aboutir, au nombre de deux pour chaque poumon. L'oreillette gauche se comporte, à l'égard du sang artériel, comme l'a fait l'oreillette droite à l'égard du sang veineux, c'est-à-dire qu'irritée par la présence du fluide, elle entre en contraction, et le verse dans le ventricule gauche, lequel se contracte à son tour et force le sang d'entrer dans l'aorte, puisque la valvule mitrale, en se fermant, devient pour lui une barrière qui l'empêche de remonter dans l'oreillette; comme aussi les valvules sigmoïdes s'opposent à sa rentrée dans le ventricule, une fois qu'il est arrivé dans le principal tronc artériel.

De l'aorte partent de nombreuses ramifications, qui conduisent le sang dans toutes les parties du corps. Ce sont les artères carotides pour la tête, les artères sous-clavières pour les bras, les artères crurales pour les cuisses, etc. Tous ces vaisseaux se subdivisent à leur tour de plus en plus, au point qu'il n'est pas une partie du corps, si petite qu'elle soit, sauf les exceptions mentionnées pour les ongles, l'épiderme, etc., qui ne contienne des artérioles.

C'est à l'extrémité de ces canaux si déliés que s'opère la *nutrition* proprement dite, ou le remplacement des molécules hors de service, par de nouvelles particules qui, entraînées à leur tour par les systèmes veineux et lymphatique, et charriées jusque dans les organes spéciaux chargés de séparer du sang les matériaux usés ou affaiblis qu'il roule avec lui, seront bientôt rejetées au dehors par les urines, par la transpiration cutanée, etc.

On suppose que, pour opérer la nutrition, les artérioles laissent transsuder de leurs parois, sur tous les points de la surface et de la profondeur des organes, les molécules nutritives charriées par le sang artériel. Mais si nous nous rappelons que la fibrine est la base de la chair musculaire et la substance animale la plus abondante; si nous nous rappelons qu'elle est essentiellement douée de la faculté de s'organiser, nous devrons considérer cette substance comme formant presque à elle seule l'élément nutritif de l'économie, et comme devant, à cet effet, se filtrer à travers les parois des artérioles, ainsi que nous avons vu qu'elle se filtrait dans l'expérience faite par M. Muller (voyez la page 133). Ce qu'il y a de certain, c'est que les globules sanguins ne sortent pas des vaisseaux qui les contiennent : le microscope permet de s'en assurer.

Quant au renouvellement successif des molécules dont se composent les organes, on peut, entre autres expériences, le suivre et le démontrer, pour ainsi dire, rigoureusement, en nourrissant des animaux adultes, des porcs, par exemple, avec de la garance. La matière colorante ira se déposer dans le tissu des os de ces animaux, et ces os seront bientôt colorés en un rouge très-prononcé; mais si l'on suspend l'usage de ce végétal, au bout d'un certain temps les molécules colorées seront détruites et remplacées par des molécules simplement colorées comme à l'ordinaire (1).

Quand une oreillette se contracte, le ventricule correspondant se dilate, et *vice versâ*. On conçoit, en effet, que si ces organes se contractaient ensemble, il ne serait pas possible que le sang passât d'une cavité dans l'autre. Les contractions des quatre cavités du cœur se font donc successivement, mais dans un laps de temps très-court. La dilatation du cœur est connue sous le nom de *diastole*, et sa contraction sous celui de *systole*.

La masse entière du sang passe environ douze fois dans une heure par le cœur et par les poumons.

Dans l'enfance, on compte jusqu'à 140 battemens du cœur par minute; peu à peu, cette activité se modère, et, dans l'adulte, on ne compte

----

(1) Voyez, pages 3o et 31, ce que j'ai dit à cet égard et au sujet du développement des os chez les jeunes animaux.

plus que 60 battemens environ. A mesure que les années s'accumulent, le mouvement circulatoire se ralentit encore ; enfin chez les vieillards, le cœur ne donne plus que 40 ou 50 contractions par minute , et chez quelques-uns , elles ne vont plus que jusqu'à 35 ou même à 30 seulement.

L'activité du cœur est incompréhensible et presque incroyable : à 60 battemens par minute, terme moyen, on a, par heure, 3,600 battemens ; mais comme chacune des quatre cavités du cœur se dilate et se contracte à son tour, ce qui fait deux mouvemens distincts pour chacune de ces parties, il faut multiplier par 8 le nombre des battemens, pour avoir la totalité des mouvemens du cœur ; on obtiendra ainsi pour résultat 28,800 mouvemens distincts de cet organe par heure, et en 24 heures, 691,200 mouvemens !...

Les battemens qui se remarquent dans les artères et que l'on connaît sous le nom de *pouls*, ne sont que l'effet des mouvemens du cœur, c'est-à-dire l'effet de la pression du sang sur les parois internes des artères toutes les fois que le cœur entre en contraction, chaque portion du fluide poussant devant elle la portion qui la précède. L'état du pouls indique donc celui du cœur, quant au mouvement imprimé au sang ; et la rapidité de la marche de ce fluide ne peut être augmentée ou diminuée dans le cœur, sans l'être aussi dans les artères. Le pouls n'est pas appréciable partout ; il faut, pour le distinguer, comprimer une artère d'un certain volume entre le doigt et un os, en choisissant de préférence un vaisseau situé près de la peau.

Le mouvement du sang est infiniment plus rapide dans les artères que dans les veines; mais comme le nombre de ces derniers vaisseaux est plus considérable que celui des artères, il y a compensation de mouvement pour le retour du sang.

Le sang paraît se former et circuler d'abord indépendamment de l'action du cœur. En examinant l'embryon du poulet au microscope, on voit les globules sanguins paraître dans la profondeur des parties, cheminer lentement, en se frayant pour ainsi dire d'eux-mêmes un passage dans l'économie, et quand il n'y a pas encore de contractions du cœur, pour arriver enfin jusqu'à cet organe qui se contracte d'abord à vide, et qui, dès ce moment, ne doit plus cesser de battre jusqu'à la mort de l'animal.

§ III.

COMPARAISONS RELATIVES A LA CIRCULATION DU SANG.

On trouve dans le cœur du bœuf un os oblong (*Fig.* 19), qui suit la courbure de l'entrée du ventricule gauche, et un autre os plus petit, mais à peu près de la même forme que le premier, à l'entrée du même ventricule. Le grand os peut avoir, dans un sujet de grandeur médiocre, 5 centimètres et demi de longueur, 1 centimètre de hauteur et 3 millimètres d'épaisseur. Le second a seulement 12 millimètres de longueur, ou environ. On·ignore l'usage de ces os, qui se trouvent également chez plusieurs autres ruminans, notamment chez le cerf. Comme la valvule mitrale présente parfois, chez l'homme lui-même, des plaques osseuses, on peut supposer que les os en question proviennent simplement de l'ossification de quelques parties de cette valvule.

D'après les observations de M. F. Dubois, le pouls d'une louve agitée donnait, par minute, 124 pulsations, et quand elle fut redevenue calme, 96. Le pouls de la lionne, 55 ; celui d'un lion de 7 à 8 ans, 40 ; celui de la panthère, 60 ; celui du tapir, 44. Le cheval a environ 40 pulsations par minute ; l'âne, 60 ; le chien, 90 ; un jeune chat, 130.

Comme les contractions du cœur sont à peu près une fois plus rapides chez la souris que chez l'homme adulte, il se trouvera qu'en 24 heures, le cœur d'une souris, ce frêle organe dont la grosseur n'égale pas celle d'un pois, aura exécuté environ 1,382,400 mouvemens!…. Quelle admirable machine hydraulique! mais que son auteur est bien plus admirable encore!…

Le cœur des oiseaux donne généralement plus

de pulsations que celui des mammifères. Celui de la poule bat 140 fois par minute ; celui d'un pigeon , 136 ; celui d'une oie , 110 , etc.

Le cœur des reptiles est formé de deux oreillettes et d'un seul ventricule divisé quelquefois en plusieurs loges qui communiquent entre elles. Une partie du sang est donc poussée dans les poumons par la contraction du ventricule, pendant que le reste du fluide est porté dans l'aorte par cette même contraction.

Chez les poissons, le cœur ne se compose que d'une oreillette et d'un ventricule, qui ont pour objet, l'une de recevoir le sang veineux, l'autre de le porter dans les branchies, organes de la respiration de ces animaux. Ce sang, après l'acte de la respiration, se rend dans un tronc artériel situé sous l'épine dorsale, et qui, faisant fonction de ventricule gauche, l'envoie par tout le corps, d'où il revient au cœur par les veines.

Les mollusques céphalopodes, tels que le poulpe, la sèche, etc., ont trois cœurs distincts, deux pulmonaires et un intermédiaire ou aortique, mais aucun de ces trois cœurs n'a d'oreillette. Les mollusques gastéropodes, tels que l'aplysie, le limaçon, la limace, etc., ont un système de circulation inverse à celui des poissons, c'est-à-dire que ces mollusques n'ont également au cœur qu'un ventricule et une oreillette, mais destinés à recevoir le sang du poumon pour le distribuer au corps.

Les insectes n'ont point de cœur véritable, mais seulement un vaisseau dorsal, où l'espèce de sanie qui leur tient lieu de sang éprouve tout au plus des oscillations obscures.

§ IV.

OBSERVATIONS RELATIVES A LA CIRCULATION DU SANG.

On peut faire d'utiles applications des expériences que j'ai indiquées au commencement du § II de ce chapitre, en cas d'hémorragie. Il suffit, pour arrêter le sang, en attendant le secours d'un homme de l'art, de comprimer l'artère ouverte (quand toutefois cela est possible) en la pressant fortement contre une partie résistante, contre un os, par exemple, au-dessus de la blessure, c'est-à-dire du côté du cœur.

On sait que ce ne sont pas les hommes les plus énergiques qui ont le pouls le plus fréquent. Selon la remarque de Corvisart, le pouls de Napoléon ne battait guère que 45 à 49 fois par minute. Le pouls de la femme et celui de l'enfant sont ordinairement plus fréquens et plus vifs que celui de l'homme fait. La faiblesse corporelle et l'irritabilité prédominante des nerfs sont au nombre des causes qui l'accélèrent. N'oublions pas cependant ce que j'ai dit précédemment au sujet du cœur : n'oublions pas que cet organe, dont l'énergie diminue graduellement chez l'homme fait, ralentit ses mouvemens à mesure que la vieillesse nous courbe sous son poids.

Les exercices violens, les passions et certaines maladies influent singulièrement sur les battemens du cœur : tantôt ils sont tout à coup suspendus, ce qui produit la *syncope*, et tantôt ils s'accélèrent d'une manière effrayante.

Puisque le cœur doit exécuter, terme moyen, environ 691,200 mouvemens dans les 24 heures, et que le maintien de l'énergie de cet organe est de la plus haute importance pour toute l'économie, quelle folie n'y a-t-il pas à gêner chacun de ses mouvemens par l'application d'un corset !

« Le cœur qui joue un si grand rôle dans la société humaine, dit M. Achille Comte, dans sa *Physiologie*, et dont on a fait le mobile et le centre de tout ce qu'il y a de grand, de généreux et de passionné, le cœur qui devient si fréquemment le synonyme expressif de tout l'être moral, n'est pourtant qu'un organe presque passif, le plus dense, le plus compacte, le plus consistant, le moins sensible de tous les organes charnus ; aussi étranger à l'expression la plus tendre qu'à l'acte le plus féroce, il n'y participe que mécaniquement et par contre-coup. Irrité jusque dans ses cavités, déchiré par le fer, cautérisé par le feu, attaqué par les acides (dans les expériences faites sur les animaux vivans), mis à nu, chez l'homme lui-même, par la destruction des os de la poitrine qui le recouvrent, il n'a présenté aucun signe de sensation douloureuse, et, pourtant, son irritabilité musculaire est extrème ; on l'a vu, quoique séparé du corps, se contracter pendant plusieurs heures ; on a pu le couper en vingt ou trente morceaux, et toutes ces parcelles se sont contractées sous l'influence de l'air ou du plus faible excitant.

» Le rôle presque passif auquel je réduis le cœur révoltera sans doute les personnes qui ajoutent à ce mot tant de charme et de prix ; je n'y puis rien : les allégories des poètes et les extases des amans sont d'une faible valeur en physiologie expérimentale, et c'est l'expérience qui nous apprend que si le cœur est affecté par des causes morales, s'il trahit au dehors, par des mouvemens tumultueux, nos plaisirs ou nos peines, nos espérances ou nos craintes, il ne faut pas chercher la cause de cette étroite sympathie dans la sensibilité propre de cet organe, mais bien dans les réactions rapides et énergiques que peuvent exercer, sur les gros canaux artériels et veineux, les filets multipliés des nerfs du plexus cardiaque. »

CHAPITRE V.

DE LA RESPIRATION.

§ I.

DES ORGANES DE LA RESPIRATION.

Les principaux organes de la respiration sont les deux *poumons* PD, PG (*Fig.* 35), viscères mous, spongieux, situés dans la poitrine, séparés l'un de l'autre par une portion de la plèvre connue sous le nom de *médiastin*, et entre les deux feuillets de laquelle se trouve le cœur. La *plèvre* est une membrane séreuse qui tapisse l'intérieur de la poitrine, et qui, se réfléchissant sur les poumons, revient sur elle-même, de manière à les envelopper sans les contenir. Chaque poumon est divisé en plusieurs parties qu'on appelle *lobes;* le droit en contient trois, et le gauche deux seulement. Ces lobes, qui sont désignés par des chiffres dans la figure, se trouvent eux-mêmes partagés en une infinité d'autres lobes extrêmement petits que l'on nomme *lobules*.

Chaque lobule est composé d'une grande quantité de petites cellules qui communiquent entre elles et avec une des bronches B ou ramification de la trachée-artère T (*Fig*. 38). On trouve, en outre, dans les poumons, des nerfs, des artères, des veines et des vaisseaux lymphatiques. Les nerfs et les vaisseaux sanguins accompagnent les bronches jusque dans leurs dernières ramifications, et vont se perdre avec elles dans les lobules. On peut difficilement se faire idée de la ténuité de ces vaisseaux; elle est telle, que le diamètre de la plupart d'entre eux n'excède pas la centième partie d'un millimètre.

Les innombrables petites cellules qui se remarquent dans les poumons de l'homme peuvent offrir, selon le calcul de Lieberkühn, une surface de 487 mètres carrés, environ.

Les poumons ne sont pas seulement attachés au sternum et aux vertèbres du dos par le médiastin et au cœur par ses vaisseaux, ils ont encore des connexions avec la langue et avec le pharynx au moyen d'un conduit particulier, qui les fait communiquer avec l'air extérieur par le moyen de la bouche et du nez, et qu'on appelle la trachée-artère.

La couleur des poumons est d'un assez beau rouge dans les enfans; mais, par la suite, cette couleur se change en celle d'un blond cendré; dans les vieillards, ils sont d'une couleur bleuâtre et quelquefois livide.

La *trachée-artère* T est un tube composé de

cerceaux cartilagineux attachés les uns aux autres par des membranes ; on remarque, à la
partie postérieure de ces arcs, une sorte de ruban membraneux qui les réunit dans le sens de
la longueur de la trachée-artère, laquelle communique avec les poumons par deux divisions
connues sous le nom de *bronches* B, B ; divisions
qui se ramifient à l'infini, et qui, formées des
mêmes élémens que la trachée-artère, concourent à la structure intime du poumon.

Le *diaphragme* D (*Fig.* 11) est un muscle circulaire qui, comme une cloison, sépare la poitrine de l'abdomen. Ce muscle forme une espèce
de voûte elliptique, dont la convexité regarde la
poitrine, en sorte que quand le diaphragme se
contracte, cette convexité s'efface, la cavité thoracique est agrandie et la cavité abdominale diminuée ; quand, au contraire, le diaphragme
reprend son premier état, la cavité thoracique
est diminuée et la cavité abdominale agrandie.
Le diaphragme est attaché dans sa circonférence, par ses fibres charnues, aux cartilages
des dernières côtes vraies et de toutes les fausses
côtes ; il est, en outre, appuyé sur deux tendons
aplatis, d'inégale longueur, attachés au corps des
vertèbres lombaires supérieures, et qu'on appelle les *piliers* du diaphragme. Il offre plusieurs
ouvertures assez considérables, l'une pour le
passage de la veine cave inférieure, l'autre pour
le passage de l'œsophage, une troisième pour

celui de l'aorte inférieure et du canal thoracique. Toute la partie centrale de ce muscle est occupée par une aponévrose à laquelle s'attachent les fibres charnues.

Enfin, on doit comprendre parmi les organes de la respiration, les muscles inspirateurs qui servent à élever les côtes pour agrandir la capacité de la poitrine, et permettre ainsi aux poumons de recevoir une plus grande quantité d'air. Le diaphragme est un muscle inspirateur quand il se contracte; dans le cas contraire, c'est un muscle expirateur.

§ II.

DES PHÉNOMÈNES DE LA RESPIRATION.

Chez les animaux supérieurs, la *respiration* a pour objet de mettre successivement, dans l'appareil pulmonaire, tout le sang veineux en contact avec l'air atmosphérique, afin de rendre à ce fluide les qualités réparatrices dont il s'est dépouillé dans la nutrition, ou, en d'autres termes, de le transformer en sang artériel.

La respiration comprend deux mouvemens, savoir : *l'inspiration* et *l'expiration*. Dans l'inspiration, l'air entre dans les poumons par la trachée-artère, et, dans l'expiration, il en sort par la même voie. Dans le premier de ces mou vemens, la capacité de la poitrine se trouve agrandie par l'élévation des côtes et par l'abaissement du diaphragme ; les poumons se dilatent, l'air qui s'y trouve alors renfermé se raréfie, et par là son ressort se trouve affaibli ; ce qui donne lieu à l'air extérieur de s'introduire par le nez ou par la bouche dans la trachée-artère, et de s'insinuer, par toutes les ramifications bronchiques, jusque dans les lobules du poumon en vertu de son propre ressort ; et cela d'autant plus facilement, que l'air intérieur, dans son état de raréfaction, oppose moins de résistance à l'air extérieur. En un mot, ce dernier s'introduit alors dans les poumons, comme il pénètre dans un soufflet dont on écarte les parois, ou comme il s'introduit sous le récipient d'une machine pneumatique dont on ouvre le robinet, après avoir fait le vide.

Parvenu dans les cellules qui composent les lobules des poumons, l'air agit sur le sang contenu dans les vaisseaux capillaires qui rampent sur les parois de ces cellules. A cet égard, on peut concevoir les vaisseaux sanguins et les vaisseaux aérifères du poumon commme accolés de telle sorte, que le sang veineux ne soit séparé de l'air que par des cloisons extrêmement fines et perméables aux fluides élastiques.

Il n'est pas inutile de se rappler ici la composition de l'air atmosphérique. Cet air, indispensable à l'existence des animaux, est composé de

79 parties d'azote et de 21 d'oxigène, avec un atome de gaz acide carbonique et une quantité variable de vapeur d'eau. Dans l'azote seul, la respiration ne peut s'effectuer, et l'animal meurt asphyxié. Si nous respirions l'oxigène ou l'air vital dans son état de pureté, il userait promptement les ressorts de notre vie. Enfin, le gaz acide carbonique n'étant point respirable, si sa proportion augmente jusqu'à présenter 15 parties sur 100, la respiration est d'abord suspendue, la tête devient pesante, l'animal éprouve des vertiges, de l'anxiété, un engourdissement général, puis la mort arrive, mort qui peut même être soudaine, ainsi que cela s'est vu malheureusement trop souvent.

L'air, en s'introduisant dans le poumon, cède au sang une partie de son oxigène, et l'action de ce gaz sur le sang veineux est indispensable pour le rendre de nouveau propre à l'accomplissement des phénomènes vitaux : car si la respiration devient impossible, l'animal ne tarde pas à succomber, et, à l'ouverture du corps, on trouve que toutes les cavités du cœur et tous les vaisseaux sanguins contiennent du sang noir.

L'air qui a servi à la respiration est donc altéré, dépouillé en partie de son oxigène ; il devient, en conséquence, impropre à la respiration et à la combustion, et l'oxigène est remplacé, dans l'air expiré, par de l'acide carbonique. Effectivement, quand il est entré dans le poumon, l'air contenait 21 parties d'oxigène et un atome de gaz acide carbonique ; à sa sortie du poumon, il contient seulement 18 parties d'oxigène et près de 3 parties de gaz acide carbonique. Il y a donc 3 parties d'oxigène absorbées dans l'acte de la respiration, et remplacées par autant d'acide carbonique, ou à peu près. La quantité d'azote reste la même.

Bichat a démontré, par une expérience directe, l'influence de la respiration sur la qualité du sang artériel. Cette expérience consiste à adapter à l'artère carotide ou à l'artère crurale d'un animal vivant, un tube à robinet, et à en adapter un autre à la trachée-artère, au moyen duquel on peut interrompre à volonté la respiration. On voit, dans cette expérience intéressante, le sang que l'on fait sortir de l'artère prendre une belle couleur vermeille, ou une teinte noirâtre, suivant que le robinet de la trachée-artère est ouvert ou fermé. C'est donc au contact de l'air avec le sang qu'est due la conversion du sang veineux en sang artériel.

Dans la respiration, le sang se décarbonise, prend de la chaleur et une couleur vermeille, et c'est à la présence de l'oxigène dans l'air que sont dus tous ces changemens. En effet, l'action de ce gaz sur le sang, même au travers du tissu membraneux d'une vessie, a été vérifiée par M. Hassenfratz. Des expériences très-ingénieuses de Bichat ont prouvé que c'est au passage même des artères dans les veines pulmonaires et d'une manière subite que le sang devient rouge ; celles de Godwin ont eu pour objet de démontrer que le sang a besoin d'avoir été respiré pour exciter les contractions du cœur ; enfin des expériences analogues, dues à Nysten, ont fait voir que des différens gaz qu'on peut injecter dans le cœur, l'oxigène est celui qui en stimule plus puissamment les contractions.

Le concours des nerfs qui, se distribuant dans le poumon, animent son tissu et particulièrement ses artères, est nécessaire pour que l'air exerce toute son action sur le sang au travers des parois de ces vaisseaux. Dupuytren l'a prouvé en coupant les nerfs de la huitième paire sur des chevaux et sur des chiens : le diaphragme et les côtes continuaient vainement leur jeu, le sang restait noir.

En bonne santé, l'homme respire environ 20 fois par minute, et, à chaque inspiration, il entre à peu près 655 centimètres cubes d'air dans les poumons. Mais ces organes en contiennent une quantité bien plus grande. M. Thomson l'évalue à 4,588 centimètres cubes. Ainsi, l'inspiration et l'expiration n'auraient pour but que de renouveler en partie la masse considérable d'air contenu dans les poumons.

D'après Lavoisier et H. Davy, 512 centimètres cubes d'oxigène sont consumés en une minute, ce qui, pour 24 heures, donne 745 décimètres cubes. Un homme devrait donc, selon le calcul de ces deux savans, rendre irrespirables environ 3 mètres et demi cubes d'air par jour ; mais ce calcul n'est pas exact, ou plutôt il n'est pas complet : telle est la misère de l'homme, qu'il altère doublement, qu'il empoisonne l'air qui lui conserve la vie : la quantité d'acide carbonique formé dans l'acte de la respiration est d'environ 340 centimètres cubes par minute, ou à peu près 500 décimètres cubes par 24 heures. Or, ce gaz est mortel pour les animaux qui le respirent, et nous savons que quand un animal est enfermé sous une cloche, il y périt asphyxié par l'acide carbonique, bien qu'il reste sous la cloche une assez grande quantité d'oxigène. Il faut donc, aux 3 mètres et demi cubes d'air rendu irrespirable dans les 24 heures, parce que l'oxigène en aura disparu en grande partie, ajouter 3 mètres, 333 centimètres cubes d'air rendu irrespirable par la présence de 15 parties d'acide carbonique sur 100, et l'on aura, pour somme totale, environ *sept mètres cubes d'air rendu irrespirable par l'acte de la respiration d'un seul homme pendant 24 heures.*

Par la respiration, il se produit dans le poumon une véritable combustion, du moins selon la plupart des physiciens modernes : c'est-à-dire que l'oxigène contenu dans l'air atmosphérique et introduit dans le poumon pendant l'inspiration se combinant avec le carbone du sang veineux, il se forme, par cette combinaison, de l'acide carbonique qui est chassé du poumon par l'expiration, et qui remplace, dans l'air ambiant, le gaz oxigène dont le sang s'est emparé. Ainsi, respirer, c'est brûler..... Mais, dira-t-on, toute combustion produit un dégagement de chaleur!... Sans doute, et c'est aussi l'un des effets de l'acte respiratoire.

D'après les lois de l'absorption, l'air doit agir un peu sur le sang en s'introduisant dans les vaisseaux sanguins par les pores de la peau et par les pores de ces vaisseaux eux-mêmes. Ainsi, la peau tout entière respire jusqu'à un certain point. C'est ce que Lavoisier et Séguin ont montré par des expériences très-ingénieuses.

Le *bâillement*, le *hoquet*, l'*éternuement*, le *soupir*, le *sanglot* et le *rire* ne sont que des modifications de la respiration. Les trois premiers phénomènes ont lieu quand le diaphragme est irrité d'une manière sympathique, comme dans le bâillement et dans l'éternuement (1), ou quand il se contracte convulsivement de lui-même, comme dans le hoquet. L'éternuement, le soupir, le sanglot et le bâillement sont précédés ou accompagnés d'une inspiration profonde, et dans

---

(1) L'éternuement résulte de l'irritation de la membrane pituitaire ; les nerfs qui viennent y aboutir réagissent aussitôt sur ceux du diaphragme, ce muscle se contracte subitement, et force la masse d'air enfermée dans la poitrine à s'échapper avec bruit par les voies de la respiration.

le dernier de ces phénomènes, la convulsion s'étend jusqu'aux muscles de la mâchoire. Au reste, on croit que le bâillement est occasionné surtout par un certain embarras dans la circulation pulmonaire. La longue inspiration qui constitue ce phénomène ne peut être réprimée, sans doute parce que le diaphragme, qui en est l'agent, reçoit en partie ses nerfs du système ganglionaire.

§ III.

COMPARAISONS RELATIVES A LA RESPIRATION.

L'introduction de l'air dans les corps organisés paraît être une condition indispensable de leur organisation même, car la respiration existe chez tous. Les plantes respirent aussi bien que les animaux ; elles ont des trachées, de petits orifices par lesquels l'air pénètre dans leur propre substance, et les feuilles leur tiennent lieu de poumons, car elles absorbent et dégagent des gaz. Les animaux aquatiques ont leur respiration, ainsi que ceux qui habitent sous la terre. Tout ce qui est vivant paraît donc respirer plus ou moins, et l'on est porté à regarder cette fonction de l'économie comme plus ou moins essentielle pour les êtres organisés.

Les animaux qui respirent peu ont peu de

chaleur : tels sont les reptiles. Les oiseaux, au contraire, qui respirent très-souvent, ont le sang très-chaud.

Ceux des quadrupèdes qui passent l'hiver dans l'engourdissement et dans un état de mort apparente, comme les marmottes et les loirs, se contentent d'un air assez peu riche en oxigène. Pendant le sommeil d'hibernation, leur respiration a lieu fort lentement, et d'une manière presque insensible. Aussi, le sang de ces animaux est alors presque froid, ainsi que l'a prouvé M. de Saissy ; il ne redevient chaud que quand la respiration reprend librement son cours. Quant à leur cœur, il ne cesse pas de battre pendant leur sommeil, quoique ses mouvemens soient alors très-faibles.

Il faut, au contraire, un air très-pur pour la respiration des oiseaux, dont les mouvemens de circulation, en général, sont fort précipités.

Dans les oiseaux et dans les reptiles, tous les viscères abdomino-thoraciques sont contenus dans la même cavité. Ces animaux n'ont donc pas de diaphragme ; le péritoine et la plèvre paraissent confondus, comme le sont les deux cavités, et ne forment qu'une seule membrane. La disposition de cette membrane commune a quelque chose de particulier dans les oiseaux. Elle forme, chez eux, de grandes cellules, dont les unes sont vides et les autres remplies par les viscères ; ces cellules communiquent avec les poumons, et se remplissent ou se vident d'air dans l'inspiration et dans l'expiration. Les poumons de l'oiseau adhèrent aux côtes, remplissent la vaste capacité de sa poitrine, communiquent avec la cavité des os cylindriques, avec les poches du tissu cellulaire, et même avec l'intérieur des plumes ; en sorte que l'air pénètre entièrement cet animal, qui semble fait pour le respirer dans toutes ses parties ; il n'est donc pas étonnant que son sang soit très-chaud et son corps très-léger.

Les reptiles respirent, comme les mammifères et comme les oiseaux, au moyen de poumons; mais quelques-uns d'entre eux peuvent suspendre, pendant un temps quelquefois très-considérable, les fonctions de leur respiration, sans que leur économie en souffre. Ainsi, il est question, dans les mémoires de l'Académie des Sciences, d'un crapaud trouvé vivant dans le cœur d'un chêne, et que l'on présume y avoir subsisté 80 ou 100 ans. Les expériences d'Hérissant ont prouvé qu'un crapaud enfermé dans du plâtre délayé, qui devient bientôt dur comme une pierre, pouvait y vivre plusieurs mois. On a vu aussi des grenouilles, des serpens enfermés et vivant ainsi dans des corps solides, et Le Cat en cite de nombreux exemples. On présume que, dans ce cas, la respiration est presque insensible, et ne s'effectue qu'avec une extrême lenteur ; mais comment un animal, ainsi moulé dans du plâtre, peut-il trouver autour de lui l'air nécessaire pour sa respiration, même en supposant cette respiration presque insensible? car enfin cet animal respire, et il lui faut conséquemment, pour l'accomplissement de cette fonction, une quantité d'air relative. Ce phénomène paraît inexplicable.

Dans l'état normal, les reptiles respirent à peine deux ou trois fois en un quart d'heure; une tortue, une grenouille, peuvent rester sous l'eau pendant plusieurs heures; la circulation ne continue pas moins à s'effectuer, d'après ce que nous avons dit au sujet de la structure du cœur de ces animaux, organe dans lequel le sang artériel se trouve mêlé au sang veineux.

Les serpens n'ont qu'un seul poumon développé; l'autre reste à l'état rudimentaire.

La sirène est le seul animal véritablement amphibie, car elle porte des branchies apparentes au dehors, et un vrai larynx de reptile, qui descend dans des poumons très-longs, et semblables à ceux des salamandres.

Chez les poissons, la respiration s'opère au moyen de l'air contenu dans l'eau. Pour cet effet, ces animaux ont, aux deux côtés du cou, un appareil nommé *branchies*, lequel consiste en feuillets suspendus à des cerceaux qui tiennent à l'os hyoïde. Ces feuillets sont composés chacun d'un grand nombre de lames placées à la file, et recouvertes d'un tissu d'innombrables vaisseaux sanguins. L'eau que le poisson avale s'échappe entre ces lames par des ouvertures nommées *ouïes*, et agit, au moyen de l'air qu'elle contient, sur le sang, continuellement envoyé aux branchies par le cœur, qui ne représente que l'oreillette et le ventricule droits des animaux à sang chaud.

Quelques naturalistes ont pensé que les poissons décomposaient l'eau, pour en extraire l'oxigène ; mais il paraît constaté, d'après les expériences de M. Sylvestre, qu'ils respirent l'air contenu dans ce liquide, et qu'ils viennent même, quand ils le peuvent, respirer l'air atmosphérique à la surface de l'eau. Des poissons mis sous un récipient entièrement plein d'eau, et qui n'avaient aucune communication avec l'air extérieur, sont morts au bout de quelques heures. Ce qui fait croire, d'ailleurs, que l'air atmosphérique est nécessaire à la respiration des poissons, c'est que quand la glace couvre entièrement un vivier ou un étang, tout le poisson y meurt, si l'on n'a pas la précaution de faire casser la glace en plusieurs endroits. Lorsque l'on couvre d'une cloche de verre pleine d'air l'eau qui contient des poissons, au bout d'un certain temps on trouve que l'oxigène a disparu en partie, et qu'il s'est produit de l'acide carbonique. Enfin, l'eau dans laquelle les poissons ont respiré contient moins d'air que la même eau qui n'a pas servi à cet usage. Selon M. de Humboldt, la quantité d'oxigène consumée par une tanche, dans un temps déterminé, n'est que la cinquante millième partie de celle qui est consumée par un homme pendant le même temps.

Les mollusques respirent à l'aide de poumons ou de branchies. On trouve un poumon dans les gastéropodes terrestres, tels que le limaçon, la limace, etc., ou dans ceux des aquatiques, qui ont besoin de venir à la surface de l'eau pour respirer l'air, tels que l'onchidie, le bulime des étangs, etc. Ce poumon, si l'on peut lui donner ce nom, est simplement une cavité plus ou moins grande, qui communique au dehors par un trou étroit, lequel peut s'ouvrir et se fermer selon la volonté de l'animal, et comme la cavité se dilate ou se contracte en même temps, elle reçoit l'air ou l'expulse.

Chez les insectes, la respiration s'opère par des trachées aérifères, qui vont se ramifier dans le corps de ces animaux, et qui communiquent avec l'extérieur par de petites ouvertures nommées *stigmates*. Les mouches portent leurs stigmates sur le corselet et sur les anneaux ; le ver-à-soie en a 18 le long des côtés du corps, la courtillière en a 20, etc. Lorsqu'on bouche tous les stigmates d'un insecte avec de l'huile ou autrement, il périt en peu d'instans, parce qu'on le prive d'une fonction qui lui est indispensable. On voit aux points A,A (*Fig.* 39) les stigmates situés sous l'abdomen d'un carabe. La *Fig.* 57

représente un des stigmates de la chenille du saule, sous un fort grossissement.

Les radiaires et les polypes respirent au moyen de tubes absorbans et de trachées aquifères, ou par d'autres moyens qui nous sont inconnus.

Je répète qu'il existe dans les végétaux, outre leur nutrition proprement dite et la circulation des sucs dans leurs innombrables tubes capillaires, une sorte de respiration qui aurait lieu principalement par leurs feuilles, criblées, comme on sait, de milliers de pores. C'est par cette respiration que ces êtres précieux composent et décomposent, dans le silence des forêts, la plupart des gaz nécessaires aux harmonies de la nature.

§ IV.

OBSERVATIONS RELATIVES A LA RESPIRATION.

L'homme respire environ 20 fois par minute, ai-je dit : or, il faut deux mouvemens pour chaque respiration ; c'est, par conséquent, 2,400 mouvemens par heure et 57,600 mouvemens par jour!...

J'ai déjà eu plusieurs fois l'occasion de parler de l'effet pernicieux des corsets, mais c'est ici surtout qu'il importe de rappeler que, dans l'acte de la respiration, *les côtes doivent s'élever pour s'abaisser ensuite*, et certainement un corset ne peut que nuire à l'exécution de chacun de ces 57,600 mouvemens. Il empêchera le développement des côtes chez les jeunes personnes, aussi bien que celui des muscles de la poitrine dont la capacité restera très-petite, et les poumons eux-mêmes, faute d'un espace suffisant pour les contenir, ne se développeront qu'imparfaitement ; mais la respiration est un des actes les plus importans de l'économie ; il ne faut donc qu'un peu de bon sens pour juger de tous les désordres que doit amener l'emploi d'un corset un peu serré.

On désigne sous le nom d'*asphyxie* l'état de mort apparente produit par la suspension de la respiration, quoique d'après son étymologie, ce mot signifie l'absence du pouls (α, privatif; $\sigma\phi\upsilon\xi\iota\varsigma$, pouls). L'asphyxie peut avoir lieu parce que l'air ne pénètre pas dans les poumons, ou parce que celui qui y pénètre est impropre à la respiration. Dans l'un et l'autre cas, le sang veineux n'étant point changé en sang artériel dans le poumon, toutes les artères, et, en conséquence, tous les organes reçoivent du sang noir au lieu de sang rouge, et ces organes finissent par ne plus exercer leurs fonctions ; de plus, la formation du fluide nerveux se trouve subitement suspendue par suite du défaut d'action du cerveau : aussi, la mort qui termine souvent l'asphyxie doit-elle être attribuée au contact délétère du sang veineux et à la cessation de l'influence cérébrale. Dans ce cas, ai-je dit, on trouve que toutes les cavités du cœur et tous les vaisseaux sanguins contiennent du sang noir.

De tous les gaz non respirables, le gaz hydrogène sulfuré est le plus pernicieux, soit quant à l'étendue du mal, soit quant à sa promptitude, soit quant à la difficulté d'y remédier (1). L'hydrogène carboné vient après; ensuite, l'acide carbonique : ils agissent tous les trois comme de vrais poisons, et non pas seulement parce qu'ils ne contiennent point d'oxigène. Ces trois gaz produisent aussi un effet funeste, quand on les introduit dans le corps par l'absorption cutanée, les plaies ou les premières voies; Chaussier s'en est assuré par des expériences très-bien faites. L'azote et l'hydrogène pur, au contraire, n'ont qu'un effet négatif; ils se bornent à ne point fournir au sang le principe que l'oxigène seul peut lui donner.

Les mammifères, en particulier, éprouvent le besoin de respirer, parce que l'action de l'oxigène est nécessaire au sang veineux qui arrive dans le cœur. Mais nous avons dit que la peau tout entière respire jusqu'à un certain point; reste à savoir si, en introduisant l'oxigène en grande quantité dans l'économie d'un mammifère par l'absorption cutanée, le sang veineux ne se trouverait pas assez oxigéné pour que la respi-

---

(1) 1/300 de ce gaz mêlé à l'air atmosphérique, suffit pour asphyxier un chien de moyenne taille qui respire ce mélange.

ration pulmonaire cessât d'être indispensable, et pour que les poumons pussent se reposer pendant quelque temps. Ce résultat serait d'une importance extrême dans certains cas (1).

Les hommes des villes, qui respirent un air méphytique, sont loin d'avoir la vigueur de nos paysans, qui reçoivent continuellement l'air pur de la campagne. Combien l'air des pays marécageux, toujours chargé de vapeurs infectes, d'hydrogène et de carbone, n'affaiblit-il pas les hommes qui habitent ces contrées, triste domaine des scrofules et des fièvres intermittentes? Dans certains pays bas et humides, le physique est étiolé au point, que c'est à peine si l'on peut trouver, parmi la jeunesse, le contingent annuel fixé par la loi; et, malheureusement, la condition morale de ces hommes se ressent fortement de leur condition physique. Aussi, est-ce sur les pays de plaines, sur des êtres sans force et sans énergie que le despotisme a toujours fait peser son sceptre de fer. La liberté s'est réfugiée sur les montagnes, dont les habitans, respirant un air très-pur, sont les plus robustes et les plus courageux des hommes.

Il est donc très-important, quand on le peut, de fixer sa demeure dans un lieu dont l'air soit

---

(1) Cette idée est due à M. Pétiau, médecin à St-Amand (Nord), qui m'a comblé d'honnêtetés pendant mon séjour dans cette ville en 1840.

pur, sec et facilement renouvelé ; lorsqu'aux environs de la maison il se trouvera de l'eau stagnante, on fera bien de planter un double rideau d'arbres à feuillage épais entre cette eau et l'habitation, par les raisons qui seront exposées à la fin dece chapitre.

Puisque toute personne adulte rend irrespirables environ 7 mètres cubes d'air en 24 heures, il est évident que quand on est réuni en grand nombre dans un lieu clos, comme une salle de bal ou de spectacle, l'air y est promptement vicié, surtout si l'on entretient dans ces salles de grands feux et beaucoup de lumières, puisque la combustion est due, ainsi que la respiration, à l'absorption de l'oxigène. Il faut donc, de toute nécessité, renouveler fréquemment l'air de ces salles, et, en général, celui des appartemens habités (1).

« Pendant la guerre des Anglais dans l'Indostan, 146 personnes furent renfermées dans une chambre de moins de 7 mètres carrés, qui n'avait que deux petites fenêtres donnant dans une galerie ; le premier effet qu'éprouvèrent ces malheureux prisonniers fut une sueur abondante et continuelle ; une soif insupportable en fut bien-

(1) L'air apporté jusqu'ici par les ventilateurs avait été, jusqu'ici, pris extérieurement, à une température presque égale à celle de l'intérieur de la salle. On a imaginé récemment de tirer cet air du fond d'une cave, et l'on a obtenu, de cette manière, un air frais en été et chaud en hiver.

tôt la suite : à cette soif succédèrent de grandes douleurs de poitrine et une difficulté de respirer approchant de la suffocation.... Ils demandèrent de l'eau, on leur en donna ; mais, se disputant pour s'en procurer, les plus faibles furent renversés, et succombèrent bientôt après : l'eau n'apaisa pas la soif de ceux qui purent en boire, et encore moins leurs autres souffrances ; ils étaient tous dévorés d'une fièvre qui redoublait à tous momens. Avant minuit, c'est-à-dire durant la quatrième heure de leur réclusion, tous ceux qui restaient encore en vie, et qui n'avaient pas respiré aux fenêtres un air moins infect, étaient tombés dans une stupidité léthargique ou dans un affreux délire ; on se battit de nouveau pour avoir accès aux fenêtres. A deux heures du matin, il n'y avait plus que cinquante vivans ; mais ce nombre étant encore trop grand pour que tous pussent recevoir de l'air frais, le combat se continua jusqu'à la pointe du jour.... Bientôt après, la prison fut ouverte : de 146 hommes qui y étaient entrés, il n'en sortit que 23 vivans ; ils étaient dans le plus déplorable état qu'on puisse imaginer, portant peinte dans tous leurs traits la mort à laquelle ils venaient d'échapper. » (Dictionnaire des sciences médicales.)

Un père de famille peut-il, d'après cet exemple effrayant, laisser coucher plusieurs de ses enfans dans un étroit cabinet, hermétiquement fermé, quelquefois même avec une bonne pour les surveiller, et plusieurs animaux? On voit cependant ces funestes effets de l'ignorance chez des hommes assez riches pour pouvoir prendre des mesures plus sages! Il est facile de concevoir encore, d'après la fatale influence d'un air non renouvelé, combien il y a d'imprudence à entourer son lit d'épais rideaux, à s'enfermer dans une voiture parfaitement close, etc.

La plupart des maladies qui attaquent les chevaux et les bestiaux, se développent souvent par la seule raison que ces animaux sont entassés dans des écuries ou dans des étables trop petites; on laisse à l'animal la place strictement nécessaire pour qu'il puisse se coucher; mais on ne songe pas au volume d'oxigène qu'il doit absorber, et conséquemment à la quantité d'air ambiant qu'il lui faut. En garnissant abondamment son râtelier de fourrage, on devrait se pénétrer de l'idée que l'animal peut, à la rigueur, se passer de manger pendant plusieurs jours, et qu'il ne peut se passer de respirer pendant une minute. On entasse 100 moutons dans l'étable où il n'en pourrait raisonnablement tenir que 50, parce qu'on recule devant la dépense qu'entraînerait la construction d'une seconde étable, ou parce que l'on croit obtenir une plus grande quantité de laine. Qu'arrive-t-il? Si nous refusons à ces animaux (souvent tenus, d'ailleurs, dans un état de malpropreté qui influe considérablement sur leur santé), si nous leur refusons, dis-je, la quantité d'air qui leur est indispensable, nous sommes, comme en toute autre circonstance, punis de notre cupidité et de notre transgression des lois de la nature : la tête basse, haletans, à demi-asphyxiés, ces animaux tombent malades, et meurent pour la plupart. Si l'on pratique des ventilateurs dans l'écurie ou dans l'étable, il est nécessaire de les disposer de manière que l'air extérieur ne puisse incommoder les chevaux ou les bestiaux; mais le moyen le plus avantageux est certainement de proportionner le nombre des bêtes à la grandeur de l'étable, eu égard au volume d'air nécessaire pour que leur respiration s'effectue librement. Le propriétaire ne peut qu'y gagner sous tous les rapports. Qu'il n'oublie donc pas qu'un seul cheval ou un seul bœuf consume journellement environ 50 mètres cubes d'air, et un mouton environ 5 mètres. On peut, d'après ces bases, établir une proportion approximative pour les autres animaux.

Il est très-sage d'empêcher les enfans de jouer dans le voisinage des cuves ou autres vaisseaux dont on se sert pour faire fermenter le vin, etc.; car pendant long-temps après que ces vaisseaux ont servi, il peut s'en dégager une assez grande quantité de gaz acide carbonique; et si malheureusement les enfans imaginaient de se cacher dans ces vaisseaux, ils pourraient payer cette imprudence de leur vie. Dans la petite ville de Calvisson, en Languedoc, trois frères ont trouvé la mort de cette manière, en moins de cinq minutes!....

Pour purger une cuve du gaz acide carbonique qu'elle peut contenir, il suffit de la remplir d'eau.

Il est d'ailleurs très-facile de reconnaître si l'on peut pénétrer dans un lieu où l'on soupçonne qu'il y a du gaz acide carbonique. Il ne s'agit que de porter devant soi une bougie allumée. On peut rester, si elle continue de brûler; mais il faut se retirer sur-le-champ si la lumière s'affaiblit, ou si elle s'éteint. On doit éviter préalablement de faire aucune inspiration dans le lieu suspect, avant d'avoir reconnu si la bougie brûle bien. Il peut être particulièment fort dangereux de descendre dans un puits, à cause de l'acide carbonique qui se forme abondamment dans les cavités de certains terrains calcaires (1); mais la manière d'assainir le puits est très-simple : au moyen d'un grand soufflet et d'un tube quel-

---

(1) Ce phénomène est surtout remarquable dans la fameuse *grotte du chien*, située sur le territoire de Pouzzole, dans le royaume de Naples. Si l'on y introduit un flambeau allumé, et qu'on le baisse contre terre, on voit sa lumière s'altérer à mesure qu'on l'approche du sol ; enfin elle s'éteint. Un chien de taille ordinaire y périt en peu d'instans. Un homme peut s'y tenir debout sans éprouver aucune incommodité, parce que les voies aérifères sont alors au-dessus de la cou-

conque qui descend jusqu'au niveau de l'eau, on pousse dans le puits une certaine quantité d'air; on obtient toutefois un meilleur effet avec une petite pompe à incendie.

L'acte de la respiration peut présenter à l'homme menacé de périr par submersion, la possibilité de se tirer du danger. Couchez-vous sur le dos à la surface de l'eau, en étendant les bras et les jambes en croix de St-André; remplissez subitement la poitrine d'air, par une inspiration profonde. Nous savons que la quantité d'air qui trouvera place dans ce réservoir sera d'environ 4,588 centimètres cubes : cette quantité suffira pour vous soutenir à fleur d'eau. Après avoir conservé le plus long-temps possible cette masse d'air dans la poitrine, laissez sortir lentement ce fluide des poumons, et, avant que l'expiration soit complète, emplissez de nouveau et rapidement ces organes de tout l'air qu'ils peuvent contenir (1), et ainsi de suite. Au moyen de cette manœuvre, qui peut être soutenue pendant long-temps sans fatigue, et qui

---

che de gaz acide carbonique ; mais il ne faudrait pas se coucher dans la grotte : l'asphyxie complète ne tarderait pas à arriver, ainsi qu'on l'éprouva sur un criminel condamné à mort, que l'on fit descendre dans cette grotte, et que l'on engagea à s'y tenir couché, avec promesse de lui laisser la vie s'il échappait à cette épreuve, qui fut mortelle pour lui.

(1) On peut généralement, en agissant ainsi, ne respirer que deux ou trois fois par minute.

suffit pour maintenir la face hors de l'eau, il est possible de rester à la surface d'une eau paisible une demi-heure et plus , sans faire du reste le moindre mouvement. Mais il faut, pour obtenir ce résultat, bannir toute crainte, toute raideur, se coucher sur l'eau comme on se coucherait sur un lit , et avoir une confiance entière dans le succès de l'expérience, qui est certaine : je l'ai renouvelée bien des fois devant de nombreux spectateurs, et l'emploi de ce moyen m'a sauvé la vie à Avignon, en 1834, au moment où, accablé de fatigue et luttant contre la mort, j'allais infailliblement me noyer dans le Rhône, quoique sachant nager.

Il se consume, dira-t-on , par la respiration et par la combustion proprement dite, une immense quantité d'oxigène, et il se produit une quantité presque aussi grande d'acide carbonique. Où va donc s'engloutir ce gaz délétère, dont on retrouve à peine quelques traces dans l'air pur, et, d'un autre côté, où se fabrique donc tout l'oxigène nécessaire ?— Si, depuis plus de 40 ans que l'air a été analysé avec exactitude, sa composition n'a pas changé, c'est à cause de ce fait, reconnu par Priestley, que les végétaux, sous l'influence de la lumière, absorbent les gaz qui nous tuent, c'est-à-dire l'azote, l'hydrogène et l'acide carbonique. Il est certain aussi (Ingenhousz et de Saussure fils l'ont démontré), que les parties vertes des végétaux versent, à la lumière du soleil, une grande quantité de gaz oxigène dans l'atmosphère, soit que ce gaz provienne de l'eau de végétation, soit qu'il provienne de l'eau atmosphérique dont l'hydrogène se fixe dans la plante. C'est pour cela que, pendant le jour, on respire l'air des bois avec délices. Ainsi les plantes fournissent aux animaux l'air vital dont ceux-ci font une si prodigieuse consommation, et, en revanche, les animaux fournissent aux végétaux l'acide carbonique qui leur est nécessaire (1).

Chose admirable? Il n'est pas un brin d'herbe qui ne contribue, pour sa part, à maintenir dans la nature un merveilleux équilibre entre des

---

(1) Les végétaux exhalent, pendant la nuit, une petite quantité d'acide carbonique; on éprouve alors autant de difficulté à respirer dans un bois qu'on y trouve de facilité pendant le jour. Aussi est-il malsain de se promener la nuit dans des lieux boisés, et dangereux de renfermer des plantes dans la chambre où l'on couche. M. Remer cite l'exemple funeste de deux jeunes filles qui furent complètement asphyxiées pour avoir laissé pendant la nuit, dans leur appartement, l'une, des tubéreuses, l'autre, une grande quantité de fleurs de violettes. Une dame fut sur le point d'éprouver le même sort, pour avoir pris un bain dans une pièce où il y avait un assez grand nombre de jonquilles. Les fleurs agissent principalement sur le système nerveux, et aussi sur les systèmes respiratoire et circulatoire, par le gaz acide carbonique qu'elles dégagent. Toutefois, comme les végétaux mettent en liberté beaucoup d'oxigène sous l'influence de la lumière, et qu'ils absorbent, pendant le jour, incomparablement plus d'acide carbonique qu'ils n'en forment pendant la nuit, il en résulte qu'indépendamment de tous leurs autres avantages, leur culture est doublement favorable à la salubrité de l'air.

élémens si opposés et des besoins si différens. C'est là assurément, entre les deux règnes, une nouvelle harmonie à signaler, harmonie bien intéressante, et propre à nous révéler dans tout leur éclat la sagesse et la prévoyance du Créateur.

CHAPITRE VI.

DE LA CHALEUR ANIMALE.

La température des êtres organisés n'est presque jamais la même que celle des milieux dans lesquels ils vivent. Ils sont doués d'une chaleur propre, ordinairement supérieure à celle qui les entoure. Ainsi, l'ours blanc, qui habite les plages désolées du pôle-nord, est plus chaud que la glace sur laquelle il repose; les poissons jouissent, dans les profondeurs de la mer, d'une chaleur plus considérable que celle de l'eau dont ils sont environnés; lorsque, pendant l'hiver, on place un thermomètre dans une ouverture pratiquée au tronc d'un arbre, la liqueur monte sensiblement, et pour que la sève gèle dans les végétaux, il faut que la température extérieure soit abaissée d'un assez grand nombre de degrés au-dessous de zéro.

Le tableau suivant présente l'indication de la température de quelques animaux, avec celle de leurs milieux et le lieu de l'observation, d'après J. Davy.

NOM DE L'ANIMAL.	Sa température en degrés centigrades	Température ambiante.	Lieu de l'observation.
HOMME { Né à Colombo, de parens européens, et âgé de 12 ans (1)	+ 38°	+ 28°	Colombo.
Température ordinaire .	37	»	»
Hottentot du cap de Bonne-Espérance	35	16	Cap de Bonne-Espérance.
Singe	39	30	Colombo.
Bœuf	38	26	Kandy.
Milan	37	25	Colombo.
Moineau	42	26	Kandy.
Poule et canard	43	25	Colombo.
Tortue	28	26	En mer.
Serpent.	29	28	Colombo.
Requin . . . . . •	25	23	En mer. Latit. 8° 23' nord.
Truite	14	13	Près d'Edimbourg.
Huître commune	27	27	Près de Colombo.
Ecrevisse	26	26	Colombo.
Scorpion	26	25	Kandy.
Guêpe	24	23	Id.

Il faut donc reconnaitre, dans les corps organisés, les sources d'une chaleur qui leur est propre.

Il est facile, d'après le tableau ci-dessus (dans lequel je n'ai pas tenu compte des fractions), de se rendre compte de la dégradation de la chaleur du sang qui se trouve dans son *maximum* chez les oiseaux, et dans son *minimum* chez les poissons, les insectes, les mollusques et les crustacés ; ces derniers ayant la même température que le milieu qu'ils habitent. Toutefois, il faut

---

(1) La chaleur animale est plus considérable dans l'enfance que chez l'adulte.

établir, en règle générale, que la température des animaux à sang froid est ordinairement supérieure, d'un degré environ, à la température de leur milieu.

Nous avons déjà fait voir qu'il existe des rapports intimes entre les fonctions respiratoires et la chaleur du sang ; quelles sont donc les sources de cette chaleur ? « Lavoisier et Laplace, ayant démontré que le charbon, en passant à l'état d'acide carbonique, était capable de faire fondre 96 fois, 33 son poids de glace à 0, et que l'hydrogène, dans sa combustion, en faisait fondre jusqu'à 313 fois le sien, examinent l'air inspiré et l'air expiré, s'assurent qu'une partie de l'oxigène disparaît, recherchent ce qu'il devient, trouvent qu'il s'unit au carbone et à l'hydrogène du sang veineux, déterminent la quantité d'acide carbonique et d'eau qui se forment, concluent de là que, par l'effet de cette combustion, il doit nécessairement se développer au sein des poumons beaucoup de chaleur ; ils la mesurent, ils comparent cette mesure qu'ils déduisent immédiatement de la quantité d'eau et d'acide produits, avec la chaleur animale, qu'ils estiment d'autre part en faisant vivre les animaux dans le calorimètre. Ils arrivent enfin à ce résultat nouveau et inattendu, que la chaleur développée par un animal est presque entièrement due à la combustion qui a lieu dans la respiration. » (Thénard.)

La quantité de chaleur produite en un jour

dans les poumons, par le seul effet de la respiration, est capable de faire fondre 38 kil. de glace, c'est-à-dire de faire passer 38 kil. d'eau, de 0 à 75°.

Mais il y a dans les animaux une autre source de chaleur qui nous est inconnue: car M. Dulong a constaté, par des expériences directes, que la quantité de chaleur perdue par un animal, dans un temps donné, est plus grande que la quantité de chaleur qui se produit en lui par la respiration pendant le même temps. De nouvelles observations ont prouvé que la respiration entre pour environ 4/5 dans la production de la chaleur animale. Le surplus est le résultat de la nutrition, des frottemens (1), etc.

Je pense qu'il se forme dans les animaux supérieurs plus de chaleur qu'ils n'en présentent réellement, mais qu'une certaine quantité de cette chaleur est absorbée par la réduction en vapeurs de la transpiration insensible et de la perspiration pulmonaire: car on sait que, pour se transformer en vapeur, les fluides s'emparent d'une assez grande quantité de calorique (2).

(1 La physique et l'expérience journalière nous apprennent, en effet, que le frottement est la source d'une grande quantité de chaleur. Le fer devient brûlant sous la lime de l'ouvrier, etc. Les sauvages obtiennent même du feu par le frottement rapide et soutenu de deux morceaux de bois l'un contre l'autre.

(2) Cette quantité est telle, qu'on peut obtenir de la glace en produisant de la vapeur.

Quelle que soit la température de l'air ambiant, la chaleur des animaux supérieurs se maintient toujours, à peu de chose près, telle que nous venons de l'indiquer dans le tableau qui précède. Ainsi, la chaleur du corps humain sera de $+ 37°$, environ, soit que l'individu se trouve en Égypte, sous une température ambiante de $+ 70°$ (1), soit qu'il se transporte au pôle boréal, sous une température de $- 50°$, ainsi que le capitaine Franklin l'a observée au fort *Entreprise* (2). N'est-il pas digne d'admiration que, malgré une différence de 120 degrés dans la température extérieure, la chaleur propre de l'homme soit constamment la même, et se maintienne à un degré qui semble lui être nécessaire pour vivre sous toutes les latitudes?

---

(1) C'est le *maximum* que le thermomètre, exposé au soleil, ait présenté jusqu'à présent. Cette observation a été faite à Philoë, en Égypte, au-dessus des cataractes. (EXPÉDITION D'ÉGYPTE, *Histoire naturelle*, pages 334 et 341.)

(2) On serait volontiers porté à croire qu'un tel degré de froid doit éteindre la vie; mais le capitaine Parry nous apprend que les chasseurs de ses équipages ont rencontré un assez grand nombre de quadrupèdes et d'oiseaux, et « qu'un homme bien vêtu pouvait se promener sans inconvénient à l'air libre, par une température de 46 degrés au-dessous de o, pourvu que l'atmosphère fût parfaitement tranquille; mais il n'en était plus de même dès qu'il soufflait le plus petit vent; car, alors, on éprouvait sur la face une douleur cuisante, suivie bientôt d'un mal de tête insupportable. » Les horribles contrées du Pôle-Nord sont d'ailleurs habitées, même dans la saison la plus rigoureuse, par de nombreuses peuplades d'Eskimaux.

On a vu des hommes, se disant incombusti-
bles, demeurer quelque temps dans un four dont
la température approchait de 100° (c'est-à-dire
de la température de l'eau bouillante). On explique cette faculté par la production de la transpiration cutanée et de la perspiration pulmonaire; l'eau qui s'échappe ainsi du corps de l'in-
vidu, étant réduite à l'état de vapeurs, refroidit
le corps à mesure que la chaleur extérieure l'é-
chauffe. On a d'ailleurs la précaution, dans l'expérience dont il s'agit, de faire placer préalablement dans le four un large vase plein d'eau, afin
d'augmenter la quantité de vapeur formée, et
d'enlever ainsi à la température ambiante une
plus grande quantité de calorique.

D'après ce que j'ai dit précédemment au sujet
de la respiration des plantes (pages 166, 172,
182 et 183), on peut reconnaître, en quelque
sorte, les sources de la chaleur des végétaux.

CHAPITRE VII.

DES SÉCRÉTIONS EN GÉNÉRAL.

On nomme *sécrétion* la fonction par laquelle certains organes, au moyen d'une élaboration particulière du sang, séparent de ce fluide diverses humeurs, qui diffèrent essentiellement entre elles par leur composition, leurs propriétés chimiques, leurs usages, et dont les unes, connues sous le nom d'*humeurs récrémentitielles,* ont leur emploi dans l'économie : telles sont les larmes, la salive, la synovie, etc., tandis que les autres, sous le nom d'*humeurs excrémentitielles,* doivent porter au dehors de l'individu les débris désormais inutiles de la nutrition : telles sont l'urine, la matière de la transpiration insensible, etc. On appelle *excrétion* la sortie naturelle de ces humeurs.

On ne s'est fait encore du mécanisme des sécrétions que des idées très-obscures : les uns supposent pour chaque sécrétion une sorte de crible ; les autres, quelque tissu qui attire par voie d'affinité ; il en est qui font coopérer à ce travail tout l'appareil des forces vitales. Quoi qu'il en soit, chaque organe a pour sa part, comme le corps entier, le pouvoir d'attirer et de rejeter les substances qui sont à sa portée, comme il convient à sa nature.

Les sécrétions sont toutes solidaires les unes des autres, et quand la quantité des unes est diminuée, il faut nécessairement que la quantité des autres soit augmentée, *et vice versâ*, pour le maintien de l'équilibre des humeurs.

Il peut s'établir une sécrétion sur tous les points de l'économie, et si toutes les parties du corps ne sécrètent pas dans l'état normal, chacune peut le faire dans certains cas. Cependant les sécrétions sont ordinairement accomplies par des organes spéciaux, connus sous le nom général de *glandes.*

Les humeurs produites par les glandes, le sont aux dépens du sang artériel; car si l'on **arrête**, par une ligature faite aux artères, le cours du sang qui alimente ces glandes, la sécrétion est suspendue à l'instant même.

Rarement les fluides sécrétés sont neutres : presque toujours ils sont ou alcalins, ou acides; et quand ils sont alcalins, ils le sont plus que le sang. On trouve d'ailleurs, dans quelques-uns de ces fluides, des substances particulières, telles que l'acide urique dans l'urine, la matière résineuse dans la bile, etc.

Il a été reconnu que presque toutes les substances qui entrent comme élémens dans la composition des fluides sécrétés, existent dans le sang (1), et s'il en est quelques-unes que l'on n'y ait pas encore découvertes, c'est que probablement, dans l'état ordinaire, ces substances ne s'y présentent pas en quantité suffisante pour pouvoir être remarquées. En effet, MM. Prévost et Dumas ayant empêché, par la ligature des artères émulgentes ou rénales, la formation de l'urine chez un quadrupède, ont analysé le sang de l'animal quelque temps après, et y ont découvert alors, en quantité assez notable, l'acide urique, dont ce fluide n'offrait d'abord que peu de traces. On a remarqué qu'après l'ablation des reins, l'acide urique est souvent séparé et expulsé par les intestins, qui suppléent ainsi aux viscères enlevés. Le même phénomène a lieu dans certaines maladies : l'urine devient albumineuse et l'acide urique reste dans le sang, ou bien cet acide est sécrété et excrété par le tube digestif. Dans d'autres cas, dans la goutte, par exemple, l'acide urique est déposé sur les articulations, etc.

En examinant au microscope la langue d'une grenouille vivante, on voit distinctement une artériole pénétrer dans chacun des follicules ou petites glandes de cet organe, s'y contourner plusieurs fois sur elle-même, en formant comme un double huit de chiffre, se convertir en veine,

______

(1) Voyez la composition de ce fluide, page 132.

et sortir à cet état par la paroi opposée du follicule. (Voyez la *Fig.* 100.)

Les glandes diffèrent beaucoup entre elles
sous le rapport de la structure. Ce sont ou des
cavités, ou des tubes. Mais ces deux formes peuvent se modifier et se combiner diversement.
Tantôt la glande n'est composée que d'une très-
petite fossette, qui est le siége de la sécrétion,
tantôt elle offre la forme d'une petite ampoule
(*Fig.* 99), à laquelle s'ajoute parfois un conduit
excréteur, chargé de porter au dehors le produit de la sécrétion (*Fig.* 90); quelquefois ce
conduit est roulé en spirale, comme dans les
innombrables petites ampoules logées dans l'é-
paisseur de la peau (1), et qui servent à la sécrétion de la transpiration insensible. Souvent
les glandes sont isolées, sous le nom de *cryptes*
ou de *follicules*; parfois elles se composent d'ampoules ou de tubes agglomérés, etc. C'est surtout dans les membranes muqueuses que se remarquent les cryptes, les unes à parois unies à
l'intérieur, les autres divisées par plusieurs cloisons. La *Fig.* 24 représente une crypte de la
membrane muqueuse de l'estomac du castor :
on voit qu'elle se compose d'une cavité prin-

____

(1) On voit, par la *Fig.* 7, qu'il existe, autour de chacune
de ces petites ampoules, une quantité considérable d'autres
organes plus petits, qui semblent verser le produit de la sécrétion dans la glande principale, comme dans un lieu de
décharge commun.

cipale et de divers embranchemens disposés comme les galeries d'une mine. Les glandes sont souvent enveloppées de membranes protectrices, et le conduit excréteur va quelquefois déboucher dans un réservoir qui doit tenir en dépôt le fluide sécrété : l'appareil biliaire offre ces deux dispositions. L'urine est aussi tenue en dépôt dans un réservoir distinct des organes qui sécrètent cette humeur.

§ I.

DES SÉCRÉTIONS RÉCRÉMENTITIELLES.

De la salive. — La salive est un fluide alcalin, fourni par six *glandes salivaires* principales, situées, les unes aux environs de la bouche (les parotides et les maxillaires), et les autres dans la bouche même (les sublinguales). Toutes ces glandes sont composées d'un nombre infini de vésicules (1), communiquant à l'extérieur, chacune par un conduit qui s'unit aux autres pour former des vaisseaux de plus en plus considé-

---

(1) Chez les insectes qui sont pourvus de glandes salivaires, ces glandes sont de forme tubuleuse. Chez le ver-à-soie, elles se déchargent dans un réservoir, et c'est de là que cet utile animal tire son admirable produit, qui n'est autre chose que sa salive.

rables, d'où il résulte un assemblage d'ampoules, sous le nom de *glande conglomérée*, laquelle vient se décharger dans la bouche par un ou plusieurs canaux (*Fig. 48*).

Les *parotides* sont situées immédiatement au-dessous des oreilles ; leur conduit excréteur, nommé le *canal de Stenon*, longe horizontalement la joue sur la surface externe du muscle mas-seter, et vient percer le buccinateur pour s'ouvrir dans la bouche, vis-à-vis la seconde ou la troi-sième dent molaire supérieure, à 4 centimètres environ de la commissure des lèvres. Les *maxil-laires* sont placées à la face interne de la mâ-choire inférieure, près de ses angles ; le conduit excréteur qui part de chacune de ces glandes, va s'ouvrir dans la bouche, à côté du ligament antérieur de la langue, par un simple orifice. Les *sublinguales* reçoivent leur nom de leur si-tuation au-dessous de la langue ; elles se dé-chargent dans la bouche par plusieurs conduits excréteurs, dont les orifices se découvrent anté-rieurement, entre la langue et les gencives. Plu-sieurs autres glandes plus petites fournissent aussi la salive par autant de conduits excréteurs très-courts qui s'ouvrent dans la bouche. On les remarque entre les muscles masseter et bucci-nateur, derrière la membrane muqueuse qui re-couvre intérieurement les joues.

Sur 1,000 parties, la salive humaine contient : eau, 992, 9 ; ptyaline, 2, 9 ; mucus, 1, 4 ; chlorure

de sodium et de potassium, 1, 7; lactate de soude,
0, 9; soude, 0, 2 (Berzélius). La salive contient,
en outre, d'après les recherches de Gmelin et de
Tiedmann, du sulfocyanure de potassium et une
matière grasse phosphorée.

Du suc gastrique. — Cet agent principal de la
digestion est séparé du sang par les cryptes de
la membrane muqueuse de l'estomac. Tiré d'un
estomac vide, ce suc est peu acide, et contient
beaucoup de mucus. Quand l'estomac renferme
des alimens, l'acidité de ce suc augmente. On y
découvre alors de l'acide chlorhydrique, des
traces d'acide acétique, quelquefois même, comme dans celui du cheval, de l'acide butyrique,
d'autres fois enfin, comme Macquart l'a reconnu
dans celui du bœuf et dans celui du mouton, de
l'acide phosphorique. Le suc gastrique des animaux ruminans contient, en outre, de l'ammoniaque et du sel commun. Au reste, il paraîtrait,
d'après les expériences de Gosse, que la nature
de ce suc varie selon celle des alimens.

Le suc gastrique est jaunâtre, transparent,
salé, amer, d'une odeur fade. La première qualité essentielle de ce suc est d'être un dissolvant
pour un infinité de substances, de les réduire en
une bouillie molle, homogène et grisâtre, qu'on
appele chyme; et cela, non seulement le suc
gastrique peut l'opérer pendant la vie, mais
encore il peut le faire après la mort; il agit
même hors du corps de l'animal; ce qui prouve

que son effet est purement chimique et presque indépendant de la vitalité.

Les principales sources du suc gastrique paraissent être dans les glandes cachées dans l'épaisseur des parois de l'estomac, derrière la membrane muqueuse ; mais ces sources ne sont pas encore toutes bien connues (1).

De la bile. — La bile est une liqueur amère, plus ou moins visqueuse, d'un jaune verdâtre, d'une odeur particulière et nauséabonde, d'une pesanteur spécifique un peu plus grande que celle de l'eau. Il règne sur son origine une incertitude que de nouvelles observations pourront peut-être dissiper. Les uns pensent que sa formation a lieu aux dépens du sang artériel, d'autres croient que c'est le sang veineux qui en fournit les élémens ; d'autres enfin supposent, avec quelque raison peut-être, que le sang artériel et le sang veineux sont nécessaires pour la sécrétion de cette humeur.

D'après M. Berzélius, la bile contient, sur 1,100 parties, 1,000 parties d'eau, 42 d'albumine, 41 d'une substance résineuse, de 2 à 10 de matière colorante jaune, 6 de soude, et 4 à 5 de phosphate, d'hydrochlorate et de sulfate de soude, d'oxide de fer et de phosphate de chaux. Mais, d'après les recherches de Gmelin et de Tied-

---

(1) Voyez, pages 90, 108 et suivantes, quelques autres détails relatifs au suc gastrique.

mann, la bile de bœuf contiendrait, en outre, un très-grand nombre de substances, savoir : une substance ayant l'odeur du musc, de la cholestérine, de l'acide margarique, de l'acide oléique, de l'acide cholique, tous trois unis à la soude, de la taurine, du sucre biliaire, une substance analogue au gluten végétal, de la matière caséeuse, de la matière salivaire, du mucus de la vésicule biliaire, de l'osmazôme ou extrait de viande, une substance insoluble dans l'alcool, du bi-carbonate de soude, de l'acétate de soude, du sulfate et du phosphate de potasse, et du chlorure de sodium.

La bile est sécrétée par le *foie* F (*Fig.* 11), glande volumineuse, d'une couleur brune rougeâtre, et d'une consistance assez ferme, qui occupe la plus grande partie de l'hypocondre droit et s'avance même au-delà, du côté gauche. Le foie se divise en plusieurs parties latérales qu'on appelle lobes, et sa forme est très-irrégulière ; elle s'accommode à la conformation des parties qui l'avoisinent ; c'est pourquoi cet organe est convexe et uni dans sa partie supérieure, pour se loger dans la concavité unie du diaphragme, auquel il est attaché et dont il suit tous les mouvemens. Sa face inférieure est, au contraire, concave et inégale. Il est recouvert d'une membrane mince, nommée *capsule de Glisson*, et sa substance est formée de l'assemblage d'un grand nombre de vaisseaux de tout genre, qui paraissent se distribuer à une infinité de petits grains ou de vésicules appelés par Winslow *grains pulpeux*.

La bile est reçue, au fur et à mesure de sa formation, dans une poche membraneuse particulière, qui a reçu le nom de *vésicule biliaire* ou *vésicule du fiel* FI. Situé dans la partie concave du lobe droit du foie, ce réservoir, dont la forme approche de celle d'une poire, et qui, chez l'homme, a environ la grosseur d'un œuf de pigeon, communique avec le duodénum par le moyen du *canal cholédoque*, et c'est par ce canal qu'est portée dans cet intestin la quantité de bile nécessaire pour la digestion duodénale.

Du suc pancréatique. — Ce suc est séparé du sang par le *pancréas*, glande de forme oblongue et aplatie, d'une couleur rouge très-pâle, offrant assez de consistance, profondément située dans l'abdomen, derrière l'estomac, et à droite de la rate. Le pancréas est formé de grains conglomérés, et parsemés de vaisseaux de toute espèce. Les conduits excréteurs du pancréas sont d'abord aussi nombreux que les petits grains qui le composent; mais bientôt tous ces conduits s'unissent les uns aux autres, et viennent aboutir à un canal commun, qui s'ouvre dans le duodénum. La structure du pancréas offre donc beaucoup d'analogie avec celle des glandes salivaires. Le fluide qu'il sécrète présente lui-même une grande ressemblance avec la salive : il sert, conjointement avec la bile, à perfectionner le chyle, et probablement aussi à le séparer des matières excrémentitielles.

Quant à la *rate*, c'est un viscère mollasse, spongieux, d'une couleur rouge obscure tirant sur le noir; elle est située obliquement dans l'hypocondre gauche, entre les fausses côtes et l'estomac. La rate est pourvue de deux enveloppes, l'une fibreuse, interne, grisâtre; l'autre séreuse, externe, transparente, formée par le péritoine. Parmi les vaisseaux qui viennent se répandre dans ce viscère, on remarque beaucoup de vaisseaux sanguins, notamment l'artère *splénique* (1), remarquable par ses flexuosités multipliées. Le plus ordinairement la rate est unique; mais parfois elle est accompagnée de quelques petits corps de la même nature qu'elle.

L'usage de la rate n'est pas encore très-bien déterminé. On suppose généralement que c'est un ganglion sanguin, propre à faire subir quelques modifications au sang. La rate est aussi un auxiliaire du foie: elle a quelques rapports avec ce viscère pour la sécrétion de la bile. Il est cer-

---

(1) Ce mot est dérivé du mot grec σπλήν, *lien;* c'est aussi de là que les Anglais ont tiré leur mot *spleen*, état de consomption particulier à ce peuple. Il paraît que la cause de cette maladie singulière, qui pousse ses victimes à la mélancolie et au suicide, tient à l'engorgement des vaisseaux de la rate; mais il est à remarquer que ni les artisans, ni les laboureurs ne sont sujets au spleen.

tain que quand on enlève la rate à un animal, la bile devient plus abondante chez lui que précédemment; mais aussi elle est moins colorée et contient plus d'eau qu'à l'ordinaire. C'est à cause de ces considérations que je fais mention de la rate dans le présent chapitre.

Outre ses autres usages, on peut supposer que la rate, en raison de sa nature spongieuse, jouit de la propriété de s'emparer immédiatement d'une quantité de sang assez grande pour que l'abondance de ce fluide ne nuise pas aux fonctions respiratoires et circulatoires, dans les mouvemens violens et soutenus. En effet, on éprouve alors dans la rate une de sorte gonflement, de pesanteur, et même parfois une douleur assez fatigante, mais qui ne tarde pas à se dissiper. Tout cela ne semblerait-il pas indiquer la présence dans la rate d'une quantité de sang plus grande qu'à l'ordinaire? Cette supposition, assez vraisemblable du reste, et que Broussais a émise le premier, est diamétralement opposée à l'idée où sont encore quelques personnes, que l'on rendrait les coureurs plus légers et plus agiles, si on les privait de la rate. Il est à croire, au contraire, que les courses soutenues détermineraient alors des accidens très-graves, tels que l'hémoptysie ou crachement de sang, l'hypertrophie du cœur et même la mort. C'est du moins ce que l'on a observé sur des chiens.

De l'humeur sébacée. — On trouve dans l'épais-

seur de la peau de petits follicules appelés *follicu-*
les sébacés, parce qu'ils versent à sa surface une
humeur grasse du même nom, et qui approche de
la nature du suif. Ces glandes se rencontrent en
plus grand nombre à la peau de la tête, au nez,
aux aines, etc., que partout ailleurs. La formation
de l'humeur jaune et épaisse qui se remarque
dans le conduit auditif est également due à des
glandes sébacées. Cette dernière humeur se
nomme *cérumen*, et semble avoir pour objet
principal d'empêcher l'introduction de petits
insectes dans ce conduit. L'humeur sébacée
prend le nom de *chassie* aux paupières, où elle
s'oppose à ce que les larmes coulent sur la joue.

En général, l'humeur sébacée donne de la souplesse, du poli, de l'élasticité à la peau et aux
poils qui la recouvrent. Elle concourt d'ailleurs à
la décomposition du sang. Très-abondante et
très-odorante chez le nègre, elle exhale, chez
quelques blancs, une odeur de bouc fort prononcée. C'est de cette matière grasse que s'im-
prègnent nos vêtemens.

L'humeur sébacée est très-abondante chez les
oiseaux. La nature a donné à ces animaux une
glande volumineuse, qui laisse suinter sur leur
croupion l'humeur huileuse avec laquelle ils oi-
gnent leurs plumes, en les passant entre leur
bec. On remarque surtout chez les oiseaux
aquatiques une énorme quantité de cette humeur; elle imbibe même leur peau, lui donne

un goût rance, et s'insinue dans tout le plumage. De là vient que ces oiseaux, quoique perpétuellement plongés dans les eaux, ne peuvent pas se mouiller.

De la graisse. — La graisse est le produit d'une sécrétion opérée par le tissu cellulaire. C'est un suc huileux, renfermé dans une multitude de vésicules qui ne se voient qu'au microscope ; ces vésicules agglomérées forment des grains plus volumineux, lesquels constituent enfin de petites masses séparées l'une de l'autre par des sillons plus ou moins profonds. C'est cette réunion de vésicules que l'on appelle le *tissu adipeux.* Ces innombrables vésicules ne communiquent point entre elles, car la graisse ne s'écoule que de celles qui sont incisées. La graisse est inodore, de couleur jaunâtre, et se coagule à une température d'environ $+ 20°$. M. Chevreul a distingué, dans l'analyse de la graisse, la substance grasse de la substance huileuse ; il a appelé la première *stéarine* (1) et la seconde *oléine.*

La quantité de graisse varie suivant l'âge, suivant le tempérament, etc. Elle est plus abondante dans certaines parties du corps que dans d'autres : il y en a beaucoup au ventre, aux fesses, aux mamelles, aux reins, etc.; moins sur les

---

(1) La stéarine forme la base de la composition des bougies dites de l'étoile, du globe, du phare, etc.

mains et sur les pieds, et peu ou point sur le bord des lèvres.

La graisse sert à donner de la souplesse aux muscles, à établir une mollesse convenable dans la peau pour favoriser le jeu des vaisseaux et des nerfs de cette partie. Celle qui se trouve immédiatement sous la peau concourt à défendre le corps contre les injures de l'air, surtout à le garantir du froid ; et l'on a pu remarquer que les animaux chargés de graisse sont communément moins sensibles à l'abaissement de la température, que ceux qui sont privés de cette huile animale. La graisse sert, en outre, ainsi que le tissu cellulaire, à tenir la peau tendue, égale à sa surface, et contribue ainsi à la beauté des formes extérieures. Enfin, la graisse tient lieu de nourriture à l'animal, dans certains cas où celui-ci est obligé de vivre aux dépens de sa propre substance ; c'est ce que semble confirmer l'état de maigreur où l'on voit les loirs, les marmottes et les autres quadrupèdes assujettis au sommeil d'hibernation, après que ces animaux ont passé, sans manger, l'hiver entier dans la tannière où ils s'étaient engourdis, chargés de graisse, au commencement de la mauvaise saison. La même remarque peut s'appliquer aux personnes qui ont observé une diète soutenue, et c'est surtout l'absence de la graisse qui produit des changemens considérables dans le physique de ceux qui ont éprouvé de longues maladies.

De la moelle. — La moelle, qui se rencontre dans les os, est plus fluide que la graisse, avec laquelle on lui trouve, du reste, beaucoup d'analogie. Sa formation est difficile à expliquer, et l'on suppose qu'elle sert à la nutrition des os. Elle est complètement insensible dans l'état de santé : ce n'est que dans certaines maladies des os que la sensibilité de la moelle se manifeste et devient quelquefois très-grande.

De la synovie. — La synovie est une humeur séparée du sang par des membranes connues sous le nom de *capsules synoviales*, situées autour des articulations ; son usage est de faciliter les frottemens des surfaces articulaires. On trouve dans sa composition, selon M. Margueron, 80 parties, 46 d'eau ; 4,52 d'albumine ; 11,86 de matière fibreuse ; 1,75 de sel marin ; 0,70 de carbonate de soude ; 0,70 de phosphate de chaux. On suppose qu'elle contient, en outre, les autres sels qui entrent dans la composition du sérum du sang.

Du mucus. — Cette humeur se forme sans cesse à la surface des membranes muqueuses, qu'elle paraît destinée à lubrifier. On conçoit que, sans la production de ces mucosités, des cavités, dont la surface doit presque continuellement être en contact avec des corps étrangers, ne sauraient favoriser le glissement de ces corps. On conçoit également que, sans la présence du mucus, les cavités qui s'ouvrent à l'extérieur, telles que le tube digestif, la trachée-artère et les bronches, les fosses nasales, la vessie et l'urètre, etc., seraient promptement desséchées et leurs parois altérées par l'action de l'air atmosphérique; aussi, toutes ces cavités sont-elles tapissées d'une membrane muqueuse.

Le mucus varie selon les organes qui le fournissent. Il est ordinairement épais, visqueux, transparent, pareil au blanc de l'œuf. Examiné au microscope, le mucus présente une grande quantité de globules entièrement semblables aux globules blancs que nous avons dit exister dans le sang. Voyez à cet égard la page 130, et B (*Fig.* 45).

D'après Fourcroy, Vauquelin et M. Berzélius, 1,000 parties de mucus contiennent : 933 parties 9 d'eau; 53, 3 de matière muqueuse; 5, 6 de chlorures de potassium et de sodium; 3, 0 de lactate de soude uni à une substance animale; 0, 9 de soude; 3, 5 de phosphate de soude, d'albumine, et d'une matière insoluble dans l'alcool, mais soluble dans l'eau. Ainsi, le mucus est essentiellement alcalin.

Le mucus le plus abondant est le mucus nasal; il est fourni par la membrane muqueuse du nez, connue sous le nom de *membrane pituitaire.*

On trouve le mucus desséché à la surface de la peau, où il forme les petites écailles qu'on en détache par le frottement. Les durillons et les couches épaisses du talon, les ongles, les parties cornées, ne contiennent, pour ainsi dire, que du mucus. Les cheveux, les poils, la laine, les plumes, les écailles des poissons, en renferment aussi une grande quantité.

Il me reste à parler de la sécrétion des larmes, du lait, etc. Nous nous en occuperons dans la suite.

§ II.

DES SÉCRÉTIONS EXCRÉMENTITIELLES.

De l'urine. — La formation de l'urine a pour objet la décomposition du sang, et, par suite, la décomposition du corps. La sérosité fournie en abondance par le chyle qui a passé dans le sang, et par l'absorption générale, s'échappe en partie (ainsi que nous le verrons plus tard), par la voie de la transpiration insensible cutanée et de la perspiration pulmonaire; l'autre portion, qui est l'urine, s'unissant à la partie trop animalisée du sang, est séparée de ce fluide par les *reins*, d'où elle passe par les *uretères* dans la *vessie*, qui constitue pour elle un réservoir. Cette sérosité sort, plus tard, de ce réservoir temporaire, par un canal qu'on appelle le *canal de l'urètre* U (*Fig.* 40).

Les *reins* RD, RG, vulgairement nommés les *rognons*, sont deux glandes d'une consistance ferme, et d'un rouge brun; leur situation est dans la région lombaire, hors du péritoine, l'un à droite, l'autre à gauche. Ils sont couchés sur les dernières fausses côtes, et entourés d'une forte couche de graisse. Leur forme approche de celle d'un haricot. Chez les mammifères, les reins se composent de tubes contournés et roulés sur eux-mêmes, dans la partie corticale, ainsi qu'on peut le voir en RG ; cette structure de la partie extérieure est complétée par une multitude de vaisseaux sanguins et de nerfs. L'intérieur du rein est formé d'un grand nombre de *tubes* ou *tuyaux urinaires*, qui se terminent par dix à douze éminences nommées *mamelons*, dont la pointe mousse répond dans une cavité pratiquée dans le rein, du côté de son échancrure, et qu'on appelle le *bassinet* B. Cette cavité communique avec la vessie par le moyen d'un conduit membraneux nommé l'*uretère* UR, dont l'extrémité supérieure tapisse la cavité du bassinet, et dont le volume est à peu près celui d'une plume à écrire. Les principaux vaisseaux sanguins en communication avec le rein sont l'artère émulgente ou rénale, qui part de l'aorte, et la veine du même nom.

Chez certains mammifères, chez l'homme, chez le mouton, par exemple, chaque rein est simple, tandis que chez d'autres mammifères, tels que l'ours, le bœuf, etc., chaque rein est formé d'une aggrégation de parties prismatiques, ainsi qu'on peut le voir dans la *Fig*. 47. J'ai représenté, dans la *Fig*. 58, un des lobules rénaux du bœuf, ouvert par son milieu. On peut voir, en A, le rameau de l'artère émulgente qui se distribue dans son intérieur ; en B, le rameau de la veine émulgente correspondante, et en C, l'uretère coupé dans sa longueur. Les bassinets ouverts sont figurés en F, et les mamelons en E.

La *vessie* VE (*Fig*. 11 et 40) est un sac musculo-membraneux, susceptible de dilatation et de contraction, situé sous le paquet intestinal, dans la partie antérieure du bassin. Ce sac, formé extérieurement de fibres musculaires, est tapissé à l'intérieur par une membrane muqueuse, qui garnit aussi la paroi interne du canal de l'urètre. On remarque, à l'orifice de la vessie, des fibres musculaires disposées en anneau et de manière à fermer cet orifice.

Séparée du sang par les tubes de la substance corticale des reins, l'urine est versée dans le bassinet par les tubes urinaires, et, du bassinet, elle est portée goutte à goutte dans la vessie par les uretères. Ces derniers conduits viennent s'ouvrir obliquement dans la vessie, après avoir rampé quelque temps entre ses parois ; de telle sorte, que l'urine, faisant effort par son poids contre l'extrémité des uretères, les aplatit et les ferme d'autant plus exactement, qu'elle est plus abondante. C'est donc par un mécanisme analogue à celui de certaines soupapes, que l'urine ne remonte pas dans les uretères.

Quand l'urine est accumulée dans la vessie, le besoin de l'excréter se fait sentir : alors, les muscles abdominaux se contractent, pressent les intestins qui réagissent sur la vessie ; le diamètre de celle-ci diminue dans tous les sens par la contraction volontaire des fibres musculaires qui entrent dans sa structure, et, de cette manière, se trouve surmontée la résistance qu'opposaient à la sortie de l'urine les fibres circulaires qui garnissent le col de la vessie : ainsi pressée de tous côtés par les parois de ce réservoir, l'urine est obligée de chercher une issue dans le canal de l'urètre, qui la conduit au dehors.

La vessie est, pour les animaux, et surtout pour l'homme, un grand bienfait de la nature ; car, sans ce réservoir spécial, nous eussions été assujettis à une émission continuelle de l'humeur sécrétée goutte à goutte par les reins, ce qui eût été pour nous une incommodité dégoûtante. La vessie manque cependant quelquefois, mais très-rarement (1). Les uretères vont alors s'ouvrir dans le rectum.

L'urine est un fluide jaunâtre, d'une saveur salée, et dont la pesanteur spécifique est un peu plus grande que celle de l'eau. D'après M. Ber-

___

(1) Voyez l'anatomie descriptive de H. Cloquet.

zélius, 1,000 parties d'urine contiennent : eau, 933, 00; urée, 30, 10; sulfate de potasse, 3, 71; sulfate de soude, 3, 16; phosphate de soude, 2, 94; sel marin, 4, 45; phosphate d'ammoniaque, 1, 65; chlorhydrate d'ammoniaque, 1, 50; acide lactique libre, lactate d'ammoniaque, matière animale soluble dans l'alcool, autre matière animale insoluble dans l'alcool, urée qu'on ne peut séparer de la matière précédente, 17, 14; phosphate de chaux et de magnésie, 1, 00; acide urique, 1, 00; mucus de la vessie, 0, 32; silice, 0, 03.

La composition de l'urine est si compliquée, qu'il est aisé de se rendre compte de la facilité avec laquelle peuvent se former les concrétions, soit dans les reins, soit dans la vessie; il est reconnu qu'entre les élémens de cette humeur, il y a quinze combinaisons qui peuvent donner lieu à la formation de calculs urinaires (1).

La quantité de sang qui passe dans les reins peut être évaluée à environ 31 kilogrammes par heure; ce qui explique la promptitude avec la-

---

(1) « Les personnes qui ont la mauvaise habitude de conserver long-temps l'urine dans la vessie, dit M. Ségalas dans son *Essai sur la gravelle et sur la pierre*, par la raison qu'elles écoutent peu la sensation qui les avertit du besoin de la rendre, sont, par cela même, plus exposées que d'autres à la pierre vésicale. Elles favorisent ainsi la précipitation des sels de l'urine, et par conséquent leur réunion d'abord en graviers, puis en calculs. »

quelle certaines boissons ou certaines substances introduites dans les voies digestives agissent sur la formation de l'urine. On croit, d'ailleurs, que les boissons se trouvent apportées en grande partie dans la vessie par la seule absorption, et sans passer par le torrent de la circulation. Aussi, les urines qui en proviennent sont-elles moins chargées en sels, plus limpides et d'une couleur moins foncée que les autres.

L'urine humaine rougit le papier de tournesol ; il en est de même de celle des carnassiers. L'urine des mammifères herbivores, au contraire, ramène au bleu le papier de tournesol rougi par les acides, et ne contient point d'acide urique. Il n'en est pas de même de l'urine des oiseaux, qui n'est, pour ainsi dire, formée que d'acide urique, en partie combiné à l'ammoniaque ; elle ne contient ni phosphates, ni carbonates, ni acide lactique libre ; elle ne paraît pas non plus contenir d'urée. L'urine des serpens est dans le même cas. Chez les uns comme chez les autres, l'urine n'est autre chose que la matière blanche et comme cristalline qui entoure les excrémens de ces animaux. Comme ils sont dépourvus de vessie, l'urine est apportée des reins par les uretères U (*Fig.* 28) dans le cloaque N, d'où elle sort avec les excrémens solides.

De la transpiration insensible. — La formation de l'humeur aqueuse qui s'échappe incessamment de toute la surface de la peau et de la membrane muqueuse dont les bronches sont tapissées intérieurement, devrait être, à la rigueur, considérée comme une sécrétion excrémentitielle, et, en conséquence, examinée maintenant ; mais on trouvera cette fonction traitée en détail au chapitre IX, qui a pour objet l'*Exhalation* ; j'ai cru qu'elle y serait plus convenablement placée.

CHAPITRE VIII.

DE L'ABSORPTION.

On donne le nom d'*absorption* à la propriété dont jouissent les divers tissus du corps des animaux, de se laisser pénétrer plus ou moins rapidement par les fluides, et par diverses substances solides dont les parties sont très-divisées. Ainsi, on a remarqué que le poids du corps était sensiblement augmenté à la sortie du bain ; on a recherché la quantité d'eau disparue de la baignoire, en tenant compte de l'évaporation, et l'on a trouvé que la différence en moins pour le poids de l'eau cadrait avec la différence en plus pour le poids du corps. Une partie de l'eau du bain s'est donc introduite dans l'économie (1). Il en est de même après une promenade dans un lieu humide, etc.

Le phénomène de l'absorption doit être attri-

(1) C'est ainsi que les bains sont, pour la santé, d'un effet très-salutaire ; il résulte d'un bain l'introduction dans le corps d'une quantité d'eau qui va quelquefois jusqu'à plusieurs kilogrammes, ce qui rafraîchit le sang, le rend plus séreux, moins animalisé, etc.

bué, en général, à la porosité des tissus, lesquels sont formés, comme on sait, par une immense quantité de lamelles qui laissent des lacunes entre elles. On pourrait, sous ce rapport, comparer les tissus à une sorte de feutre. L'absorption est due aussi à l'appareil lymphatique.

Rien de plus facile à prouver que l'absorption. Couvrez, avec un morceau de vessie ou de tout autre tissu animal, un vase contenant un mélange d'eau et d'alcool; peu à peu, l'eau traversera la membrane, et l'alcool, n'étant pas doué de ce pouvoir au même degré, se concentrera dans le vase. On peut expérimenter d'une autre manière. Faites passer dans une veine, dans une artère ou dans une portion d'intestin IN (*Fig.44*), un mélange d'eau et d'acide sulfurique. Si le tube en question plonge dans un bain de teinture de tournesol B, cette liqueur, de bleue qu'elle était, passera au rouge en très-peu de temps, preuve manifeste de la présence, dans le bain, de l'acide sulfurique, dont une partie a transsudé du tube et s'est mêlée à la teinture (1).

Il en est de même pour les gaz : introduisez un gaz dans une vessie que vous fermez ensuite hermétiquement; ce gaz sera assez promptement al-

---

(1) Cette expérience vient appuyer ce que nous avons dit précédemment au sujet des artères, sur la manière dont le sang passe au travers de leurs parois pour opérer la nutrition proprement dite et les sécrétions.

téré, et, par l'analyse, on y découvrira de l'air atmosphérique. Il y a donc eu passage de l'extérieur à l'intérieur. Il n'est pas moins facile de démontrer l'absorption de substances solides, mais extrêmement divisées. C'est ainsi qu'on introduit dans l'économie certains médicamens.

Il y a deux sortes d'absorptions : l'absorption générale et l'absorption chylifère.

L'absorption générale peut avoir lieu par tous les points de la surface du corps et par tous les points de l'intérieur. C'est ce genre d'absorption qui s'effectue en raison de la porosité des tissus, d'une part, et, d'autre part, en vertu d'un appareil considérable de vaisseaux appelés *vaisseaux lymphatiques*, qui ont été regardés pendant longtemps comme les seuls organes de l'absorption.

Ces vaisseaux, qui semblent partir des extrémités artérielles, forment deux couches, l'une superficielle, l'autre profonde, et ceignent tous nos organes d'un vaste réseau. On a trouvé des vaisseaux lymphatiques jusque dans les membranes de l'œil, dans le tissu des os, etc. Ces vaisseaux sont transparens, et composés, comme les veines, de deux tuniques, dont l'une, interne, forme par ses replis d'innombrables valvules. Les vaisseaux lymphatiques, dont le calibre est extrêmement petit, vont se décharger dans les principales veines ou dans le canal thoracique. Mais ils traversent auparavant de nombreux ganglions, qui se remarquent principalement au cou, aux aisselles, aux aines, etc. Ces ganglions doivent être chargés de modifier, de tamiser en quelque sorte les matières que charrient ces vaisseaux. La *Fig*. 60 représente un de ces ganglions avec ses vaisseaux lymphatiques.

C'est dans cet ordre de vaisseaux que circule une sérosité appelée *lymphe*, fluide chargé d'humecter tous les organes, tant superficiellement que profondement, afin de les maintenir dans l'état de souplesse nécessaire, et d'établir entre eux une nouvelle communication générale. Une partie des fluides sécrétés dans l'économie est absorbée par l'appareil lymphatique, quand les glandes qui sécrètent ces fluides ou les réservoirs qui les contiennent ne reçoivent par la sollicitation convenable pour leur excrétion. Les divers fluides ainsi absorbés sont portés dans la masse du sang.

La lymphe est un fluide sans odeur, presque insipide, incolore et transparent, mais qui devient rougeâtre si on laisse jeûner l'animal. Elle contient des globules plus petits et moins nombreux que ceux du sang, et les vésicules lymphatiques ne sont point colorées. La lymphe est une des humeurs les plus abondantes, une de celles qui jouent le plus grand rôle dans l'économie animale. Elle offre, à l'analyse, selon MM. Chevreul, Leuret et Cassaigne, la plupart des sels qu'on trouve dans le sang, du sérum, de l'albumine et de la fibrine. Abandonnée à elle-même, elle se coagule comme le sang , propriété qu'on doit attribuer à la fibrine tenue en dissolution dans l'un et dans l'autre de ces fluides. Le caillot de la lymphe devient rouge écarlate quand on le met en contact avec le gaz oxigène , et rouge pourpre noirâtre quand on le fait communiquer avec l'acide carbonique.

On est tenté de croire , d'après tant de caractères communs au sang et à la lymphe, que ce dernier fluide est , pour ainsi dire , du sang auquel il ne manque que le contact de l'oxigène, et qui est tenu en réserve, avec un mode particulier de circulation , afin que la perte d'une certaine quantité de sang puisse se réparer presque sur-le-champ, et pour que la nutrition , dans certains cas , puisse s'opérer aux dépens de la propre substance de l'animal.

Dans les animaux supérieurs , on n'a pas encore reconnu d'organes propres à imprimer un mouvement à la lymphe; mais MM. Panizza et Muller ont découvert, chez la grenouille, deux cœurs lymphatiques situés dans la région crurale , et deux autres situés vis-à-vis la troisième vertèbre dorsale. Les mêmes observateurs ont aussi découvert de semblables organes chez les serpens.

Les veines doivent être considérées comme des vaisseaux absorbans: M. Magendie l'a constaté. Il a enlevé un membre à un chien préalablement endormi avec de l'opium; puis, au moyen de tubes convenablement disposés, il a fait communiquer l'artère restée au corps avec la portion de cette artère qui se trouvait dans le membre séparé ; il a agi de même pour la veine, en sorte que, ces tubes se trouvant intermédiaires aux vaisseaux sanguins, le membre en question ne communiquait avec le reste du corps que par le moyen du sang. On a introduit alors un violent poison (de l'upas) dans les chairs du membre séparé ; ce poison a été absorbé promptement par les veines ; il a pénétré dans le sang, et a circulé avec ce fluide, d'abord dans le tube, ensuite dans le corps de l'animal qui a péri en très-peu de temps.

L'absorption se fait par toute la surface du corps, et les personnes qui vivent dans une atmosphère riche en élémens nutritifs, engraissent beaucoup sans beaucoup manger. Cependant la peau absorbe assez difficilement quand elle est revêtue de l'épiderme ; mais l'absorption a lieu rapidement quand l'épiderme est enlevé.

L'absorption se fait aussi très-facilement par les membranes muqueuses. Certaines maladies peuvent se propager d'un nourrisson à la nourrice pendant l'allaitement ; un verre dans lequel a bu une personne atteinte de l'une de ces maladies, peut la communiquer à un individu qui se sert de ce verre immédiatement après ; il peut en être de même d'une cuiller portée d'une bouche à l'autre sans avoir été essuyée, et peu de temps après que la personne malade en a fait usage, etc.

Mais, de tous les tissus de l'économie, c'est le tissu pulmonaire qui semble réunir au plus haut degré les conditions nécessaires pour l'absorption. M. Muller a couvert, avec un poumon étendu, un vase contenant de l'eau; renversant alors le poumon, le vase et le fluide qui y était contenu, il a vu que ce fluide était absorbé en très-peu d'instans. M. Milne-Edwards ayant injecté huit litres d'eau dans les poumons d'un cheval, cette eau a été promptement absorbée.

L'absorption peut être extrêmement rapide. Ainsi, la plupart des hommes ne peuvent pénétrer dans un lieu humide, dans une cave, par exemple, sans que la transpiration cutanée, qui se trouve immédiatement supprimée, soit aussitôt absorbée et conduite à la vessie, ce qui détermine une envie subite d'uriner. Du reste, la rapidité de l'absorption dépend aussi de la nature des substances à absorber. Il faut nécessairement qu'elles soient à l'état liquide ou gazeux, ou bien que leurs parties soient extrêmement divisées, et qu'elles puissent se dissoudre dans les fluides de l'économie animale. Si les tatouages des sauvages subsistent pendant toute leur vie et même après leur mort, c'est que les matières colorantes dont ils se servent pour ces ornemens bizarres ne peuvent être dissoutes ni par le sang, ni par la lymphe, etc.

L'absorption du chyle n'a lieu que dans un système particulier de vaisseaux, nommés les *vaisseaux chylifères* ou *lactés*, lesquels, rampant dans l'épaisseur du mésentère, et traversant de nombreux ganglions, sont chargés de puiser le chyle dans les intestins, et de le porter dans un réservoir commun appelé le *canal thoracique*, d'où le suc nourricier doit passer dans le sang. Dupuytren l'a prouvé par ses expériences, et il a fait voir que quand le canal thoracique d'un cheval était bien lié, l'animal périssait en peu de temps, quoiqu'il mangeât comme à l'ordinaire; mais c'était vainement que l'animal introduisait des alimens dans son estomac, et que ce viscère remplissait ses fonctions : la nutrition ne s'opérait plus.

Au reste, rien n'est plus facile que d'observer le chyle dans les vaisseaux lactés : il suffit, pour cela, d'ouvrir un mammifère carnassier, quelques heures après qu'il a mangé; les vaisseaux chylifères, à peine visibles ordinairement, à cause de leur transparence, se montrent alors remplis d'un suc blanchâtre, qui n'est autre chose que le chyle.

Galien avait quelques idées confuses touchant l'absorption; Eustachi reconnut l'existence du canal thoracique vers le milieu du seizième siècle; mais ce fut Aselli qui, en 1622, lors de la dissection d'un chien vivant, découvrit les vaisseaux chylifères.

CHAPITRE IX.

DE L'EXHALATION.

De tous les points de la surface du corps, transsude sans cesse une sérosité qui se vaporise aussitôt par son contact avec l'air. Ce phénomène, qui a reçu le nom d'*exhalation,* s'accomplit sous des conditions semblables, et en vertu de principes analogues à ceux de l'absorption, dont il constitue la fonction opposée.

L'épanchement du sang à travers les parois des vaisseaux qui le contiennent, épanchement qui doit opérer la nutrition proprement dite, fait essentiellement partie de l'exhalation intérieure.

L'exhalation extérieure consiste principalement dans la *transpiration insensible,* qu'on divise en *transpiration cutanée* et en *perspiration pulmonaire.* Cette exhalation est destinée à porter au dehors des matériaux désormais inutiles à l'économie. Elle concourt aussi à maintenir la température du corps.

La transpiration cutanée s'effectue par toute la surface de la peau. L'humeur de cette transpiration est séparée du sang par les petits vaisseaux exhalans représentés en M (*Fig.* 10). Tantôt elle se dégage d'une manière insensible; tantôt, plus abondante, elle apparaît sous forme de gouttelettes, et prend alors le nom de *sueur*. Dans l'état de santé, la sueur de l'homme rougit le papier, ainsi que la teinture de tournesol. Son odeur est particulière. D'après M. Thénard, elle est formée de beaucoup d'eau, d'une petite quantité d'acide acétique, de chlorures de sodium, et peut-être de potassium, de très-peu de phosphate terreux, d'une trace d'oxide de fer, et d'une quantité inappréciable de matière animale. La perspiration ou transpiration pulmonaire s'accomplit par la membrane muqueuse, dont la trachée-artère et les bronches sont tapissées intérieurement. Ces deux exhalations sont une décharge particulière et continuelle du sang, lequel se dépouille ainsi d'une partie de l'eau qu'il contient.

On ne peut douter de l'existence de ces exhalations, car si l'on applique l'extrémité des doigts sur la surface d'un miroir ou de tout autre corps poli, ou si l'on approche le miroir de sa bouche pendant l'expiration, on voit se déposer sur la glace une humidité plus ou moins considérable qui se dissipe bientôt. Les vapeurs qui s'exhalent des voies aérifères sont d'ailleurs très-visibles, surtout pendant l'hiver: ces vapeurs se condensent alors sur les poils de la barbe où elles se convertissent en petits glaçons. Le givre qui s'attache intérieurement aux vitres pendant la même saison, dans les appartemens habités, n'est autre chose que le produit de la perspiration pulmonaire, qui va se déposer sur les carreaux; là, saisie par l'air froid extérieur, la vapeur se condense et passe presque aussitôt à l'état de glace. Il y a d'autres manières de prouver l'exhalation pulmonaire. Quand on injecte de l'eau contenant de l'alcool dans les veines d'un chien, on s'aperçoit bientôt que cette dernière liqueur s'échappe par les voies respiratoires. C'est ce qu'on remarque chez les ivrognes, et l'odeur désagréable qu'ils exhalent est celle de l'alcool qui, ingéré d'abord dans l'estomac et porté ensuite dans le poumon par l'absorption, se dissipe par l'exhalation pulmonaire. On peut se convaincre de l'existence de la transpiration cutanée, en enveloppant un membre d'une poche de taffetas ciré: bientôt cette poche sera pleine d'humidité; enfin, il suffit de regarder avec attention l'extrémité de ses doigts, pendant l'été, pour voir paraître dans les sillons de la peau une quantité de particules aqueuses qui brillent un instant et disparaissent en se vaporisant presque aussitôt.

L'évacuation qui se fait par la peau, et celle qui s'échappe continuellement du poumon, tout insensibles qu'elles sont l'une et l'autre, sont néanmoins si considérables, qu'elles surpassent de beaucoup celles qui se font par les autres voies, suivant les observations de Sanctorius, de Dodart, de Lavoisier, etc. De Sauvages a calculé que, dans le midi de la France, sur 60 parties d'alimens, tant liquides que solides, 5 seulement se convertissent en excrémens solides, 22 en urine et 33 en transpiration. Il résulte de ce calcul, que ce qui reste pour la nutrition proprement dite est si peu de chose, qu'il n'y a pas lieu d'en tenir compte. Lavoisier et Séguin ont obtenu des résultats à peu près semblables ; ils ont reconnu que l'exhalation de la transpiration insensible s'élevait, terme moyen, à un gramme par minute, ou environ un kilogramme et demi par jour, dont un tiers pour la perspiration pulmonaire et deux tiers pour la transpiration cutanée.

Rien n'est plus variable, du reste, que la quantité de ces humeurs ; elle dépend de l'âge, de l'état de santé, du climat, de la nourriture et surtout des boissons, de l'exercice musculaire, etc.

Quand on se trouve dans un bain ou dans un lieu humide, l'exhalation cesse d'abord, et il lui succède bientôt l'absorption d'une partie de l'humidité extérieure ; au contraire, dans l'air sec et chaud, l'exhalation est très-rapide ; il en est de même dans l'air agité : de là l'influence du vent sur l'économie animale. On a remarqué aussi que l'exhalation est beaucoup plus rapide au sommet d'une montagne qu'au niveau de la mer.

Il ne faut pas voir seulement dans la transpiration une évaporation d'humidité ; elle est, en outre, une fonction analogue à la respiration, et qui enlève le carbone du corps, en le combinant avec l'oxigène de l'atmosphère.

On doit conclure de tout ce que je viens d'exposer, que la santé n'est jamais meilleure que lorsque la transpiration s'effectue librement, et que cette évacuation ne peut être considérablement diminuée, encore moins supprimée, sans que la santé en reçoive une atteinte grave, les parties aqueuses qui devaient s'échapper par la transpiration étant immédiatement portées avec trop d'abondance sur d'autres organes, d'après ce que j'ai dit de la solidarité des sécrétions. Nous remarquerons particulièrement qu'il y a, par le système lymphatique, et en vertu de la porosité des tissus de l'économie animale, un tel rapport entre l'urine et la transpiration insensible, que quand cette dernière sécrétion est augmentée, celle de l'urine est diminuée, et réciproquement. C'est pour cela qu'en hiver il se forme peu de transpiration et beaucoup d'urine, tandis qu'en été l'on transpire beaucoup et l'on urine très-peu. Ces deux humeurs se balancent ainsi, de manière à enlever constamment à l'économie la même quantité de sérosité : car il ne faut pas oublier qu'elles ont pour but d'opérer en partie la décomposition du corps.

Dans l'état normal, l'exhalation et l'absorption générales se balancent. Quand cet équilibre est rompu, quand l'exhalation d'un tissu est plus active que l'absorption opérée par les parties voisines, la sérosité non absorbée s'accumule peu à peu et donne naissance aux *hydropisies*.

Il y a ordinairement absorption et exhalation tout à la fois par une même membrane, en sorte que son tissu est simultanément traversé par deux courans en sens contraire. En effet, versez dans la cuvette B (*Fig*. 44) un bain d'acide gallique étendu d'eau, et faites passer plusieurs fois dans la veine ou dans l'anse d'intestin IN, qui plonge en partie dans le bain, une dissolution de sulfate de fer (couperose verte). Vous ne tarderez pas à reconnaître, par la formation de l'encre de part et d'autre, qu'une partie de l'acide gallique a pénétré dans le tube animal, et qu'il est sorti, pendant ce temps-là, de ce même tube, une partie du sulfate de fer, qui s'est ajoutée au mélange de la cuvette.

Selon les observations de G. Edwards, l'absorption et l'exhalation sont des phénomènes soumis aux lois de la physique et qui ont lieu sur le cadavre comme chez l'animal vivant ; mais il ne faut plus compter sur leur production, lorsque le cadavre est froid.

TROISIÈME PARTIE.

VIE DE RELATION.

CHAPITRE PREMIER.

DU SYSTÈME NERVEUX EN GÉNÉRAL. — DU CERVEAU ET DE SES DÉPENDANCES. — DES NERFS ET DE LEURS FONCTIONS.—DU SYSTÈME NERVEUX GRAND SYMPATHIQUE.

Si nous examinons les derniers animaux de l'échelle, nous les trouverons, sous beaucoup de rapports, dans la condition des plantes, chez lesquelles nous ne rencontrons point de système nerveux.

Il n'en est pas ainsi pour les animaux supérieurs. Nous ne tardons pas à découvrir chez eux un appareil spécial, essentiellement chargé de déterminer des mouvemens, et de recevoir des impressions pour les convertir en sensations.

Le système nerveux est l'appareil le plus important de tout l'animal; son influence s'étend sur tous les autres, et, aussitôt que ce système existe, il intervient dans tous les actes de la vie.

Réunis en un même centre chez les vertébrés, éparpillés chez les mollusques, plussimples chez les insectes, les nerfs constituent, en général, un vaste ensemble, dont le développement et la perfection graduels ont servi de base à la classification des êtres animés. C'est-à-dire que la place occupée par chaque espèce, dans l'échelle animale, est en raison du développement de son système nerveux, et, par suite, en raison des phénomènes auxquels ce système doit donner lieu. Ainsi, dans une patelle (*Fig.* 67), nous trouverons seulement quelques filets nerveux situés autour de la bouche et dans le corps de l'animal ; dans les vers intestinaux, un ganglion donnera naissance à deux filets nerveux (*Fig.* 59), et ce ganglion sera déjà un centre de sensibilité ; dans les crustacés, le nombre des ganglions augmentera, ainsi qu'on peut le voir par la *Fig.* 61, qui représente le système nerveux d'un homard. Le ganglion antérieur sera bientôt plus considérable que les autres ; enfin, nous verrons surgir le *cerveau* ou l'*encéphale*, organe volumineux et très-compliqué, point central de tout l'appareil, siége désormais unique des volitions, de la sensibilité, de l'intelligence, véritable type, chez l'homme, d'une organisation parfaite.

« Le voilà donc, ce magnifique débris de nous-mêmes, demeure d'un esprit qui a disparu ! Le voilà cet organe-roi, où résident la conscience de l'être, l'homme-intelligence, le MOI ; vase mille fois plus faible que l'argile, et qui recèle pourtant le trésor de la pensée!.. Quoi! c'est dans cette pulpe blanchâtre, mollasse, putrescible, combinaison d'un instant, que se trouvent l'empire et l'asile de la raison, l'atelier où s'amasse, s'élabore le savoir humain, et où se forment d'immortelles conceptions! C'est dans cet espace étroit de quelques pouces que sont les idées de Dieu, d'infini, d'éternité!... *Habitacle* de l'âme, en lui seul se trouve l'évidente manifestation de l'être immortel dans l'être périssable; sublime preuve du néant et de la grandeur de l'homme. » (Reveillé-Parise, ouvrage précité.)

Du cerveau et de ses dépendances. — Examiné sous ses rapports de forme, de composition et de structure, le cerveau C (*Fig.* 11 et 46) représente un demi-ovoïde aplati en dessous, légèrement comprimé sur les côtés, et dont la petite extrémité est sous l'os frontal, ce qui correspond à la forme du crâne. Ce demi-ovoïde est partagé perpendiculairement, selon sa longueur, en deux parties égales, par un sillon assez profond ; mais ces deux moitiés sont intimement assemblées, dans leur base, par des parties communes à l'une et à l'autre.

Le cerveau est partagé en plusieurs lobes et tubercules, tels que les lobes cérébraux, les tubercules optiques, etc. Deux substances composent sa masse : l'une centrale, blanche et pulpeuse ; l'autre corticale, grisâtre, plus gorgée de sang que la précédente. Cette dernière substance est tantôt lisse à l'extérieur, comme dans les poissons, les reptiles, les oiseaux et quelques mammifères, tantôt repliée sur elle-même ou plutôt plissée, comme dans le cerveau humain, où nous la voyons offrir un grand nombre de replis ou de circonvolutions dont le nombre et le volume sont très-variables (1). Il semble que, chez l'être éminemment intelligent et sensible, la nature ait voulu augmenter ainsi, autant que possible, la surface de cet organe dans un espace déterminé. Les circonvolutions ne sont presque jamais semblables sur les deux côtés de l'encéphale. Chacune d'elles est formée de deux couches distinctes, collées l'une sur l'autre, et qu'avec un peu de soin on parvient à séparer assez facilement (2).

On remarque dans l'intérieur du cerveau des cavités connues sous le nom de ventricules, et divers corps, cloisons et appendices, tels que le *corps pituitaire*, les *cornes d'Ammon*, les *corps striés*, la lame blanche nommée le *corps calleux*,

---

(1) En remontant la série des êtres animés, le kanguroo est le premier dont le cerveau offre quelques traces de circonvolutions.

(2) C'est Gall qui a eu l'ingénieuse idée de *déplisser* le cerveau pour se rendre compte de l'étendue de sa surface.

où Lapeyronie avait placé le siége de l'âme, et la *glande pinéale* qui avait paru plus convenable à Descartes pour cette destination, mais qui, en réalité, ne contient parfois que de petits calculs. Nous affecterons à la demeure de l'âme un plus vaste domaine : la Divinité, dont elle est l'image, s'étend, invisible, dans tout l'univers ; de même l'âme réside dans tout l'individu, et ne se montre nulle part, si ce n'est par ses œuvres.

On voit sortir de la partie centrale et inférieure du cerveau un gros cordon blanchâtre et pulpeux, qui semble être un appendice ou un prolongement de cet organe, et qui va se continuer dans un canal creusé dans la partie postérieure des vertèbres. Ce cordon forme, à son origine, un renflement assez considérable, dont la face antérieure embrasse les pédoncules du cerveau : c'est ce que l'on nomme la *protubérance cérébrale* ou *annulaire*. Le surplus se nomme la *moelle épinière*, ou plutôt la moelle *vertébrale* ME (*Fig.* 11 et 46).

C'est de la base du cerveau et de la moelle vertébrale que partent les racines échelonées des *nerfs* N, N, qui, naissant par paires, et se divisant bientôt à l'infini, vont porter dans toute l'économie leurs innombrables ramifications.

Régulateur des mouvemens et soumis à l'influence du cerveau, le *cervelet* CT est situé sous la masse de ce dernier, de manière à embrasser postérieurement la protubérance cérébrale. On peut considérer cet organe comme une sorte de pile galvanique très-énergique, formée de six à sept cents lames disposées régulièrement, ainsi que les feuilles d'un acacia, et supportées par des pédoncules déliés qui vont s'unir à la protubérance cérébrale.

La masse encéphalique, logée par la Nature sous une voûte composée de plusieurs pièces osseuses assez épaisses, et propre à la garantir des accidens extérieurs, est entourée de trois membranes : la *dure-mère*, membrane fibreuse, épaisse, demi-transparente, située extérieurement ; l'*arachnoïde*, membrane séreuse, extrêmement mince, polie, transparente, qui vient ensuite, et enfin la *pie-mère*, qui adhère immédiatement à la substance cérébrale, et qui tapisse, ainsi que l'arachnoïde, les cavités du cerveau. Ces trois membranes, dont la première et la dernière peuvent être regardées comme des tissus protecteurs, accompagnent la moelle vertébrale dans le canal où celle-ci est logée.

En soumettant la substance cérébrale à l'analyse chimique, on y trouve, sur 100 parties : eau, 80, 00 ; matière grasse blanche, 4, 53 ; matière grasse rougeâtre, 0, 70 ; albumine, 7, 00 ; osmazôme, 1, 12 ; phosphore, 1, 50 ; acides, sels et soufre, 5, 15. (Vauquelin.)

En traitant le cerveau de diverses manières, M. Couerbe a obtenu les cinq substances grasses suivantes : *cérébrote* (matière grasse blanche de

Vauquelin); *stéaroconote* (graisse jaune pulvérulente); *céphalote* (graisse jaune élastique); *éléencéphol* (huile jaune rougeâtre); *cholestérine* (matière nacrée que l'on trouve aussi dans le sang, dans la bile, etc.).

Chez un homme à intelligence ordinaire, le poids du cerveau varie de 1 k. 00 à 1 k. 50.

Le cerveau d'un enfant contient beaucoup plus d'eau et de sang, à proportion, que celui d'un adulte. Il y a tout lieu de penser que la plus ou moins grande quantité d'eau contenue dans la substance cérébrale influe notablement sur les fonctions du cerveau.

On a cru remarquer que le phosphore manquait dans le cerveau des idiots; mais les expériences ne sont pas encore suffisantes pour qu'on puisse rien affirmer à cet égard.

Si nous prenons une petite partie de la substance cérébrale, et que nous l'écrasions dans un peu d'eau, de manière à former une espèce d'émulsion, nous y remarquerons, à l'aide du microscope, une grande quantité de globules de plusieurs grosseurs, irrégulièrement arrondis et diversement colorés; des tubes, renflés ou non, se montrent aussi dans l'émulsion. Quant aux globules, ils sont doués d'un mouvement oscillatoire, pareil à celui qui existe dans toutes les poussières très-fines, ainsi que Brown l'a observé le premier sur le *pollen* des végétaux. L'électricité n'exerce point d'influence sur cette oscillation, mais bien la température; car, à mesure que celle-ci s'élève, le mouvement augmente.

Le cerveau est agité de deux mouvemens; l'un, isochrone au pouls, dépend du choc transmis à l'encéphale par les artères qui reposent sur la base du crâne; l'autre coïncide avec les mouvemens respiratoires.

Pendant l'inspiration, le cerveau contient une moindre quantité de sang, et il s'abaisse; pendant l'expiration, au contraire, il est porté une plus grande quantité de sang dans ce viscère, et il s'élève. Le cerveau s'élève aussi dans les cris, dans les efforts, etc. Une chose remarquable, c'est que, dans certains cas, quoiqu'il y ait absence totale de sang dans le cerveau, l'individu peut néanmoins entendre, parler, enfin, continuer de vivre pendant un certain temps.

On rencontre parfois, dans le cerveau humain, des animalcules microscopiques, tels que des vibrions et des monades.

Des nerfs et de leurs fonctions. — Les *nerfs* servent essentiellement à l'accomplissement des deux ordres de phénomènes par lesquels la vie peut se résumer : SENSIBILITÉ, CONTRACTILITÉ. Ils doivent être considérés comme des agens intermédiaires entre le cerveau et les autres organes, et l'on peut se les représenter comme de longs cordons qui, partant de la base du cerveau ou de son prolongement (la moelle vertébrale), vont porter dans toutes les parties du corps leurs innombrables ramifications, pénètrent dans la presque totalité des tissus et même dans les organes les plus durs, dans les os, ainsi que M. Duméril s'en est assuré.

Formés de l'assemblage d'une grande quantité de filets extrêmement déliés, les nerfs sont généralement enveloppés d'une tunique V (*Fig*. 85), appelée *névrilème* (1), laquelle paraît être une dépendance des membranes du cerveau. Quant à leur mode de terminaison, long-temps inconnu, on sait aujourd'hui que les filets nerveux ne vont pas se perdre dans la profondeur des parties, mais que formant, au contraire, une espèce d'anse à l'extrémité du nerf, du moins en général, ils reviennent sur eux-mêmes au point d'où ils sont partis. Les rameaux nerveux se forment par la séparation de faisceaux de filets, qui abandonnent le tronc principal. La *Fig*. 85 représente la formation d'un de ces rameaux et son extrémité ou son anse, le tout vu au microscope.

Les nerfs, répandus à la surface de l'individu et dans les organes des sens, font connaître à

---

(1) Il n'y a guère que les nerfs pathétiques et les nerfs olfactifs qui manquent de névrilème. Ces derniers offrent, en outre, une consistance molle et pulpeuse qui leur est particulière. Les nerfs optiques ne sont entourés de névrilème qu'après le point où ils entrent en contact.

M. Bogros est parvenu à injecter les nerfs.

l'animal la manière d'être de sa propre économie, et l'avertissent de la présence et de la nature des objets extérieurs ; dès-lors, sur le désir
conçu par lui, de se rapprocher de ces objets ou
de les fuir, les nerfs réagissent sur les muscles,
les obligent à se contracter ou à se relâcher plus
ou moins, et déterminent ainsi, d'après les volontés du moi, l'action des muscles sur les os,
organes passifs des mouvemens.

Nous envisagerons les nerfs comme agissant
de la circonférence au centre, lorsqu'ils devront
transmettre au cerveau les impressions qu'ils
ont reçues (*sensibilité*), et comme agissant du
centre à la circonférence, lorsqu'ils devront porter aux muscles l'ordre émané du cerveau, et
déterminer des mouvemens (*contractilité*). Il faut
donc (le cerveau étant supposé dans la direction
de C (*Fig. 85*), que nous imaginions dans les
nerfs un double courant agissant : 1° dans le sens
marqué par la flèche L, ou de la circonférence
au centre, lorsqu'une impression faite sur le
nerf doit être par lui portée au cerveau ; 2° dans
le sens déterminé par la flèche K, ou du centre
à la circonférence, quand l'encéphale envoie
aux muscles, par les nerfs, la sollicitation nécessaire pour leur contraction.

Cette double manière d'agir, qui caracté-
rise la plupart de nerfs, se prouve facilement.
En effet, lorsqu'ils partent de la moelle vertébrale, les nerfs sont partagés en deux portions

ou racines A,B (*Fig.* 74), qu'on peut suivre sépa-rément pendant un assez long trajet. M. Magen-die a fait voir que, si l'on coupe seulement la ra-cine antérieure des nerfs, l'animal conserve toute la sensibilité des parties dans lesquelles ces nerfs se rendent, mais la motilité de ces mêmes parties disparaît; tandis qu'au contraire, si l'on coupe les racines postérieures seulement, l'ani-mal conserve la faculté de faire exécuter des mouvemens aux organes dans lesquels ces nerfs se rendent, mais la sensibilité s'efface dans ces mêmes parties. Les racines postérieures des nerfs sont donc les organes exclusifs de la sensi-bilité; les antérieures, du mouvement volon-taire (1). Par conséquent, les nerfs sont à la fois *sensoriaux* et *locomoteurs*, du moins générale-ment : il n'y a que peu d'exceptions. Ainsi, une impression quelconque, une piqûre, je suppose, est faite à l'extrémité d'un doigt. Cette impression est portée à la moelle vertébrale par la partie du nerf désignée par la flèche L (*Fig.* 85), et, de là, au cerveau. L'encéphale reçoit cette im-pression, la convertit en sensation et la trans-met au MOI, par lequel cette sensation est per-

---

(1) Il paraît qu'il en est de même de la moelle verté-brale : un homme, dont la moelle de l'épine était altérée et ramollie dans une partie de sa moitié antérieure, avait perdu le mouvement dans les muscles qui reçoivent leurs nerfs de cette partie, et y avait conservé la sensibilité.

çue ; mais comme elle est désagréable pour lui, soudain le мoi rapporte instinctivement à l'extrémité du nerf la sensation perçue ; le cerveau réagit sur la moelle vertébrale, et celle-ci, réagissant à son tour sur le nerf (dans la partie désignée par la flèche K), transmet ainsi à tout le membre l'ordre d'agir immédiatement, pour soustraire le doigt à la chance d'une impression semblable. Et tout cela s'accomplit avec la rapidité de l'éclair !...

Mais il n'y a lieu à la production des admirables phénomènes de la sensibilité et des mouvemens volontaires que quand les nerfs sont en communication avec le cerveau, organe central de la sensibilité, seul chargé de convertir en sensations les impressions reçues par le reste du système nerveux, comme il est le seul point de départ des mouvemens volontaires. Ainsi, quand un nerf est coupé, la partie à laquelle il se rend se trouve paralysée, et c'est vainement alors qu'on pique ce nerf ou qu'on l'irrite de toute autre manière, au-dessous de la section ; c'est vainement aussi que la volonté commande alors à cette partie d'agir. *Le principe de la sensibilité, ni celui des mouvemens volontaires ne se trouvent donc pas dans les nerfs, mais bien dans le cerveau.* Et comme cet organe a ses habitudes, aussi bien que le reste de notre machine, l'individu croira parfois éprouver des sensations connues, quand se représenteront les circonstances qui les faisaient naître jadis. C'est ainsi que l'on croit encore souffrir, long-temps après l'amputation d'un membre, des douleurs rhumatismales ou autres qu'on ressentait antérieurement dans la partie du corps dont on est privé.

Une ligature suffit pour interrompre la communication nerveuse, tant pour les nerfs que pour la moelle vertébrale ; une simple compression suspend aussi toute l'action de ces organes : lorsque le nerf saphène se trouve comprimé pendant un certain temps entre le fémur et le siége sur lequel on est assis, il en résulte pour la jambe un engourdissement, une paralysie momentanée, qui ne se dissipe que quand la communication nerveuse est rétablie.

« L'action des nerfs, dit M. Reveillé-Parise (ouvrage précité), a pour résultat la sensibilité, c'est-à-dire l'aptitude à recevoir des impressions, soit du monde extérieur, soit de l'organisme lui-même. Ces impressions, transmises au MOI, deviennent des perceptions, des actes intellectuels et moraux ; et ces actes, à leur tour, se manifestent au dehors par une réaction du centre nerveux à la périphérie. Ainsi, d'un part, impression, transmission, perception ; de l'autre, détermination, transmission, action, c'est-à-dire une intelligence qui connaît, une volonté qui détermine, une puissance qui agit. »

Du système nerveux grand sympathique.—Indépendamment du système nerveux général, il existe, chez les animaux supérieurs, un appareil nerveux particulier, chargé d'entretenir les fonctions de la vie de nutrition. Cet appareil est composé d'un assez grand nombre de ganglions liés les uns aux autres par un ensemble de nerfs qui ont reçu le nom de *nerfs intercostaux* ou *grands sympathiques*, et qui règnent tout le long des vertèbres, depuis le cou jusqu'à l'extrémité de l'os sacrum. Ces nerfs, indépendans de la volonté de l'animal, mais éminemment placés sous l'influence de leurs propres ganglions, envoient, tant aux viscères environnans que dans toutes les parties inférieures du corps, une grande quantité de rameaux. Quant aux ganglions, dans la tunique desquels Lancisi a reconnu des fibres charnues, on peut les considérer comme autant d'origines ou de germes dispersés dans cette grande paire de nerfs sympathiques, et, par conséquent, comme autant de petits cerveaux chargés de présider à la vie de nutrition. Parmi ces organes, il importe de distinguer le premier, tant du côté droit, que du côté gauche. Ce premier ganglion, nommé ganglion cervical, est remarquable par ses dimensions et par le plexus ou lacis nerveux dont il est entouré. Le ganglion inférieur, également considérable, présente la forme d'un croissant, d'où il a pris le nom de semi-lunaire (1). Les deux ganglions semi-lu-

----

(1) On regarde communément tous ces ganglions comme

naires communiquent entre eux, derrière l'estomac, par une infinité de filets nerveux, qui
forment, conjointement avec des rameaux de la
huitième paire de nerfs spinaux, un grand plexus
unique, qu'on nomme le *plexus solaire*, d'où il
part une multitude de rameaux nerveux, lesquels vont former d'autres plexus sur les principaux viscères du bas-ventre, et communiquent ensuite avec les nerfs des extrémités inférieures.

Ce système nerveux particulier a des rapports
avec le système cérébro-spinal. A cet effet, quelques rameaux, partant des grands sympathiques,
pénètrent dans le canal vertébral et vont se réunir à la moelle qu'il renferme. Les nerfs intercostaux communiquent médiatement ou immédiatement avec tous les autres nerfs, et sont
placés dans le centre du système sensible, pour
établir une correspondance de sentiment et de
mouvement entre toutes les parties du corps. Si
tous les nerfs qui partent du cerveau et de la
moelle vertébrale eussent été isolés depuis leur
origine jusqu'au point où ils se terminent, s'ils
n'eussent rencontré des points de réunion dans

---

insensibles. Cependant M. Flourens a prouvé que l'impassi-
bilité des ganglions du nerf grand sympathique n'est pas générale. En pinçant les ganglions semi-lunaires d'un lapin, il
lui a toujours fait donner aussitôt des signes de douleur ;
mais les ganglions cervicaux sont beaucoup moins susceptibles d'impression.

leur trajet, les sensations et les mouvemens eussent été infiniment moins multipliés.

La réaction du cerveau sur le reste du système nerveux est telle, que lorsqu'il y a une forte émotion déterminée par une cause physique ou morale, le plexus solaire reçoit le contre-coup de l'ébranlement produit sur le cerveau; aussi est-ce pour cela qu'on lui a donné le nom de *sensorium commune*. « Le voisinage du lieu, dit Fabre, en a sans doute imposé à Van-Helmont, à Bordeu, à Buffon et à tous les moralistes qui ont regardé mal à propos le cœur comme le siége du sentiment. Souvent l'estomac, le diaphragme et le cœur participent bien aux mouvemens que les sensations produisent; mais c'est par les nerfs qu'ils reçoivent des intercostaux, qui sont, ainsi que nous venons de le voir, en communication avec le cerveau, seul organe où la sensation est produite. »

CHAPITRE II.

OBSERVATIONS RELATIVES AU SYSTÈME NERVEUX.

Il est à croire qu'un fluide spécial, désigné sous le nom de *fluide nerveux*, peu connu jusqu'à présent, si ce n'est par son action, mais analogue au fluide électrique ou au galvanisme, circule dans tout le système nerveux. Formé par le cervelet sous l'influence du cerveau, ce fluide aurait pour objet d'augmenter la puissance des nerfs, en les environnant d'une atmosphère nerveuse. Les nerfs agiraient ainsi à une certaine distance autour de leurs rameaux.

On sait qu'il y a lieu à la production de mouvemens chez un animal mort, quand, au moyen d'une pile galvanique, on met en communication un des muscles de l'animal avec le tronc des nerfs qui se rendent dans ce muscle. Or, on a réussi quelquefois en laissant de l'intervalle dans la série des excitateurs; cela semblerait donc concourir à prouver l'existence d'un fluide et d'une atmosphère nerveux.

Dans l'hypothèse de l'existence d'un tel fluide agissant sur le système musculaire, le cervelet serait considéré comme fonctionnant à la manière d'une pile galvanique douée d'une grande énergie; le mode de structure de cet organe se prête d'ailleurs singulièrement à cette supposition.

Toutes les parties du système nerveux ne jouissent pas, à beaucoup près, d'une égale sensibilité, et il est fort remarquable que le cerveau, organe central de cette sensibilité, ne soit pas lui-même sensible, du moins dans la plus grande partie de sa masse. Quant aux nerfs, ils ne sont sensibles que quand ils communiquent avec le cerveau, comme je l'ai déjà fait observer.

On peut enfoncer plusieurs épingles dans le cerveau d'un mammifère, d'un oiseau, sans qu'ils paraissent s'en apercevoir. En cet état, l'animal peut vivre assez long-temps, et conserve sa gaîté, sa vivacité, son appétit. On peut même enlever une partie très-considérable de l'encéphale sans que l'animal témoigne la moindre sensibilité, et sans qu'il survienne le plus léger trouble dans les fonctions du cœur, de l'estomac, des intestins, etc. Quant aux fonctions dont le cerveau est chargé, si l'on ne détruit qu'un lobe de cet organe, il y aura persistance de l'intelligence, des volitions, etc. S'il y a destruction des deux lobes, les facultés intellectuelles seront anéanties : d'un animal on a fait, en quelque sorte, une plante; c'est-à-dire que cet animal n'a plus la conscience de son existence: il ne voit plus, il n'entend plus, il ne pense plus ; le voilà plongé dans un état de torpeur, de somnolence dont il ne sortira jamais. Chez lui, plus de sensations, plus de comparaisons, plus de jugemens possibles. S'il se meut, c'est machinalement ; ses actions ne sont plus calculées.

Mais une plante végète tant que les sucs nécessaires lui sont fournis. L'animal sur lequel nous expérimentons vivra donc, ou plutôt il végètera, tant que nous lui fournirons les alimens indispensables à son existence ; et, dans ce cas, il ne faut pas se borner à mettre des alimens à sa portée : il faut les pousser dans son œsophage, car l'*animal ne sait plus qu'il doit se nourrir*. Mais, comme le système des nerfs grands sympathiques est resté intact, et que toutes les fonctions de la vie de nutrition sont sous l'empire de ce système indépendant du cerveau et de la volonté, la vie matérielle peut se continuer ainsi pendant plusieurs mois, si l'animal est bien soigné. On a vu des poules, privées des hémisphères cérébraux, vivre en parfaite santé pendant près d'un an. Elles se tenaient sur leurs jambes, mais sans donner aucun signe de volonté : à peine pouvait-on, par des irritations directes, interrompre le sommeil où elles étaient continuellement plongées. Sans désirs, sans appétit, elles ne cherchaient point leurs alimens, bien qu'elles fussent à jeun depuis long-temps, et que ces alimens fussent à leur portée : rien ne paraissait avertir ces animaux de la présence de leur nourriture; cependant leur plaie s'était refermée, et la plupart de ces poules étaient devenues très-grasses (1).

Ces observations prouvent évidemment que le siége des sensations, des perceptions et des volitions est dans les lobes cérébraux.

Une des précautions à prendre, dans ces sortes d'expériences, c'est d'éviter la lésion des tubercules optiques, car ils sont d'une sensibilité extraordinaire. Touchés en un certain point que l'on ne peut déterminer, chez un mammifère, l'animal pousse un cri de colère, en même temps qu'il manifeste une vive sensibilité. Il ne faut pas toucher non plus à la protubérance cérébrale, à la partie centrale ou aux pédoncules du cervelet, car alors toutes les fonctions seraient troublées : l'animal tomberait, se roulerait sur lui-même, et la mort arriverait promptement. Mais le cerveau, dans la plus grande partie de sa masse, et le cervelet lui-même, dans ses parties extérieures, peuvent être piqués, brûlés, déchirés, sans que l'animal paraisse s'en apercevoir. La mutilation des parties moyennes du cervelet amène un grand désordre dans les mouvemens; cependant ils reprennent

______

(1) Il faut remarquer néanmoins que les mammifères, en général, survivent peu à l'enlèvement de leurs lobes cérébraux.

leur régularité, quelque temps après; mais si l'on attaque le cervelet profondément, l'animal meurt comme foudroyé.

. Chez l'homme, la masse cérébrale se comporte comme chez les autres animaux supérieurs. M. Magendie a fait connaître qu'il pouvait y avoir transformation ou destruction de tout un lobe, sans que la vie et même l'intelligence en fussent troublées, ce qui s'explique en partie, à la vérité, par ce fait que les organes sont doubles; mais ce qui n'en serait pas moins une chose incroyable, si l'expérience n'était pas là pour le constater.

Que devient l'âme, lors de la destruction de la presque totalité du cerveau, instrument de la pensée? Nous l'avons dit : *l'âme réside dans tout l'individu, et ne se montre nulle part, si ce n'est par ses œuvres.* Tant que l'harmonie existe entre l'esprit et le corps, l'âme brille de tout son éclat; quand cette harmonie est rompue, si le corps conserve assez de vitalité, l'âme, astre magnifique momentanément voilé par la main du Tout-Puissant, continue d'habiter à regret sa prison dégradée; mais la main d'Orphée tentera vainement de faire vibrer les cordes de sa lyre, si ces cordes sont détendues ou si la lyre est brisée, et quand le caillou manque, l'étincelle reste dans l'acier : il en est de même pour l'âme. Le feu sacré qui nous anime n'est pas éteint, mais il ne brille plus au dehors; il couve désormais sous une cendre fumante, quand sont rompues toutes relations entre l'organe matériel de l'intelligence et l'âme, dont il était l'instrument. Lorsque le corps n'est plus dans des conditions telles, que l'être immatériel, bien que plongé dans une torpeur temporaire, puisse y faire encore son séjour, l'âme, impatiente, brise sa chaîne, rend sa dépouille mortelle à la terre qui la lui avait prêtée, et s'élance, radieuse, vers les célestes parvis.

Mais, dira-t-on, le cerveau serait-il aussi l'interprète de l'âme chez les animaux? — Sans doute. — Vous reconnaissez donc une âme aux bêtes? — Pourquoi non? pourquoi refuser à ces êtres une âme, à la vérité, d'une condition inférieure à la condition de la nôtre, mais toutefois en rapport avec la nature de l'animal et avec le rôle qu'il doit jouer dans la Création? Un chien ayant perdu son maître, se laisse mourir de faim sur sa tombe; un autre partageait l'écurie d'un vieux cheval : celui-ci étant mort, le chien suit sa dépouille, gratte, en poussant des hurlemens plaintifs, la terre qui la recouvre, et, depuis ce moment, retourne *tous les jours* sur la place où reposait son compagnon. N'y a-t-il là que le fait de la matière? N'y a-t-il pas une âme cachée sous de si beaux sentimens? Ferions-nous mieux? Que dis-je! Ferions-nous aussi bien? Quelles leçons de morale les bêtes donnent à certains hommes! Laissons donc aussi se réfléter un léger rayon de la Divinité sur les animaux. En accordant une âme aux bêtes, nous relevons la condition de ces créatures, et nous prenons, s'il est possible, une idée encore plus grande de la puissance et de la grandeur de Dieu.

Il est reconnu qu'on ne peut faire subir une légère pression au cerveau, sans suspendre d'une manière momentanée le sentiment et l'exercice des facultés intellectuelles. Une des malades de Richerand avait le crâne ouvert par suite d'une énorme carie. « J'abstergeais, dit-il, le pus sanieux qui couvrait la dure-mère, et je faisais en même temps des questions à la malade sur son état ; comme elle éprouvait peu de douleur de la compression de la masse cérébrale, j'appuyai le tampon de charpie, je pressai légèrement, dans une direction perpendiculaire, et tout-à-coup la malade, qui répondait sainement à mes demandes, se tut au milieu d'une phrase ; sa respiration continuait cependant de s'effectuer, son pouls battait encore ; je retirai le tampon, la malade ne dit rien ; je lui demandai si elle se rappelait la dernière question que je lui avais adressée, elle m'affirma la négative. Voyant que cette expérience était sans douleur et sans danger, je la réitérai trois fois, et suspendis trois fois tout sentiment et toute intelligence. »

Après une syncope, une attaque d'épilepsie ou de paralysie, etc., il ne reste non plus aucune conscience de ce qui s'est passé pendant sa durée.

En cas de compression, toutes les parties de la masse cérébrale sont solidaires les unes des autres, et la pression ne peut s'exercer à l'extérieur ou à l'intérieur du cerveau, sans se répartir sur tous les autres points. Aussi, il résulte sur-le-champ, d'une compression un peu forte, un grand trouble dans toute l'économie : par exemple, la compression opérée sur le cerveau par l'épanchement d'un fluide chauffé à 30°, et introduit sous le crâne à l'aide d'une petite seringue, produit la chute soudaine de l'animal, avec douleur apparente, cris étouffés, etc. Bientôt les cris et les mouvemens cessent, l'animal paraît mort…. mais la vie n'est que suspendue, et si l'on donne lieu assez promptement à l'écoulement du fluide, la compression du cerveau cessant, l'animal revient à la vie. Si, au contraire, on retarde le moment de sa délivrance, il passe de la mort apparente à la mort réelle. Cette expérience, si simple et si facile, nous donne la théorie de tous les épanchemens sur le cerveau.

La privation de l'organe encéphalique ne paraît pas entraîner des inconvéniens bien graves chez les animaux à sang froid, et l'intellect semble trouver alors, chez ces êtres, un refuge dans le reste du système nerveux. Une tortue grecque, dont la boîte osseuse du crâne avait été entièrement vidée, a vécu six mois en cet état, au Jardin du Roi, *avec toutes ses habitudes.* Seulement ses mouvemens étaient moins réguliers, sa démarche plus lente ; elle n'a péri que par l'effet des gelées.

Mais voici qui est encore plus étonnant. Tranchez la tête à une salamandre ponctuée, aquatique, et déposez-la dans un vase plein d'eau (1)... l'animal vivra comme par le passé. A la vérité, il y aura d'abord hésitation dans ses mouvemens ; mais bientôt il connaîtra son vase par cœur, et vous pourrez conserver ainsi votre salamandre pendant plusieurs mois.

Il est fâcheux que la salamandre, sur laquelle a été faite cette curieuse expérience, ait péri par défaut de soins. On n'a pu savoir *si la tête, ainsi retranchée, se serait reproduite.....*

Reproduite ? dira-t-on.—Peut-être. Ne sait-on pas que quand on retranche une ou plusieurs pattes à un crustacé, à une écrevisse, par exemple, il ne tarde pas à se manifester, à la place du membre retranché, un bourgeon charnu qui, se développant chaque jour davantage, devient, avec le temps, un membre entièrement semblable à celui que l'animal avait perdu ? Eh bien ! la salamandre jouit de la même faculté : retranchez-lui un membre ; il se reproduira. Vous pouvez, si vous le jugez à propos, la priver de ses quatre pattes... elles se reformeront. Enfin,

---

(1) Il faut que l'eau du vase soit renouvelée tous les jours.

si un œil lui est enlevé, il se formera un œil nouveau. Pourquoi n'en serait-il pas de même de la tête, quand une patte, un œil, se sont reformés avec toutes leurs parties constituantes et tous leurs rapports avec le reste de l'économie? Une fraction de polype ne devient-elle pas un polype entier? Serait-il donc d'ailleurs plus difficile à la Nature de faire renaître ainsi la tête d'une salamandre que celle d'un escargot?... L'*helix nemoralis*, ce petit escargot des arbres, avec lequel vous avez joué cent fois dans votre enfance, jouit de la miraculeuse faculté de reproduire sa tête quand elle lui a été enlevée : en même temps que la douleur lui fait rentrer sous son toit le reste de son corps, l'escargot s'inonde d'une bave gluante qui colle assez solidement les bords de sa coquille à l'endroit où il se trouve placé. Il ne tiendra qu'à vous de le croire mort pendant une vingtaine de jours..... Au bout de ce temps, la tête est reformée, ainsi que ses tentacules, ses lèvres, ses mâchoires, etc. M. Boitard, naturaliste distingué, à qui nous devons ces dernières et curieuses expériences, dit avec raison qu'il faut admirer ici ou rester un sot toute sa vie.

Mais chez les êtres qui occupent la partie supérieure de l'échelle animale, les membres retranchés ne se reproduisent plus, et la décapitation amène la mort immédiate.

La moelle vertébrale est fort excitable dans

toute son étendue : la plus légère irritation de ce cordon détermine la manifestation d'une douleur très-vive et de mouvemens convulsifs, qui seront d'autant plus prononcés que le point d'irritation sera plus voisin du cerveau. En cas de lésion, même légère, à la partie supérieure du cordon spinal, l'animal tombe comme foudroyé.

La moelle vertébrale possède, du reste, les mêmes propriétés que les nerfs, comme *conductrice*, comme *sensoriale*, comme *locomotrice*; mais elle ne jouit pas plus que les nerfs, de la faculté de percevoir les sensations, ni de donner par elle-même naissance aux mouvemens volontaires. En effet, toute la partie inférieure de la moelle et tous les nerfs qui en partent, lorsqu'il y a solution de continuité, sont paralysés, c'est-à-dire privés de la faculté de transmettre les impressions et de déterminer les mouvemens. La *volonté* ne siége donc pas plus que le MOI, ni dans la moelle vertébrale, ni dans les nerfs qui y prennent naissance.

La plupart des nerfs sont fort irritables. Le changement de température, le passage de l'électricité, la plus légère piqûre, un corps solide en contact, un gaz mu avec vitesse, etc., produisent une impression très-marquée sur beaucoup d'entre eux ; d'autres, au contraire, peuvent être pincés, piqués, déchirés impunément; mais ces derniers sont excitables par d'autres agens. Ainsi, la rétine, qu'on regarde communément comme l'expansion du nerf optique, est excessivement sensible à l'action de la lumière et insensible à certains autres modes d'excitation. Il en est de même pour d'autres nerfs. Ainsi, le nerf acoustique, insensible à l'action de la lumière, est ébranlé par les ondes sonores, et porte au cerveau une impression qui détermine la sensation du son..... On obtient le même phénomène par le galvanisme; c'est-à-dire la sensation d'un bruit, d'un bourdonnement, analogues au bouillonnement d'un liquide, etc. Il en est encore de même pour les nerfs du goût et pour ceux de l'odorat. Nous pouvons donc poser, d'après toutes ces observations, les deux théorèmes suivans :

Premier théorème. *Les nerfs ne sont que les agens du cerveau. Ils ne jouissent ni de la faculté de percevoir des sensations, ni de celle de commander des mouvemens volontaires. Ces facultés sont exclusivement réservées à l'encéphale.*

Second théorème. *Certains nerfs peuvent être excités par des agens qui sont sans pouvoir sur d'autres nerfs.* (C'est ce qui établit la différence entre les sens.)

CHAPITRE III.

DES SENSATIONS ET DES ORGANES DES SENS.

On appelle *sensation* la connaissance que l'âme acquiert des objets par les sens. On donne aussi le nom de sensations aux impressions produites sur le cerveau par les différentes affections du reste du système nerveux. Le cerveau est le centre commun des sensations, qui peuvent être considérées comme la base de nos relations avec nous-mêmes et avec tous les êtres qui nous entourent.

Pour qu'une sensation soit produite, le concours de plusieurs circonstances est nécessaire. Il faut d'abord qu'une impression soit produite sur un ou plusieurs nerfs : en effet, pour que je ressente une piqûre, il faut premièrement que cette piqûre soit faite. Il faut ensuite que les nerfs chargés de recevoir l'impression et de la porter au cerveau soient sensibles et en libre communication avec cet organe ; car s'ils sont liés, paralysés, ou s'il y a solution de continuité entre eux et l'encéphale, ils ne pourront

remplir ce double but. Il faut enfin, en général,
que l'âme soit attentive, à moins que le choc, le
bruit, la douleur, etc., qui devront déterminer
la sensation ne soient d'une certaine intensité;
et encore on a de nombreux exemples que lorsque l'âme est sous l'empire d'une forte sensation,
elle ne peut en être distraite par les impressions
subséquentes, fussent-elles des plus vives (1).
Tout le monde sait que souvent, dans la chaleur
d'un combat, un soldat ne s'aperçoit qu'il est
blessé qu'à la vue du sang qui coule de sa blessure.
N'arrive-t-il pas, mille fois pour une, qu'a-
près la lecture d'une ou de plusieurs pages, on
ne peut, immédiatement après, se rappeler ce
qu'on a lu. Cependant les caractères étaient
éclairés; ils étaient en rapport avec les yeux
fixés sur eux; une impression a été faite sur la
rétine; les nerfs optiques ont porté fidèlement
cette impression au cerveau; mais l'âme était,
pour ainsi dire, occupée ailleurs : attachée à une
sensation antérieure qui la captivait entièrement,
elle est restée insensible à la récente impression, laquelle n'a pu déterminer une sensation
nouvelle. Que de fois l'heure a vainement sonné

----

(1) Si les matérialistes réfléchissaient sur cette nécessité de
l'attention de l'âme, pour que celle-ci ait conscience des impressions, s'ils joignaient à tant d'autres preuves, cette preuve
nouvelle de la présence en nous-mêmes d'un être indépendant de la matière, ils renonceraient sans doute pour jamais
à leur système décevant et funeste.

pour nous à nos horloges et à nos pendules!

L'âme, ainsi absorbée, peut ne pas ressentir les impressions produites par la faim, par tout autre besoin non moins impérieux et même par un péril imminent. Lors de la prise de Syracuse par Marcellus, cette cité est livrée au massacre et au pillage. Archimède est dans la ville; mais il ne voit rien, il n'entend rien de tout ce qui se passe autour de lui : il est tranquillement dans son jardin, cherchant la solution d'un problème, et occupé à tracer des lignes sur le sable. Un soldat ennemi, l'ayant aperçu, s'approche de lui, l'épée à la main, et lui demande son nom en le menaçant de le tuer. Archimède, tout entier à ses spéculations abstraites, ne fait aucune attention à cet homme et ne lui répond rien. Le soldat irrité le massacre sur-le-champ. Beethoven entre chez un restaurateur, prend la carte en attendant qu'on serve son repas, trace au revers des lignes et des notes de musique. Quand on apporte le potage, le célèbre compositeur s'écrie qu'il a dîné. Il paie et sort en emportant la carte dépositaire de ses idées sublimes.

Tout cela prouve évidemment qu'une sensation peut être très-affaiblie et même anéantie par une autre, et nous en trouvons de nouvelles preuves dans les douleurs physiques. En effet, la douleur n'est jamais très-vive sur plusieurs points à la fois; bien plus : une maladie, même assez forte, est souvent considérablement atténuée et parfois même entièrement effacée par une vive émotion du moral. Le chanteur Farinelli guérit Philippe V par l'impression que produisit sa belle voix sur l'âme de ce monarque. « Un malade avait, à midi précis, les accès d'une fièvre intermittente qui avait résisté à tous les moyens curatifs. Le médecin Huffeland avance un jour son horloge de deux heures. Le malade se croit guéri, et la joie qu'il en éprouve le guérit réellement. » (Rostan.) Il existe un grand nombre de faits de ce genre.

Destinés à établir des rapports entre le cerveau et le reste de l'organisme ou les objets extérieurs par le moyen des nerfs, les sens sont au nombre de cinq : le *toucher*, l'*odorat*, le *goût*, la *vision* et l'*ouïe*; mais, selon l'opinion de plusieurs physiologistes, les cinq sens peuvent en quelque sorte se réduire à un seul, au toucher, dont les autres ne sont que des modifications.

La tête est le siége des principaux organes des sens; il semble que le Créateur ait voulu rapprocher, autant que possible, ces organes du centre commun où aboutissent leurs agens, pour leur éviter ainsi les chances d'obstacles qui eussent pu surgir d'un long trajet.

Les organes des sens paraissent avoir leur mémoire propre : quand on a entendu long-temps les mêmes sons, ils se représentent souvent spontanément à l'oreille, et parfois d'une manière importune. Lorsqu'on a fixé ses regards pendant quelques minutes sur un objet, si l'on ferme l'œil, l'image ne s'en efface pas tout de suite ; elle y reste même quelquefois un temps plus long que la durée de l'impression réelle ; mais ses couleurs et ses contours vont en s'affaiblissant de moment en moment, jusqu'à ce que l'image se perde entièrement dans l'obscurité.

§ I.

DU TOUCHER OU DU TACT.

Le toucher est le plus étendu de tous les sens, puisque la peau entière en est le siége. Par les filets nerveux qui viennent se distribuer dans les mamelons de la peau, nous acquérons la connaissance des principales qualités du corps, telles que leur volume, leur chaleur, leur humidité, leur poli, leur dureté, etc. Mais cette connaissance a lieu d'une manière plus ou moins complète, selon que les mamelons de la peau sont plus ou moins disposés à être ébranlés, et selon que l'épiderme qui les recouvre a plus ou moins d'épaisseur : car on observe que le tact s'émousse et se détruit, même entièrement, à mesure que l'épiderme devient plus épais.

La main de l'homme est pour lui le principal organe du toucher : elle représente un levier brisé en vingt-sept os, dont la disposition est telle, que la main peut se mouler sur les objets. C'est particulièrement à l'extrémité des doigts, appelée leur *pulpe*, que la faculté tactile se remarque essentiellement. Les *papilles nerveuses*, qui ne sont autre chose que l'épanouissement des nerfs, y sont disposées en lignes circulaires concentriques, et séparées par des sillons peu profonds. J'ai indiqué (*Fig.* 9) quelques-unes de ces papilles, vues sous un fort grossissement. La *Fig.* 8 représente le chapeau protecteur qui les recouvre.

Passons en revue quelques-uns des ouvrages dus à la main de l'homme : tantôt ce sont des monumens d'une dimension colossale, tels que les pyramides d'Égypte, des temples, des palais, etc. ; tantôt ce sont des ouvrages d'une extrême délicatesse, tels que des montres de femme, des aiguilles à coudre d'une finesse incroyable, la division d'un millimètre en mille parties égales, parfaitement distinctes au microscope, avec des divisions particulières de cinq en cinq, etc.; remarquons la puissance que la disposition de la main donne à l'homme sur tous les êtres qui l'entourent : cette puissance, qui lui fait dompter les animaux les plus sauvages, creuser profondément les entrailles de la terre pour en arracher les métaux, etc., et nous serons forcés de convenir que la main de l'homme est l'instrument le plus propre à servir son

intelligence, rayon céleste qui constitue véritablement en lui une image de la Divinité.

Si la structure de la main de l'homme a paru
à quelques philosophes expliquer seule suffisamment sa supériorité sur les animaux, ces philosophes n'ont pas réfléchi que, d'après un tel
système, les singes devraient être nos maîtres,
en vertu de leur organisation; car ils ont quatre
mains, et c'est de là que leur vient le nom de
quadrumanes. Ce qui constitue la supériorité
de l'homme, c'est la perfection de son intelligence dont la main n'est que l'instrument.

On conçoit aisément que le tact est presque
nul chez les quadrupèdes, ordinairement couverts de poils, et dont les pieds sont revêtus
d'un épiderme épais, souvent même d'une corne
fort dure. Cependant il faut citer, exceptionnel-
lement, l'éléphant, dont la trompe jouit, à un
très-haut degré, des facultés tactiles. Nous devons remarquer aussi que, chez les chauve-souris, le tact est exquis; il forme, pour elles,
comme un sixième sens. Ces animaux offrant un
grand développement de membranes, tant de
celles qui garnissent leurs ailes, que de celles
qui forment une grande conque, et même souvent un double pavillon externe à leur oreille,
enfin de celles qui se développent hors de leur
nez, ces animaux, dis-je, peuvent acquérir la
notion de beaucoup de corpuscules qui ne sont
sensibles pour aucun autre animal. Les observa-

tions de Spallanzani et de G. Cuvier nous apprennent que, si les chauve-souris se décident sur l'indication du toucher, c'est le plus souvent sans recourir à un contact immédiat; il leur suffit, pour être averties de la présence des objets, de palper l'air interposé entre elles et ces objets, et d'apprécier la manière dont il réagit sur la membrane de leurs ailes. La chauve-souris se trouve, à cet égard, dans une position inverse à celle de l'oiseau qui a le toucher très-obtus.

Nous trouverons les reptiles dans des conditions encore plus défavorables que les oiseaux, sous le rapport du toucher. Quant aux poissons, leurs nageoires jouissent de quelques facultés tactiles, facultés très-développées chez la plupart des insectes, notamment dans leurs antennes et dans leurs pattes.

Nous avons souvent la preuve que, par un long exercice, le toucher peut suppléer au sens de la vue. Ganivasius, sculpteur distingué, se trouvant privé de la vue, continua de cultiver son art avec succès, en se guidant par le toucher; l'antiquaire Saunderson, devenu aveugle, en parcourant avec les mains une suite de médailles, discernait les fausses, même lorsqu'elles étaient assez bien imitées pour tromper les yeux d'un connaisseur; enfin, pour citer un dernier exemple à cet égard, M. Montal, habile facteur de pianos à Paris, inspecte lui-même les

pianos que fabriquent ses ouvriers clair-voyans,
c'est-à-dire qu'il s'est chargé du soin difficile
d'examiner si tout est complet, si tout est parfait dans le mécanisme délicat et compliqué de
ces instrumens, et M. Montal est aveugle!...

§ II.

DE L'ODORAT.

L'odorat est un rapport qui s'établit médiatement entre le cerveau et les atomes odorans,
lorsque ceux-ci, émanés des corps qui les renferment, sont portés par l'air atmosphérique au
fond des fosses nasales, pendant l'inspiration.

Le *nerf olfactif* O (*Fig.* 46) transmet au cerveau l'impression qu'il reçoit des corpuscules
odorans. Ce nerf naît de la base du cerveau, et
se subdivise en une infinité de ramuscules, lesquels, passant dans la lame criblée de l'ethmoïde, vont s'épanouir dans la *membrane pituitaire* dont tout l'intérieur des fosses nasales est
tapissé. Ces fosses sont au nombre de deux, séparées par une cloison osseuse, et dans chacune
de ces fosses on remarque deux feuillets ou cornets également osseux C, D (*Fig.* 20), superpo-
sés horizontalement, dont l'usage est d'augmenter la surface en contact avec la colonne d'air
qui s'introduit dans le nez, ce qui donne à l'in-

dividu beaucoup plus de chances de perception.

La membrane pituitaire est de la nature des membranes muqueuses : elle est chargée de sécréter une humeur propre à maintenir l'intérieur du nez dans un état convenable et à modérer la trop grande impression de l'air qui y passe continuellement. C'est au *coryza* ou à l'inflammation de cette membrane qu'on donne improprement le nom de *rhume de cerveau*. On sait que, sous l'influence de cette affection, l'odorat disparaît, et que le goût lui-même s'efface pendant tout le temps de sa durée.

Chez la plupart des quadrupèdes, l'odorat est plus délicat que chez nous. Cela tient à ce que la surface interne du nez est augmentée, chez ces animaux, par un appareil quelquefois considérable de cornets. Chez la brebis, chez le chien, chez le porc, on trouve dans l'intérieur des fosses nasales un très-grand nombre de ces cornets, de sorte que l'air atmosphérique, avant d'arriver par le nez jusqu'à l'arrière-bouche, est obligé de glisser sur les parois de toutes ces lames. D'après cette disposition, quelque faibles que soient les émanations du corps odorant, elles doivent nécessairement faire sur quelqu'une des houppes ou papilles nerveuses qui aboutissent à la membrane pituitaire dont les parois des cornets sont revêtues, une impression qui est immédiatement transmise au cerveau. C'est ainsi que s'expliquent des faits dont nous sommes souvent témoins. Un chien de chasse découvre le gibier par la seule présence des atomes odorans qui s'échappent du corps du cerf, du chevreuil, du lièvre, dont il suit aussitôt les pas, quoique restant parfois à une grande distance de l'animal auquel il donne la chasse, la plupart du temps sans le voir ; et l'on remarquera qu'un bon chien ne prend pas facilement le change, quand par hasard une bête de la même espèce que celle qu'il poursuit traverse la piste.

N'est-il pas merveilleux qu'un chien, perdu dans une ville telle que Paris, puisse reconnaître, à l'aide de son odorat, sa propre piste ou celle de son maître, et revenir ainsi au logis, malgré la boue, la foule, les embarras de toute espèce, la quantité de rues qui se croisent, etc., et tout cela dans une ville immense que l'animal ne connaît pas ? C'est cependant ce qu'on a vu très-souvent, et ce dont j'ai eu moi-même la preuve.

Il est évident que plus le nez de l'animal est court, moins sa surface intérieure est grande, et moins l'odorat est bon. Voilà pourquoi les chats ont l'odorat très-mauvais.

L'odorat des poissons amène de fort loin ces animaux près de ce qui peut leur servir de proie, et les pêcheurs à la ligne ont soin, pour attirer le poisson, de tremper leur appât dans quelque substance odorante. Il faut croire que le milieu habité par les poissons peut, à leur

égard, servir de véhicule aux corpuscules odorans.

Les insectes semblent dépourvus du sens de
l'odorat. La faculté tactile de leurs antennes ou
de leurs pattes y supplée.

Les odeurs produisent l'éternument ou les
larmes, la joie ou la tristesse, la gaîté ou la ta-
citurnité, le sommeil ou l'insomnie, la cépha-
lalgie ou un état de bien-être indicible. Les émanations d'opium, de jusquiame, de stramonium,
de pavots, etc., causent le sommeil. Si l'on se
repose à l'ombre d'un noyer ou d'un sureau, il
est rare qu'on ne tombe pas dans un profond
sommeil, et même qu'un mal de tête intense n'en
soit pas la suite.

Il est important de distinguer l'action de l'a-
rome ou partie odorante des fleurs, de celle de
l'acide carbonique qu'elles dégagent. J'ai déjà
fait connaître (page 183, en note), sous ce dernier
rapport, les funestes effets des fleurs enfermées
dans les appartemens; mais leur arome peut, en
outre, agir sur le système nerveux et être plus
ou moins nuisible à l'économie, selon la disposition particulière de l'individu, et selon sa plus
ou moins grande sensibilité nerveuse.

Quelques poudres irritantes, telles que le tabac, et certaines odeurs fortes et pénétrantes,
en excitant continuellement la membrane pituitaire, finissent par altérer son tissu, ainsi que
celui des nerfs qui viennent s'y distribuer, et

par ruiner peu à peu l'odorat, ou du moins par l'émousser. Que doit-on donc penser de l'obstination de certaines personnes à annihiler des organes qui, parfois, pourraient nous être très-utiles, si nous savions en conserver l'intégrité? D'un autre côté, je dois signaler l'action nuisible du tabac sur la totalité du système nerveux, et notamment sur le cerveau, en ajoutant que l'emploi soutenu de ce végétal produit l'hébêtement, entraîne la perte de la mémoire, etc.

Les sauvages et les nègres, qui n'abusent pas comme nous de leur odorat, ont ce sens très-délicat. Aux colonies, les esclaves fugitifs reconnaissent par l'odorat si l'empreinte d'un pied sur le sable, sur la mousse, etc., a été laissée par un nègre ou par un blanc. Les Américains indigènes sont avertis par la finesse de leur odorat, et à une distance de trente à quarante pas, qu'ils approchent d'un serpent à sonnettes, dont nous autres hommes civilisés ne savons trop souvent reconnaître la présence que par la morsure qui doit nous donner la mort.

Dans la première enfance, l'odorat est d'une grande délicatesse. On a pu remarquer avec quelle opiniâtreté l'enfant repousse le sein de sa nourrice, quand la moindre odeur étrangère s'y fait sentir.

L'odorat semble principalement destiné à avertir les animaux de la qualité des substances dont ils doivent se nourrir. L'odorat est donc comme la sentinelle avancée du goût. Cependant. les substances qui ont le plus d'odeur ne présentent pas toujours le plus de saveurs; plusieurs sont douées de propriétés malfaisantes; d'autres, au contraire, d'une odeur fétide et repoussante, sont d'un goût délicieux. En outre, l'odorat est pour l'homme une source de bien douces jouissances. Mais on a remarqué que les animaux paraissent aussi indifférens aux parfums des végétaux qu'à leurs brillantes couleurs.

Pour ce qui est du plaisir qu'on éprouve dans la perception de telle ou telle odeur, il dépend des idées que chacun s'abstrait à cet égard, puisqu'on voit souvent des personnes trouver agréables certaines odeurs qui paraissent fort désagréables à d'autres. Il en est de même des saveurs.

§ III.

DU GOUT.

Le goût est une sensation excitée par la mise en rapport du cerveau, par le moyen des nerfs, avec les molécules des corps sapides. On regarde comme causes de la sapidité les parties salines, dont les corpuscules, atténués par la salive et appliqués aux nerfs, organes du goût, font sur ces nerfs des impressions diverses, selon le rapport que ces corpuscules ont avec eux. D'où il résulte que plus le corps qui doit produire l'impression est divisé, plus cette impression est complète. Les corps sapides sont donc ceux qui agissent sur les organes du goût; les corps insipides, au contraire, sont sans action sur ces mêmes organes. Ainsi, un caillou, un morceau de métal ou de bois dur sont des corps insipides, et la seul impression qu'ils exercent dans la bouche est celle d'un corps étranger en contact avec cette cavité.

Pour qu'un corps puisse produire une impression de sapidité sur les organes du goût, il faut que ce corps soit soluble à la température de la salive.

Les principaux organes du goût sont les *papilles* ou *mamelons* qui garnissent la face supérieure de la langue, et les nerfs qui viennent s'y épanouir. Les premières de ces papilles, désignées sous le nom de *papilles coniques*, sont situées à l'extrémité antérieure de la langue. Elles sont, toutefois, peu propres à recevoir les impressions de sapidité, étant ordinairement dures, quelquefois même cornées chez certains animaux, tels que le tigre, le chat, etc.

Les papilles de la deuxième espèce forment des éminences orbiculaires plus volumineuses, plus molles et plus sensibles que les précédentes. Elles occupent la partie moyenne de la langue, et sont connues sous le nom de *papilles fongiformes.*

Enfin, les *papilles lenticulaires*, au nombre de dix à quinze, d'un volume plus considérable que les papilles fongiformes, et entourées de follicules muqueux, couvrent la partie postérieure de la langue. Ces papilles et les précédentes offrent une tête montée sur un pédoncule fort court. C'est là que s'opère principalement l'impression des corpuscules sapides.

Les mouvemens de la langue sont dus à la neuvième paire de nerfs; sa sensibilité, à la cinquième. Quand cette paire est paralysée, la langue ne savoure plus rien. La quantité de filets nerveux qui aboutissent à la membrane muqueuse des lèvres, du palais, de l'intérieur des joues, fait que ces parties jouissent aussi, mais faiblement, des mêmes avantages que la langue sous le rapport du goût.

Il y a une grande analogie entre le goût et l'odorat, avec cette différence que l'air est le véhicule des molécules odorantes, et la salive le véhicule des molécules sapides. Mais le rapport qui existe entre ces deux sens est tel, qu'on pourrait dire qu'il y a entre eux sympathie et même communication directe : car si les fosses nasales viennent à être obstruées par une cause quelconque, le goût disparaît tant que l'air ne peut pas circuler dans les cavités du nez. Lors de l'inflammation de la membrane pituitaire, le goût et l'odorat s'éteignent à la fois momentanément.

Le sens du goût est fort affaibli quand la langue est chargée de matières saburrales, lesquelles, s'interposant entre les molécules des corps sapides et les papilles nerveuses, nuisent à l'impression des saveurs ; et quand la bile est sécrétée avec trop d'abondance, l'influence de cette humeur dans le tube digestif se fait sentir jusque dans la bouche et donne de l'âcreté et de l'amertume à tous les alimens.

Si la plupart des peuples sauvages, si même les animaux l'emportent sur nous sous le rapport de la perception des saveurs, c'est qu'ils n'altèrent pas comme nous, par l'usage des acides, des liqueurs fortes et des épices, la structure des organes délicats chargés d'entrer en contact avec les corpuscules sapides.

Chez les oiseaux granivores, cette sensation est à peu près nulle, à cause de la dureté de leur langue. On sait que, chez quelques-uns, chez le cygne, par exemple, cet organe est même revêtu d'une substance cornée. La langue des oiseaux granivores est dépourvue des papilles dont nous avons parlé tout à l'heure. Seulement, à la base de cet organe se trouvent quelques parties charnues, susceptibles de recevoir de faibles impressions. En effet, le goût était peu nécessaire à ces oiseaux : les graines dont ils se nourrissent étant souvent très-dures et toujours insolubles à la température de la salive (ce fluide manque d'ailleurs chez ces animaux : la macération dans leur jabot, ou premier estomac, y supplée); ces graines, ingérées par l'animal sans trituration préalable, rentrent dans le nombre des corps insipides dont j'ai parlé plus haut.

Si la Providence a montré une profonde sagesse en attachant généralement du plaisir à l'introduction des alimens dans la cavité buccale, on trouve une nouvelle preuve de la prévoyance de la Divinité dans la persistance du goût, malgré l'âge le plus avancé. Le plaisir de la table est notre dernière jouissance : c'est la fiche de consolation de la vieillesse ; et cela devait être, puisque l'alimentation est indispensable à la conservation de la vie. Assurément le plaisir était le meilleur moyen que pût employer la Nature pour engager les êtres animés à pourvoir à leur propre conservation.

§ IV.

DE LA VISION ET DE SES ORGANES.

La lumière est regardée comme un fluide extrêmement subtil, composé de molécules élastiques qui se meuvent en ligne droite. Ce fluide émane des corps lumineux. Sa rapidité est incroyable, car il parcourt environ 36,000 myriamètres par seconde. C'est ce fluide, dont les couleurs ne sont que des modifications, qui est destiné à opérer les merveilles de la vision.

L'admirable appareil destiné à donner à l'homme la connaissance des corps qui l'entourent est composé de deux organes semblables, en forme de petits globes, nommés les *yeux*, et renfermés en grande partie dans des cavités osseuses appelées *orbites*, où chacun d'eux se meut en tout sens par le moyen de six muscles, dont quatre droits et deux obliques.

L'œil est composé extérieurement de plusieurs membranes placées les unes sur les autres, qui semblent tirer leur origine de nerfs qui viennent de la base du cerveau et qu'on appelle les *nerfs optiques* OP (*Fig.* 46).

Ces deux nerfs, qui sont très-volumineux, sortent des tubercules quadrijumeaux. Aussitôt après leur origine, ils se portent en avant et en dedans, et bientôt ils se rapprochent tellement, au devant de la fosse pituitaire, qu'ils s'unissent et se confondent, sans qu'on puisse affirmer s'ils s'entre-croisent ou si leur substance s'identifie. Alors, les nerfs optiques s'écartent l'un de l'autre, et se dirigent en avant et en dehors vers le trou optique, situé au fond de l'orbite ; c'est par ce trou qu'ils sortent du crâne.

La première membrane de l'œil, ou la plus extérieure, se nomme la *sclérotique* ou la *cornée opaque* SC (*Fig.* 79). C'est sur cette membrane fibreuse, dure, résistante, d'un blanc de nacre, que viennent s'attacher les six muscles dont j'ai parlé. Elle représente un sphéroïde dont un segment serait enlevé, à la partie antérieure, et remplacé par un segment d'une sphère plus petite. Ce dernier a été nommé la *cornée transparente* CT. Son tissu, composé de cinq à six lames superposées, est protégé à l'extérieur par un épiderme particulier.

La seconde membrane de l'œil est la *choroïde* CH; mince, vasculaire, d'une couleur brune foncée, elle est unie extérieurement à la sclérotique, et présente, ainsi que cette dernière, à sa partie postérieure, une ouverture pour le passage du nerf optique. Cette membrane est revêtue, sur ses deux faces, d'un pigment noir, destiné à absorber les rayons lumineux aussitôt que leur effet est produit dans l'œil, autrement les réflexions continuelles qui se seraient opérées dans cet organe eussent rendu la vision confuse (1). C'est par la même raison que l'on peint en noir l'intérieur des chambres obscures et de plusieurs autres instrumens d'optique. C'est encore un emprunt que l'Art a fait à la Nature.

Vers le bord de la cornée transparente, la choroïde forme l'*iris* I (*Fig.* 77), cercle coloré qu'on aperçoit sous la cornée transparente, et au centre duquel est une ouverture circulaire qui se nomme la *pupille* P. Beaucoup d'anatomistes ont pensé que l'iris, dont la couleur est variable, ne

---

(1) Les Albinos, qui sont privés du pigment, ont la vue très-mauvaise.

contenait point de fibres musculaires, et que sa contraction et sa dilatation dépendaient de sa texture éminemment nerveuse. Mais ces fibres existent, et M. Maunoir, de Genève, qui les a étudiées avec soin, a remarqué que celles de la face antérieure sont radiées, correspondent à l'anneau coloré externe, et servent à la dilatation de la pupille. Les fibres de la face postérieure forment un cercle constricteur, véritable sphincter de la pupille, et correspondent à la partie interne de l'anneau coloré.

Vis-à-vis la pupille est suspendu un corps transparent, de forme lenticulaire, plus convexe vers le fond de l'œil que par devant, et qu'on nomme le *cristallin* C (*Fig.* 79). Il est formé de lames elliptiques concentriques (ainsi que le représente la *Fig.* 78, où l'on en voit une coupe horizontale), et se trouve enfermé dans une capsule ou membrane qui ressemble à un sac sans ouverture. Ses fonctions sont de rendre la vision plus nette. Selon les lois de la dioptrique, il agit comme une lentille diaphane, et rassemble les faisceaux lumineux en les portant à son foyer principal, c'est-à-dire sur un point de la rétine (1).

Après le cristallin, on trouve dans l'œil une

---

(1) Dans la cataracte, le cristallin perd sa transparence et forme ainsi un corps opaque, interposé entre le nerf optique et les objets éclairés. Il faut alors que, par une opération chi-

masse transparente, semblable à une gelée, de forme sphérique, déprimée à sa partie antérieure pour loger le cristallin. C'est le *corps vitré* V (*Fig.* 79), qui est enfermé dans une membrane particulière, nommée la *membrane hyaloïde*, laquelle forme par ses replis, dans l'intérieur du corps vitré, une assez grande quantité de cellules qui communiquent toutes entre elles.

Le corps vitré est enveloppé en grande partie par la *rétine*, que beaucoup d'anatomistes supposent être l'épanouissement du nerf optique, mais que d'autres, notamment M. Ribes et H. Cloquet, ont considérée comme une membrane spéciale. Cette membrane, qui est très-mince, pulpeuse, transparente, se trouve étendue depuis le nerf optique jusqu'au cristallin.

Enfin, on trouve dans l'intérieur de l'œil une humeur limpide et transparente comme de l'eau, qui remplit ce que l'on nomme les deux *chambres* de cet organe : c'est-à-dire, d'une part, l'espace compris entre la cornée transparente et l'iris (c'est la *chambre antérieure*) ; et, d'autre part, l'espace compris entre l'iris et le cristallin (c'est la *chambre postérieure*). Cette humeur, qu'on appelle l'*humeur aqueuse*, est sécrétée par

---

rurgicale, on le détache, soit pour l'extraire, soit pour l'abaisser. On le remplace par un verre convexe placé au devant de l'œil.

une membrane translucide extrêmement mince.

On remarque aussi dans l'intérieur de l'œil les *procès ciliaires* P, petits corps saillans, triangulaires, placés à côté les uns des autres, en rayonnant, de manière à entourer le cristallin comme d'une couronne placée derrière l'iris.

D'après MM. Chenevix et Nicolas, les humeurs de l'œil contiennent de l'eau, de l'albumine, de la gélatine, du sel marin et un peu de phosphate de chaux.

L'œil avait besoin, à cause de la délicatesse de sa structure, d'être à l'abri des accidens; aussi est-il enfermé en grande partie dans une cavité osseuse, et protégé par deux espèces de voiles mobiles qu'on appelle les *paupières*, dont les bords sont tendus par les *cartilages tarses*, afin de rendre leur application plus exacte. Si le trop grand jour nous blesse, si nous sentons dans l'air la présence de quelques corps légers, de nature à affecter douloureusement nos yeux, si ces organes sont menacés par quelque choc, nous tendons les paupières, et l'œil se trouve soulagé ou préservé. L'ablation des paupières entraîne l'inflammation générale des organes de la vision, et, par suite, la cécité. On sait que cet affreux supplice fut celui de Régulus.

La face postérieure des paupières et le devant du globe de l'œil sont tapissés par une membrane muqueuse très-mince, diaphane, qu'on appelle la *conjonctive*, qui, toutefois, ne recouvre pas la cornée transparente.

On a donné le nom de *larmes* à une liqueur sécrétée par une glande située à la partie supérieure et externe de l'orbite, et connue sous le nom de *glande lacrymale*. Cette glande se compose de granulations arrondies et conglomérées. La *Fig.*81 donnera une idée de cette disposition, et la *Fig.* 82 fera connaître l'intérieur de l'une de ces granulations, c'est-à-dire sa cavité principale et les cellules accessoires qui y sont pratiquées. Il part de cette glande six ou sept canaux très-fins, qui descendent dans l'épaisseur de la paupière supérieure et s'ouvrent à sa face interne, un peu au dessus du cartilage qui la borde. L'humeur sécrétée par cette glande mouille continuellement l'extérieur de l'œil, le préserve ainsi de l'impression de l'air, facilite ses mouvemens et ceux des paupières, puis elle passe d'abord dans un réservoir désigné sous le nom de *sac lacrymal*, au moyen des *conduits lacrymaux*, dont les petites ouvertures, connues sous le nom de *points lacrymaux*, se remarquent très-facilement près de l'angle interne, tant à la paupière supérieure qu'à la paupière inférieure. Du sac lacrymal, les larmes, passant dans le nez, contribuent à rendre plus liquide le mucus sécrété par la membrane pituitaire. Les larmes contiennent de la soude, du muriate et du carbonate de soude, du mucus, un peu de phosphate de soude et de chaux.

Quand le cerveau est sous l'impression d'une joie vive ou d'un profond chagrin, les glandes lacrymales participent à cette sur-excitation, en vertu de leur voisinage de l'encéphale; leur sécrétion est augmentée, et les larmes, trop abondantes alors pour pouvoir être absorbées par les points lacrymaux, coulent le long des joues; dans ce cas, leur composition n'est plus la même : elles contiennent beaucoup plus de soude qu'à l'ordinaire.

Il arrive aussi que les larmes s'épanchent au dehors, lorsque les conduits lacrymaux, qui doivent les conduire dans les fosses nasales, sont obstrués, ou quand de petits follicules, situés dans l'épaisseur des paupières, et chargés de sécréter une humeur onctueuse, connue sous le nom de *chassie*, laquelle est destinée à empêcher les larmes de couler sur les joues, cessent de fournir cette humeur.

Les *cils* sont des poils rangés sur l'arête extérieure des paupières, de manière que lorsque celles-ci sont fermées, les cils de la paupière supérieure se croisent avec ceux de la paupière inférieure. Ces organes ont pour usage de rompre les rayons lumineux, et d'arrêter les insectes et les petits corps légers qui pourraient se déposer sur la partie antérieure du globe de l'œil et irriter cet organe.

Les *sourcils* modèrent aussi l'impression d'une lumière trop vive, et les Mauresques ne l'ignorent pas : pour adoucir les rayons d'un soleil brûlant, elles se noircissent les sourcils, afin d'augmenter leur surface ; elles se noircissent même les cartilage tarses ou l'épaisseur des paupières, ce qui donne à leurs très-beaux yeux une expression de dureté. Au reste, on a remarqué que les habitans des pays où le soleil a beaucoup de force, ont naturellement les sourcils très-noirs et très-épais.

Telles sont les parties principales qui concourent à la composition de l'œil. Je crois n'avoir négligé que des objets de détail peu importans.

Théorie de la vision. — Supposons maintenant un objet bien éclairé et situé en face de l'œil, à une certaine distance ; par exemple, la flèche AB (*Fig.* 50). La pyramide lumineuse partant du point A viendra tomber sur le cristallin C, se réfractera en traversant cette lentille, et fera en *a*, au fond de l'œil, toute l'impression qui se serait distribuée sur un bien plus grand espace, si les rayons qui composent cette pyramide n'avaient pas été réfractés par le cristallin. Si deux pyramides semblables à la précédente viennent du milieu D, et de l'autre extrémité B de la même flèche, appuyer leur base sur la surface du cristallin, chacune d'elles aura son sommet porté en un point *d*, *b*, sur la rétine ; ces points de réunion seront distincts et séparés l'un de l'autre, et se rangeront, au fond de l'œil, dans un ordre opposé à celui des parties de l'objet d'où viennent les rayons. Il en sera de même pour toutes les pyramides lumineuses qui, partant de la flèche, pénétreront dans l'œil, et l'on aura, sur la rétine, l'image renversée de la flèche AB.

Mais l'impression de l'image n'est pas plutôt faite sur la rétine, que cette impression est portée au cerveau par le nerf optique, et *si l'âme est attentive,* elle prend ainsi connaissance de l'existence de la flèche, à une distance de l'œil que l'habitude lui a appris à mesurer sur-le-champ, d'une manière approximative (1).

L'image se peint donc réellement au fond de l'œil, dans une position renversée ; on le prouve d'ailleurs par plusieurs expériences très-faciles à faire.

1° On construit un œil artificiel en carton ou en bois, c'est-à-dire qu'à la partie antérieure d'une boîte, on ménage une petite ouverture qui représente la pupille. On place au dedans ou

----

(1) Les enfans à la mamelle qui n'ont pas encore pu se faire de règles de comparaison à cet égard, croient pouvoir atteindre avec la main tout ce qui frappe leurs yeux, et l'adulte lui-même, s'il ne peut, pour ainsi dire, établir des jalons échelonés jusqu'à un point très-éloigné de lui, ne juge que fort mal de la distance qui le sépare de ce point. On sait, du reste, que l'œil nous trompe souvent. Que de fois n'est-on pas obligé de redresser par le toucher les erreurs de la vision ?

au dehors, dans un petit tuyau mobile, un verre lenticulaire qui tient lieu de cristallin , et la rétine est remplacée par un papier huilé ou par une glace dépolie, qui ferme la partie postérieure de la boîte. Si l'on place cet instrument dans un lieu un peu obscur, et qu'on dirige le petit tuyau vers un endroit bien éclairé , en faisant avancer ou reculer convenablement la lentille , les objets éclairés et situés vis-à-vis viendront se peindre sur la glace dépolie, d'une manière renversée.

2° On ferme l'ouverture faite au volet d'une chambre noire , avec un œil de veau ou de mouton, bien frais, et dont on a enlevé les tégumens postérieurs avec soin , pour mettre la rétine à découvert. Les objets éclairés viendront également se peindre sur cette membrane, dans une situation renversée.

Ce fait du renversement des images au fond de l'œil étant acquis à la science , on a cherché à se rendre compte des moyens qui pouvaient redresser les images pour l'intelligence ; et, d'abord, on a cru que l'âme opérait continuellement ce redressement par la pensée ; mais des aveugles-nés, qu'une opération fait jouir de la lumière, voient immédiatement, dans leur position naturelle, des objets qu'ils n'ont jamais vus : ainsi se trouve détruite cette opinion du redressement des images par la pensée.

Selon Berkley , l'âme doit naturellement redresser les images, c'est-à-dire se figurer en haut l'extrémité supérieure, et en bas l'extrémité inférieure. En effet, ces termes de haut et de bas sont des termes relatifs, et qui n'ont de valeur que par le terme auquel nous les comparons ; c'est-à-dire que nous jugeons en haut ce qui correspond à la voûte céleste, et en bas ce qui correspond à la terre. Mais il est évident que le ciel se peint dans la partie inférieure du fond de l'œil, et que la terre se peint dans la partie supérieure : dès-lors, nous rapportons à la voûte céleste l'extrémité de l'objet qui se peint dans la partie inférieure de l'œil, et nous rapportons à la Terre l'extrémité qui se peint dans la partie supérieure ; c'est-à-dire que nous établissons naturellement entre ces deux extrémités la relation qu'elles ont, et que nous situons l'objet tel qu'il est réellement. Il n'est donc besoin ni du toucher, ni d'aucune expérience pour redresser l'erreur dans laquelle la vue devrait nous entraîner, d'après le renversement des images au fond de l'œil.

« Les objets donnent au fond de l'œil des images renversées, dit M. Pouillet dans ses *Élémens de physique expérimentale,* et de là on a voulu conclure que naturellement nous devons voir les *objets renversés.* Cette conclusion serait légitime si l'on supposait que l'âme *regarde* les images, et qu'elle est placée derrière l'œil, comme une personne derrière le tableau d'une chambre noire.

Mais si l'on suppose que l'âme ne regarde pas les images, qu'elle les sent, et qu'elle s'élève de la sensation à la cause qui la produit, il est évident que l'existence extérieure des corps et leur situation résultent pour nous d'un seul et même jugement. »

Le point de distance auquel les objets s'aperçoivent distinctement se nomme le *point visuel*: il est plus ou moins éloigné de l'œil, selon le degré de convexité de cet organe, ou selon le degré de convexité du cristallin.

La rétine est seule impressionnable à l'action de la lumière. Des expériences récentes ont prouvé que lorsqu'on fait tomber un faisceau lumineux sur le nerf optique lui-même, il n'y a point de sensation produite.

L'œil est un instrument parfaitement achromatique, car les objets ne nous paraissent point environnés d'auréoles de diverses couleurs; mais la cause de cet achromatisme est encore inconnue.

La netteté des images semble être indépendante de la distance des objets, car nous voyons aussi distinctement à plusieurs millions de lieues qu'à plusieurs décimètres de distance, et l'image d'une étoile est aussi nette que celle de la lumière d'une bougie. Les physiciens modernes pensent, à cet égard, que le cristallin, en vertu de sa structure, n'est pas une lentille à un seul foyer, mais une lentille à un nombre infini de

foyers différens; les couches centrales étant tout
à la fois plus courbes et plus réfringentes que
celles des bords (voyez la *Fig.* 78), les rayons
qui traversent ces dernières couches ne peuvent
pas converger au même point que ceux qui ont
traversé les premières. A toutes les hypothèses
par lesquelles on a essayé d'expliquer comment
l'œil s'accommode aux distances, peut-être pourrait-on opposer avec raison celle qui naît de la
structure même du cristallin.

Nous avons vu précédemment que l'iris est
formé en grande partie de fibres musculaires
destinées à dilater ou à contracter cette portion
de la choroïde, et conséquemment à diminuer
ou à agrandir l'ouverture de la pupille. Il fallait
bien que ces divers mouvemens, qui sont toujours en rapport avec l'intensité de la lumière,
pussent s'effectuer, sans quoi le grand jour nous
éblouirait, et nous serions presque aveugles dans
l'obscurité. Les mouvemens de l'iris ne sont
pas subits : ils ne s'opèrent que par degrés.
Voilà pourquoi, lorsqu'au sortir d'un lieu fort
éclairé, nous entrons dans un lieu obscur, tel
qu'une cave, nous ne distinguons d'abord rien
autour de nous, parce que, dans les premiers
momens, l'iris est encore sous l'impression de
la lumière, qu'il est dilaté, et que conséquemment la pupille diminuée n'est pas en harmonie
avec le peu de rayons lumineux répandus dans
ce lieu obscur; mais, au bout de quelques ins-

tans, l'iris se contracte, l'ouverture de la pupille s'agrandit, et nous commençons à distinguer les objets. Si les oiseaux de nuit et les chauve-souris fuient la clarté du jour, c'est parce que l'iris étant très-peu dilatable chez ces animaux, ils ne peuvent supporter la lumière; mais, en revanche, l'obscurité leur est très-favorable.

Nous avons deux yeux, et, dans l'usage que nous en faisons, nous ne voyons pas l'objet double, quoiqu'il soit bien vrai que son image se peint en même temps dans l'un et dans l'autre. Il est probable que les deux sensations se confondent dans le cerveau et n'en forment qu'une seule, ainsi que cela arrive pour un son qui est transmis à l'encéphale par les deux oreilles; mais, relativement à la vision, pour que les sensations se confondent, il faut que les *axes optiques* (1) soient parallèles. S'ils ne le sont pas, il y aura perception de deux images; c'est ce dont nous pouvons nous assurer en regardant un objet placé vis-à-vis et à une très-petite distance du nez.

Jurine a trouvé que la force réunie des deux yeux l'emportait seulement d'un treizième sur celle d'un œil séparément exercé.

Comparaisons relatives à la vision. — Beaucoup

---

(1) On appelle *axe optique* la ligne droite qui, venant du fond de l'œil, passe par le centre du cristallin et par celui de la cornée transparente.

d'animaux sont infiniment mieux partagés que l'homme, sous le rapport de la vue, car leurs besoins l'exigeaient. Ainsi, les oiseaux de proie aperçoivent du haut des nues, blottie entre deux mottes de terre, une alouette, que nous ne saurions découvrir à dix pas, parce qu'elle est de la couleur de la terre, et l'alouette, de son côté, découvre l'ennemi qui plane dans les airs, lorsque celui-ci ne nous apparaît que comme un point noir sur l'azur du ciel.

Mais aussi, l'appareil visuel des oiseaux est bien plus perfectionné que celui des mammifères. Leurs yeux tiennent un grand espace dans leur tête, et ils sont pourvus à l'extérieur d'une troisième paupière demi-transparente, nommée *membrane clignotante*, qui est un repli de la conjonctive et qui se retire dans le grand angle de l'œil. En outre, la cornée est très-aplatie, ainsi que le cristallin, ce qui rend ces animaux presbytes ; aussi aperçoivent-ils à peine les objets placés très-près d'eux ; mais à quelque distance ils voient très-bien. Les oiseaux ont dans leurs yeux une grande quantité d'humeur aqueuse, surtout ceux de haut vol, afin que la lumière en soit d'autant plus réfractée, que l'air dans lequel ils s'élèvent est plus rare. Les yeux des oiseaux ont, en outre, dans leur intérieur, une membrane spéciale, dépendant de la rétine, qui s'étend depuis l'entrée du nerf optique jusqu'au cristallin, et qui est plissée et dentelée comme un peigne, dont elle porte le nom. Cette membrane, transparente comme la rétine, étant frappée nombre de fois par les rayons lumineux qui la traversent, l'impression sur le nerf optique doit être, pour cette raison, extrêmement forte, ainsi que peut le faire comprendre la *Fig.* 94, où P représente le peigne et L le rayon lumineux qui traverse plusieurs fois cette membrane. Enfin, l'organe étant en même temps très-souple et très-sensible, l'œil se renfle ou s'aplatit, se couvre ou se découvre, se rétrécit ou s'élargit, et prend aisément, promptement et alternativement toutes les formes nécessaires pour agir convenablement à toutes les lumières et à toutes les distances. On suppose aussi que ce qui contribue à donner aux oiseaux une vue très-étendue est un changement de foyer : le cristallin, dans cette hypothèse, serait mu par suite d'une sorte d'érection, laquelle aurait lieu, soit de la part des procès ciliaires, soit de la part du peigne.

Les poissons étant plongés dans un fluide plus dense que l'air, la lumière qui y pénètre en est suffisamment réfractée; l'humeur aqueuse n'était donc guère nécessaire à ces animaux; aussi est-elle peu abondante chez quelques-uns d'entre eux, et manque-t-elle totalement chez d'autres. Leur cornée transparente est aplatie, et la puissance refringente de leurs yeux serait faible, s'ils n'avaient un cristallin presque sphérique. Nous remarquerons que, chez eux, l'humeur vitrée est moins épaisse qu'elle ne l'est chez les mammifères; qu'ils sont privés de paupières, de membrane clignotante et de tout l'appareil lacrymal; enfin, que leurs yeux sont, comme le reste de leur corps, couverts d'un enduit gras et huileux, fourni par une infinité de petits vaisseaux excréteurs, et qui sert à les protéger contre l'action de l'eau. Quand un poisson doit vivre dans les mers, à de grandes profondeurs, où la lumière est très-affaiblie, il est pourvu d'une choroïde qui brille d'un éclat métallique. On la trouve telle, du reste, chez les animaux qui n'ont besoin que d'une faible lumière pour bien distinguer les objets. Si le rayon L qui traverse la rétine R (*Fig.* 95), et qui produit ainsi une première impression, est réfléchi par la choroïde C, comme par un miroir, il viendra de nouveau faire une impression sur la rétine, au point I, et l'animal verra mieux qu'il ne verrait sans cela. Dans l'homme et dans les quadrupèdes, au contraire, du moins en général, la choroïde, en vertu du pigment noir dont elle est revêtue, absorbe les rayons lumineux après que ceux-ci ont fait sur la rétine une impression unique, mais suffisante.

Le limaçon est porteur de quatre yeux, ajustés chacun à l'extrémité d'un appareil tubuleux et musculaire, qui fait en même temps l'office de tentacule, et qui se développe ou se replie, selon la volonté de l'animal. La *Fig.* 88 représente un de ces yeux, dont O est le nerf optique.

La tête des arachnides étant immobile, ainsi que leurs yeux, ces animaux ont quatre, six, ou même huit yeux, situés sur différens points de la tête.

Mais les yeux des insectes doivent surtout exciter notre admiration. Ces yeux sont d'une structure particulière. Qu'on se figure deux petits croissans ou bourrelets immobiles, couchés autour de la tête de l'insecte, et composés d'une multitude prodigieuse de petits cristallins hexagones qui sont rangés à côté les uns des autres (*Fig.* 2). On trouve dessous autant de filets ou de divisions du nerf optique, qu'il y a de facettes au dehors, et Leuwenhoeck a compté 16,000 divisions sur l'œil d'une mouche et 34,000 sur celui d'un papillon. Il est certain que toutes ces facettes sont autant de petits yeux, sur lesquels les objets viennent se peindre de tous côtés, comme sur autant de miroirs. On y voit l'image d'une bougie allumée, répétée sans fin ; cette image monte ou descend dans chaque œil, selon le mouvement que la bougie reçoit de la main de l'observateur ; et le même objet, pour être vu de tant d'yeux à la fois, n'en est pas plus confus qu'il ne l'est chez nous pour être vu de deux, à cause de l'unité de sensation dont nous avons déjà parlé.

Quant aux animaux qui habitent le sein de la terre, comme les yeux leur eussent été inutiles, où ils n'en ont que de très-petits et de très-peu de portée, comme la taupe, ou ils en sont entièrement privés, comme les lombrics terrestres.

Observations relatives à la vision. —La rétine n'est pas seulement sensible à l'impression de la lumière : elle l'est aussi à l'impression d'autres agens : une commotion ou une simple pression du globe de l'œil dans l'obscurité détermine une certaine excitation de la rétine, et cette excitation se manifeste à l'intelligence sous forme d'éclair.

Si le cristallin a trop d'épaisseur, ou si les membranes de l'œil sont trop convexes, en vertu de la loi par laquelle le foyer principal d'une lentille se rapproche de celle-ci à mesure que la convexité de la lentille augmente, le foyer F (*Fig.* 52) des pyramides lumineuses se trouvera en avant de la rétine : c'est ce qui constitue la *myopie.* La personne chez qui existera ce défaut ne pourra voir les objets que de très-près, et sera obligée de corriger cet excès de réfraction au moyen de verres concaves. Mais il arrive souvent que les myopes diminuent de plus en plus la force de leurs verres, et même qu'ils finissent par n'en plus avoir besoin. Cela tient à la diminution successive des humeurs et au dessèchement des membranes de l'œil : ces altérations remettent ainsi, à la longue, l'organe dans l'état convenable, en rendant moins convexes les parties qui l'étaient trop. L'âge amène ordinairement cet effet, et l'on a aussi des exemples de myopes qui, à la suite d'une maladie, ont joui tout à coup d'une vue très-étendue.

Il n'en est pas de même des *presbytes*. Chez ces derniers, le cristallin ou la cornée transparente étant trop peu convexe, le foyer principal F (*Fig.* 53) se trouve trop loin du cristallin, et en arrière de la rétine; aussi, les objets paraissent confus au presbyte, s'ils ne sont pas placés assez loin de ses yeux. Le même effet se produit chez les vieillards, par suite de la diminution de densité des humeurs de l'œil, et aussi par suite du dessèchement des membranes de cet organe. Toutes ces personnes sont obligées de faire usage de verres convexes, et l'on sent bien que le foyer de ces verres devra être de plus en plus court, à mesure que l'âge rendra le cristallin de moins en moins convexe.

Quant aux *strabites*, ou personnes qui louchent, ce défaut tient à la faiblesse de l'un des muscles droits : ce muscle n'ayant pas assez de puissance pour résister à son antagoniste, celui-ci entraîne toujours l'œil de son côté. Selon l'opinion de Buffon, le strabisme peut tenir aussi à ce que les deux yeux n'ont pas toujours la vision distincte dans les mêmes limites. L'œil droit, par exemple, verra fort bien de petits objets à la distance de 40 centimètres, je suppose, et l'œil gauche ne les verra qu'à celle de 20. Or, quand cette inégalité est très-grande, les deux yeux ne peuvent voir ensemble le même objet distinctement, et, comme on cherche naturellement à voir aussi bien que possible, on contracte instinctivement l'habitude de détourner l'œil hors de la portée duquel l'objet se trouve, pour ne laisser agir que l'œil par lequel on peut distinguer nettement cet objet.

L'œil est le siége d'un sens si précieux, qu'il me semble très-important de rappeler à mes lecteurs ce qui peut nuire à cet organe ou tendre à sa conservation.

« Une lumière trop vive, directe ou réfléchie, sur-excite l'organe de la vision, affaiblit la vue, et finit par produire la cécité. Les murs blanchâtres, le sol couvert de neige, d'une poussière blanche, d'un sable fin, réfléchissent une grande quantité de lumière, et produisent sur l'œil l'effet de ce fluide venant directement du soleil ou d'un foyer incandescent quelconque. Rien n'est donc plus défavorable à la vue que tout travail exécuté à la clarté d'une lumière trop intense, en face d'un feu trop ardent, etc. Si l'appareil de la vision est tout à coup frappé par une lumière intense à laquelle il n'est pas habitué, ou s'il est frappé de cette lumière après être resté quelque temps dans l'obscurité, il peut perdre à jamais le pouvoir d'exercer ses fonctions.

» L'exercice trop continu de l'œil à une lumière ordinaire a des résultats semblables à ceux que produit sur l'œil une lumière trop vive. La surface des yeux se couvre de larmes ; on éprouve dans les yeux une sensation de pesanteur, une douleur obtuse ; on n'aperçoit plus les objets que d'une manière confuse, quelquefois ils paraissent doubles. Ces effets disparaissent si l'on accorde à l'œil le repos qu'il demande si clairement. Si, au contraire, on continue le travail, ils s'accroissent, et une inflammation se déclare.

» Une lumière habituellement très-faible a pour effet de tenir la pupille continuellement dilatée, et peut, à la longue, occasionner la myopie. Mais ce sont les efforts seuls que l'on fait pour *voir* à l'aide d'une lumière trop faible, qui rendent celle-ci préjudiciable (1). Sans cela, elle n'aurait d'autre effet que celui de reposer la vue et de conserver la sensibilité de l'œil.

» Si les corps sur lesquels la vue s'exerce sont trop petits et trop rapprochés, et que l'exercice sur ces objets soit souvent répété, il en résulte la myopie ou l'amblyopie.

» Les couleurs éclatantes produisent des effets analogues à la lumière trop intense (2), de même

---

(1) Rien n'est plus dangereux, par exemple, que de lire à la faveur du clair de lune, du crépuscule, etc. L'inflammation et la perte de l'organe de la vue peuvent être, comme dans le cas d'une lumière trop vive, la suite de pareils efforts.

(2) On peut, pour les lectures soutenues, adoucir considé-

que les couleurs obscures, telles que le *violet*, l'*indigo*, produisent des effets analogues à ceux de l'obscurité. Le rapprochement de deux couleurs tranchées produit sur l'œil plus d'excitation et de fatigue que lorsque ces couleurs frappent ce sens isolément.

» L'exercice naturel de la vue est donc celui qui n'expose pas ce sens à une lumière trop intense ni à une lumière trop faible. On devra toujours graduer, par quelques précautions, le passage de l'obscurité à la lumière. On s'opposera à l'action malfaisante d'une lumière trop intense, par des rideaux, des persiennes, des voiles, des visières, des lunettes-conserves. On donnera à ces objets, et même à ceux de l'ameublement, celles des couleurs qui occupent le milieu du spectre solaire, c'est-à-dire le jaune, le vert, le bleu, et l'on choisira de préférence le vert, qui est la couleur la plus douce, et qui se trouve sur notre globe le plus abondamment répandu. » (Ch. Londe, *Nouveaux élémens d'hygiène*.)

Des substances employées pour produire la lumière artificielle, il faut proscrire, autant qu'on le peut, le suif, qui incommode par son odeur, et dont la lumière est inégale et vacil-

---

rablement l'éclat du papier blanc par l'usage de verres bleus ou verts. On peut aussi interposer, entre le foyer de lumière et le livre, une gaze verte très-légère.

lante. L'huile de mauvaise nature entraîne aussi plusieurs inconvéniens; mais l'huile bien épurée est exempte de ces désavantages : sa lumière est douce, immobile et sans odeur. La bougie offre encore un bon moyen d'éclairage. Le gaz hydrogène est plus convenable pour l'éclairage public, pour les salles de spectacle, pour les magasins, etc., que pour un travail où les yeux doivent être occupés, même médiocrement: la lumière du gaz hydrogène en combustion fatigue promptement l'organe de la vue par ses oscillations et par son trop d'éclat.

Enfin, pour conserver aux yeux toute leur sensibilité sans altération, il faut user sobrement des liqueurs alcooliques, etc. On doit aussi exercer avec modération un sens si précieux, car il s'use par la fatigue, et un repos trop prolongé lui devient défavorable.

§ V.

DE L'AUDITION ET DE SES ORGANES.

Le son est l'effet d'un mouvement qui fait vibrer chacune des molécules dont les corps sonores sont composés (1). Tout solide ou tout

---

(1) On prouve l'existence de ces vibrations : 1° en plaçant de l'eau dans un verre qu'on ébranle ensuite par le moyen d'un archet ou de quelqu'autre manière : aussitôt l'eau entre

fluide peut transmettre les sons avec plus ou moins de netteté, c'est-à-dire servir de conducteur plus ou moins favorable aux sons provenant des corps en vibration; mais l'air et l'eau sont les principaux véhicules du son.

Pour que l'impression du son soit produite sur le nerf acoustique, il faut que le corps vibrant produise au moins 30 vibrations par seconde : c'est le son le plus grave que nous puissions percevoir. En élevant le son de huit octaves, il donnera, dans le même temps, 7,552 vibrations ; mais quelques physiciens pensent que l'on peut apprécier des sons assez aigus pour produire 12 ou 15,000 vibrations par seconde.

Le son se répand par ondes, et parcourt 337 mètres par seconde, à la température de $+ \, 10^o$ centig. Quand on jette une pierre dans une eau tranquille, on voit se former, autour du point où la pierre est tombée, une succession d'ondes ou de cercles concentriques qui s'agrandissent peu à peu, et qui s'étendent enfin jusqu'à la rive; on peut concevoir la formation et la diffusion des ondes sonores comme s'accomplissant d'une manière analogue.

---

en mouvement; 2° on répand sur une plaque de cuivre ou sur la tablette d'un instrument à cordes, du sable fin, qui saute en l'air dès que la tablette ou la plaque entre en vibration ; 3° on approche d'un corps résistant une des branches d'un diapason ébranlé : le bruit qui se produit alors indique évidemment les vibrations.

L'organe de l'ouïe est l'*oreille*, qu'on divise en trois parties : l'*oreille externe*, nommée aussi le *pavillon* ou la *conque*; l'*oreille moyenne*, qu'on appelle aussi la *caisse*, ou le *tympan*; enfin, l'*oreille interne* ou le *labyrinthe*.

L'*oreille externe* offre, chez l'homme, diverses courbes dont Boerhaave, le compas géométrique à la main, a prouvé que les foyers aboutissaient au *conduit auditif*, canal qui s'ouvre à l'extérieur.

La *Fig.* 62 représente une coupe des organes de l'ouïe, faite perpendiculairement sur le conduit auditif et sur le *rocher* (dépendance de l'os temporal), dans la cavité duquel se trouvent logés la plupart de ces organes. A est le conduit auditif avec lequel finit l'oreille externe. T représente l'intérieur du *tympan* ou de l'*oreille moyenne*, dont la cavité est tapissée par une membrane muqueuse. M est une membrane circulaire, mince, sèche, transparente, connue sous le nom de *membrane du tympan*, dont la circonférence est enchâssée dans une rainure pratiquée à l'extrémité interne du conduit auditif. La membrane du tympan ferme ce conduit et n'est percée d'aucune ouverture. Elle est recouverte extérieurement par la peau, et intérieurerement par la membrane muqueuse qui tapisse la cavité de l'oreille moyenne.

La membrane du tympan est tendue, selon le besoin, par quatre petits os situés dans la caisse, qu'on a désignés sous le nom d'*osselets de l'oreille*, et qui ont été appelés, eu égard à leur forme, le *marteau* M (*Fig.* 84), l'*enclume* E, l'*os lenticulaire* L et l'*étrier* C. Unis entre eux par la membrane muqueuse du tympan, ces osselets se meuvent les uns sur les autres, au moyen de petits muscles particuliers, représentés dans la figure par P et par N.

La cavité du tympan est pleine d'air, et cet air communique et se met en équilibre avec l'air extérieur par le moyen d'un canal connu sous le nom de *trompe d'Eustache* E (*Fig.* 62), qui vient s'ouvrir dans la fosse nasale du même côté, en face du cornet supérieur. TR (*Fig.* 20) indique l'ouverture de cette trompe dans la fosse nasale.

A la cavité du tympan répond l'*oreille interne*, composée du *vestibule* V (*Fig.* 62), des trois *canaux demi-circulaires* C et du *limaçon* L. Tout cet appareil est osseux.

Le *vestibule* est ainsi nommé, parce que les autres parties de l'oreille interne s'ouvrent dans sa cavité. On y remarque deux ouvertures qui, sans la présence de deux cloisons qui les ferment, feraient communiquer l'oreille interne avec l'oreille moyenne : l'une de ces ouvertures s'appelle la *fenêtre ronde*; l'autre, plus considérable, se nomme la *fenêtre ovale*. La première est fermée par la membrane muqueuse du tympan; la seconde, par la base de l'étrier; et comme cette base n'est pas tout-à-fait assez large, elle est embrassée par la membrane muqueuse du tympan, qui l'unit d'une manière mobile à la circonférence de l'ouverture.

Les *canaux demi-circulaires* sont creusés dans l'épaisseur du rocher. Formés d'une lame osseuse très-polie intérieurement, deux de ces canaux sont verticaux ; l'autre, qui est le plus petit des trois, est horizontal.

Quant au *limaçon*, on peut le comparer à un cône un peu écrasé, enveloppé d'un conduit qui fait à peu près deux spires et demie. Ce conduit va toujours en diminuant jusqu'en haut, et se trouve divisé intérieurement en deux parties, dans toute sa longueur, par une cloison membraneuse dont les fibres tendent à l'axe du cône qui sert de noyau à ce conduit. Les deux cavités qui résultent de la présence de cette cloison ont reçu le nom de *rampes du limaçon*. La première, interne, aboutit à la fenêtre ronde, et communiquerait directement avec le tympan, sans la présence de la membrane qui bouche cette fenêtre ; la seconde, externe, s'ouvre librement dans le vestibule. Ces deux rampes communiquent l'une avec l'autre par une petite ouverture pratiquée au sommet de la cloison.

Les cavités de l'oreille interne contiennent un fluide transparent, qu'on nomme *lymphe de Cotunni*. C'est dans cette humeur que viennent flotter les derniers filets de la septième paire, ou du *nerf acoustique* NA, lequel est chargé de porter au cerveau l'impression des sons. Indépendamment des filets qui, partant d'une des branches de ce nerf, vont s'engager dans autant de petites ouvertures ménagées à la base du limaçon et pénètrent ainsi dans ce canal, parallèlement à son axe, une autre branche fournit trois rameaux qui vont se perdre dans le vestibule et dans les canaux demi-circulaires.

Théorie de l'audition. — D'après la forme et les courbes du pavillon, les ondes sonores, qui doivent parcourir le conduit auditif pour parvenir à l'oreille moyenne, sont concentrées dans ce conduit par le pavillon qui les reçoit d'abord (1). Elles arrivent donc toujours par réflexion sur la membrane du tympan (2), laquelle est tendue

---

(1) On a penséque la conque humaine ne présentait tant de courbes et tant d'inégalités que pour offrir toujours une surface en situation normale avec l'onde sonore, de quelque côté que vînt celle-ci. Quand le pavillon est enlevé, l'oreille reste toujours un peu dure.

(2) Les membranes, comme les autres corps élastiques, vibrent à distance sous l'influence des corps sonores. C'est ce qu'on prouve facilement : il suffit de tendre sur une boîte, en place de couvercle, du papier fin sur lequel on répand du sablon : au moyen d'une cloche de verre ébranlée à distance avec un archet, on fait produire au papier des vibrations indiquées par le mouvement du sablon. Il a été reconnu que les membranes enchâssées dans un cercle vibraient infiniment mieux que tout autre corps. La membrane du tympan se trouve donc, à tous égards, dans les conditions les plus favorables.

plus ou moins, selon le besoin, ainsi que la membrane de la fenêtre ovale, par suite du jeu des osselets. DM (*Fig.* 51) représente la direction d'une onde sonore qui se réfléchit au point R.

Les vibrations éprouvées par la membrane du tympan (1) déterminent l'ébranlement de la petite masse d'air qui se trouve dans l'oreille moyenne, et cette masse faisant, à son tour, vibrer la membrane de la base de l'étrier, ainsi que celle qui bouche la fenêtre ronde, il en résulte le frémissement de la liqueur contenue dans les cavités de l'oreille interne. C'est alors que les filets du nerf acoustique, dont la consistance est pulpeuse, reçoivent de cette liqueur l'impression des ondes sonores, et cette impression est ainsi transmise à l'organe de l'intelligence.

La chaîne des osselets de l'oreille a un double usage : 1° elle est destinée à maintenir l'équilibre entre la membrane du tympan et celle qui entoure la base de l'étrier : car les osselets pivotant sur la base de l'enclume, quand le marteau s'élève sur le tympan, la chaîne suit son

---

(1) « Les sons les plus aigus que nous puissions entendre , dit M. Pouillet, ceux qui résultent , par exemple , du mouvement des ailes de certains insectes, s'élèvent sans doute à plus de 12 à 15,000 vibrations par seconde. Or, il est bien probable que la membrane du tympan se met à l'unisson avec le son qu'elle entend , et qu'ainsi elle est capable d'exécuter en une seconde, depuis les 32 vibrations qui forment le son le plus grave, jusqu'aux 12 ou 15,000 vibrations qui forment le plus aigu des sons perceptibles. »

mouvement, l'étrier se relève également par un mouvement de bascule, et, avec lui, la membrane fixée à sa base, de telle sorte que celle-ci fait pression sur le fluide de l'oreille interne ; 2° la chaîne des osselets est comparable à l'âme d'un violon, par laquelle l'intensité du son se trouve doublée, et il est probable que cette chaîne concourt elle-même directement à la transmission du son ; car les os peuvent parfaitement remplir cet usage (1).

Maintenant, comment les vibrations sont-elles transmises au nerf acoustique, et quels rôles jouent, dans cette transmission, le limaçon et les canaux demi-circulaires ? Comment certains sons s'harmonisent-ils entre eux et comment ceux-ci plaisent-ils à l'oreille, tandis que les autres l'affectent désagréablement ? Comment, dans la quantité de sons fournis en accords par un orchestre, un habile musicien distingue-t-il à la fois les différens sons produits, et comment, au milieu de cette quantité de sons qui s'étendent du grave à l'aigu, selon les lois de l'harmonie, ce musicien reconnaît-il, dans un accord que l'on doit regarder comme causant une seule sensation, quelles notes fournissent les violons,

----

(1) On en acquiert la preuve en se bouchant les oreilles avec du coton, et en faisant vibrer un diapason qu'on se place sur la tête : on entend très-bien le son de l'instrument, les ondes sonores étant alors portées directement sur le nerf acoustique par les os du crâne.

quelles notes fournissent les basses, les cors, les haut-bois, les flûtes, etc.?

J'avoue qu'il est impossible de résoudre ces différentes questions d'une manière satisfaisante. Mais il en est une infinité d'autres qu'on peut se proposer sur la plupart des phénomènes de la Nature, et qui resteront aussi sans réponse. Dieu nous montre les effets, mais il nous cache les causes.

Comparaisons relatives à l'audition. — Quand le pavillon est disposé en forme de cornet, l'animal entend d'autant mieux que le cornet est plus long; il entend mieux encore, si ce cornet, mobile, peut être dirigé par des muscles spéciaux du côté du corps en vibration. En effet, sur le petit couvercle K (*Fig.* 51), tendons un papier fin sur lequel nous répandrons du sablon. En produisant des ondes sonores à distance, les vibrations seront appréciables par le mouvement du sablon, mais elles seront faibles; ajoutons ce couvercle K à la partie supérieure du tuyau conique en carton C, et produisons des ondes sonores dans la direction de ER, le sablon s'élèvera davantage; enfin, donnons à ces ondes la direction de DM, et les mouvemens du sablon seront considérables. Ainsi se trouveront annoncées les vibrations, de plus en plus grandes, du papier.

Cette disposition du pavillon est remarquable chez les herbivores. Elle semble même former, chez ces animaux, un caractère distinctif et particulier. Comme c'est souvent par la seule rapidité de leur course, qu'ils peuvent échapper à leurs ennemis, la Nature a perfectionné chez eux l'appareil auditif, afin de leur faire connaitre, à une assez grande distance, l'approche des êtres qu'ils ont intérêt à éviter ; tandis que, chez les animaux carnassiers, les oreilles ne présentent qu'une très-petite saillie de chaque côté de la tête. On trouve aussi chez l'homme les rudimens des muscles destinés à faire mouvoir l'oreille externe ; mais leur action sur le pavillon est presque nulle.

L'oreille externe manque chez les mammifères marins, chez les oiseaux et chez les reptiles.

Au lieu des quatre osselets que nous avons reconnus dans l'oreille des mammifères (car l'intérieur de cet organe a chez tous la même disposition que chez l'homme), on ne découvre dans l'oreille moyenne des oiseaux qu'une plaque osseuse ; une espèce de cône à deux loges et un peu arqué remplace pour eux l'oreille interne des quadrupèdes.

La plupart des reptiles n'ont ni la cavité ni la membrane du tympan. Chez ces animaux, l'oreille moyenne communique avec le pharynx par une très-grande ouverture.

Quant aux poissons, on ne peut douter qu'ils n'entendent très-bien ; la preuve en est dans le

silence que sont obligés de garder les pêcheurs,
s'ils veulent que leur pêche soit abondante, et
dans ce qui arrive en certains lieux, où l'on ha-
bitue les poissons à venir chercher leur nourriture au son d'une cloche. Ces animaux manquent
d'oreille externe et d'oreille moyenne ; mais ils
ont les trois canaux demi-circulaires, cartilagineux et creux en dedans, avec une bourse élastique qui contient un ou deux osselets fort mobiles , peu adhérens aux parties voisines, et flot-
tant, ainsi que les filets du nerf acoustique, dans
une espèce de gelée plus ou moins épaisse.

Chez les mollusques, l'oreille n'est qu'une
bourse membraneuse, dans laquelle vient plon-
ger le nerf acoustique. Chez les crustacés , cette
bourse se trouve enfermée dans un tube dont
une des extrémités donne passage au nerf, et
dont l'autre est fermée par une membrane qui
tient lieu à ces animaux de membrane du tympan.

On croit que l'organe de l'ouïe n'existe pas
chez les vers ; mais il existe chez les arachnides
et chez les insectes, quoique l'on n'ait pas encore pu déterminer sa structure. Cet organe
peut d'ailleurs être rendu méconnaissable par
sa forme et par la place qu'il occupe. Des animaux dont la voix ne se forme point dans le larynx, qui respirent par les côtés, par la partie
postérieure ; des animaux parmi lesquels on en
voit qui ont les yeux sur le dos, etc., peuvent

fort bien avoir les oreilles partout ailleurs que dans les endroits où l'on s'attendrait à les trouver. On a cependant découvert, chez les blattes et chez quelques autres insectes, une membrane située entre les antennes, que l'on a considérée comme leur instrument auditif. Ce qu'il y a de sûr, c'est qu'au moyen de certains bruits, on peut conduire où l'on veut un essaim fugitif d'abeilles; on cite d'ailleurs plusieurs exemples d'insectes, d'arachnides, qui ont été évidemment sensibles aux charmes de la musique, entre autres, l'araignée que Pelisson avait apprivoisée dans sa prison, à l'aide de sa musette, et qu'un stupide geolier eut la barbarie d'écraser sous ses yeux.

Observation relatives à l'audition. — On n'a pas oublié que j'ai dit, en parlant des sensations en général, que, pour percevoir les impressions de peu d'importance, il fallait que l'âme fût attentive. Il arrive tous les jours que, livré à un travail qui demande de l'application, on répond d'une manière incohérente à une question que l'on avait entendue, mais que l'âme, absorbée par d'autres pensées, n'avait pas comprise.

Le *bruit*, qui n'est autre chose que le son produit avec certaines conditions, a été très-bien défini par J.-J. Rousseau : « Ne pourrait-on pas conjecturer, dit-il dans son *Dictionnaire de musique*, que le bruit n'est point d'une autre nature que le son; qu'il n'est lui-même que la somme d'une multitude confuse de sons divers qui se font entendre à la fois, et contrarient, en quelque sorte, mutuellement leurs ondulations? » En effet, appuyez sur une des touches d'un clavier, vous produirez un son ; touchez-en plusieurs qui s'harmonisent, vous obtiendrez encore des sons ; appuyez sur toutes les touches à la fois, vous n'aurez plus que du bruit.

La membrane du tympan n'est pas indispensable au mécanisme de l'audition. Des individus chez lesquels cette membrane s'était accidentellement rompue n'ont pas été privés de la faculté d'entendre ; seulement ils ne percevaient pas les sons très-faibles. Les osselets ne sont pas non plus absolument nécessaires ; mais s'ils sont détruits, l'individu entend moins bien. Par suite de l'oblitération de la trompe d'Eustache, l'air qui remplit le tympan n'étant plus renouvelé, perd de son ressort, et l'ouïe doit nécessairement être modifiée très-défavorablement, en raison du vide qui règne bientôt dans cette cavité ; car le son ne se transmet pas dans le vide : les frémissemens d'un timbre mis en vibration sous le récipient d'une machine pneumatique ne font point d'impression sur l'organe de l'ouïe. L'obstruction du conduit auditif par le cérumen entassé et épaissi peut causer une surdité momentanée. Quand la lymphe de Cotunni vient à manquer, les cavités de l'oreille interne, où doivent nager les filets du nerf acoustique, restent à sec, et la surdité s'ensuit. « L'existence de cette liqueur, dit Richerand, paraît essentielle au mécanisme de l'audition, soit qu'elle entretienne les nerfs dans l'état de mollesse et d'humidité nécessaire à la sensation, soit qu'elle leur transmette les mouvemens ondulatoires dont elle est agitée. » C'est à l'absence de cette humeur qu'est due, la plupart du temps, la surdité des vieillards. Les bruits très-intenses, entendus de fort près, peuvent causer tout à coup la surdité, en déterminant la rupture des membranes qui ferment la fenêtre ovale et la fenêtre ronde, et en amenant, par suite, l'écoulement de la lymphe de Cotunni. Enfin, la surdité peut avoir pour cause la paralysie du nerf acoustique.

Les cornets dont se servent les personnes qui ont l'ouïe dure, sont une imitation de la disposition du pavillon chez les herbivores, et les amateurs de musique savent que, pour la mieux entendre, il faut placer ses mains de manière à s'en faire un vaste pavillon, qui aide à concentrer les ondes sonores.

L'instrument militaire qui porte le nom de tambour n'est qu'une imitation de l'oreille moyenne ; c'est même de là qu'est venu le nom de *tympan*, que porte celle-ci (1). La peau supérieure de la caisse représente la membrane

---

(1) De Τύμπανον, caisse de tambour.

du tympan ; la peau inférieure remplace la base de l'étrier et la membrane qui l'entoure ; les cercles et les cordes qui servent à tendre ces peaux tiennent lieu des osselets et des muscles qui les font mouvoir ; enfin, le trou qui permet à l'air de la caisse de se mettre en équilibre avec l'air extérieur, est analogue à la trompe d'Eustache.

L'oreille humaine a été, dans certains cas, imitée d'une manière plus complète. Lorsque, pendant la guerre, on veut reconnaître l'approche d'un corps de troupes, surtout si c'est un corps de cavalerie, on place un verre plein d'eau, qui représente l'oreille interne, sur une caisse de tambour, qui représente l'oreille moyenne. Les ondes sonores, produites par les troupes en marche, sont trop faibles pour être appréciées par l'oreille, quand ces troupes sont à une grande distance ; mais ces ondes ont assez de force pour faire vibrer les peaux du tambour ; les vibrations se communiquent à l'eau contenue dans le verre, et celle-ci, par l'agitation de sa surface, fait connaître qu'effectivement des troupes se meuvent dans un certain éloignement.

Je renvoie les personnes curieuses d'approfondir les phénomènes de l'acoustique, aux belles expériences de M. Savart.

CHAPITRE IV.

DES FONCTIONS DU CERVEAU, ET DES FACULTÉS INTELLECTUELLES. — DE L'IMAGINATION. — DE LA FORCE MORALE DE L'HOMME.

Le cerveau est le plus noble de tous les organes qui entrent dans la composition du corps humain : c'est le point central de la sensibilité, le siége des sensations, le lieu de formation et le point de départ des volitions, l'organe de l'entendement ; c'est à lui qu'il faut attribuer la manifestation des actes intellectuels et moraux ; enfin, on peut dire que cet organe est le point de connexion entre l'être matériel et l'âme qui y fait sa demeure.

« En effet, disent MM. Grimaud et Durocher, dans leur *Essai sur la physiologie humaine*, 1º il est prouvé, par des observations nombreuses de maladies, et par beaucoup d'expériences faites sur les animaux vivans, que le moral est perverti, si cet organe est altéré d'une manière directe ou sympathique ; ce qui n'a pas lieu dans les affections les plus graves des autres parties du corps, comme on le voit pour les maladies mortelles du cœur, de l'estomac et du poumon, où les fonctions intellectuelles s'exécutent d'une manière si libre, que le malade assiste réellement à sa destruction. 2° La capacité intellectuelle d'un individu est toujours en rapport avec le développement de son encéphale, et l'on sait à cet égard combien est grande la différence entre le petit cerveau de l'idiot et l'encéphale volumineux de l'homme de génie (1). 3° Il y a toujours coïncidence entre les divers degrés du développement de cet organe et l'intelligence. Ainsi, l'intelligence s'accroît dans le premier âge, à mesure que le cerveau se développe ; elle s'affaiblit dans le dernier, en raison de l'affaissement de cet organe. 4° Comme tous les autres organes, l'encéphale est modifié par le régime, le climat, les institutions, etc. Ces modifications en amènent toujours de pareilles dans les phénomènes intellectuels et moraux, de sorte qu'on peut expliquer les différences nationales par le développement varié que les influences diverses ont fait subir aux cerveaux individuels des peuples. »

Nous établirons donc, en thèse générale, que

---

(1) Cette vérité avait frappé les anciens. On peut s'en convaincre par ce qui nous reste de leurs sculptures. La tête de Jupiter Capitolin (*Fig.* 63) se distingue par un front large et élevé, tandis que celle de l'Hercule et celle du Gladiateur sont remarquables par leur petitesse et par leur dépression.

le développement de l'intelligence est en raison directe du développement du cerveau, et surtout de l'étendue de sa surface. Ainsi, toutes choses égales d'ailleurs, c'est-à-dire en supposant que la qualité de la substance cérébrale soit la même, etc., l'individu sera d'autant plus intelligent, que le volume et la surface de son cerveau seront plus considérables (1).

Mais, comme le développement successif du cerveau doit amener le développement de la boîte osseuse qui le recouvre, en supposant les quatre races (2) de l'espèce humaine livrées à la même culture des facultés intellectuelles pendant une longue suite de siècles, avec le même régime et sous le même climat, on arriverait probablement à rétablir l'unité de conformation du cerveau et du crâne, lesquels ont subi des modifications chez les différens peuples, en tel ou tel sens, selon la direction de l'esprit de ces peuples, leur genre de vie, etc.; car quiconque examine sans prévention l'espèce humaine, telle qu'elle est aujourd'hui dispersée sur toute la sur-

(1) Le cerveau de G. Cuvier pesait 1 k. 82. On fut frappé, en outre, à l'ouverture de son crâne, de la profondeur des sillons ou plicatures de son cerveau. Nous avons dit que, chez un homme à intelligence ordinaire, le poids du cerveau varie depuis 1 k. 00 jusqu'à 1 k. 50. Chez les idiots, ce poids est souvent à peine de 0 k. 50.

(2) Les quatre races humaines sont : la race *caucasienne* ou la race blanche, la race *mongole* ou la race olivâtre, la race *malaie* et la race *nègre*.

face de la Terre, ne pourra douter qu'elle ne doive son origine qu'à un seul homme et une seule femme; c'est par ce couple que toutes les autres parties de la Terre ont été peuplées, sans que la différence de la couleur puisse entrer pour rien en considération, parce que cette couleur s'altère insensiblement, de même que les formes générales.

« Rien n'existe pour nous dans la Nature qu'autant que nous le percevons; il est de l'essence des êtres qui sont hors de nous de devenir dépendans de notre intelligence et de nos idées. La mollesse, la dureté, la douceur, la couleur, etc., seraient nulles sans la faculté qui soumet toutes ces qualités à l'activité du système sensible. Fermez vos yeux, bouchez vos oreilles : les deux fonctions de ces organes dans la vie extérieure cessent aussitôt pour vous : la perception n'a plus lieu; vous n'en conservez que le souvenir. Le mot *perception* s'applique principalement à la couleur, à la forme, à la figure, à la solidité, à l'étendue, à l'espace, au temps, au repos, au mouvement, etc., et notre âme perçoit la moralité d'une action comme l'œil perçoit la lumière. L'impression des objets moraux est donc aussi positive que celle des rayons solaires. L'esprit s'applique à tout; il perçoit des signes, il perçoit des rapports, il perçoit des images, il perçoit des jugemens.

» La perception est la réaction de l'âme sur

les objets, quand ces objets ont affecté nos sens.

» Il est des esprits qui ne possèdent qu'à un très-faible degré le don de percevoir, qui ne saisissent les objets que par un petit nombre de leurs faces ; tandis qu'il en est de très-puissans qui embrassent l'universalité des choses.

» C'est sur les ailes de la pensée que l'homme s'élève jusqu'aux régions de l'infini, qu'il s'identifie avec tous les lieux, avec tous les temps, avec tous les peuples. » (Alibert, *Physiologie des passions.*)

« Penser, dit M. de Tracy dans ses *Élémens d'idéologie,* penser n'est que sentir, et sentir est, pour nous, la même chose qu'exister, car les sensations seules nous avertissent de notre existence. Les idées ou perceptions sont ou des sensations proprement dites, ou des souvenirs, ou des rapports que nous apercevons, ou bien enfin des désirs que nous éprouvons à l'occasion de ces rapports ; la faculté de penser se subdivise donc en sensibilité proprement dite, en mémoire, en jugement et en volonté. Sentir, à proprement parler, c'est avoir la conscience d'une impression ; avoir de la mémoire, c'est sentir le souvenir d'une impression éprouvée ; juger, c'est sentir des rapports entre nos perceptions ; enfin vouloir, c'est désirer quelque chose. Par ces quatre élémens *sensations, souvenirs, jugemens* et *désirs,* se forment toutes les idées composées. L'attention n'est qu'un acte de la volonté ; réfléchir, imaginer, c'est composer des idées décomposables en sensations, en souvenirs, en jugemens et en désirs. »

Entrons dans quelques détails à l'égard des opérations de l'intelligence.

Quand le cerveau reçoit par les nerfs l'impression faite sur les organes des sens, il en résulte pour l'encéphale une sensation, et pour l'intelligence, pour l'être indéfinissable, pour le MOI, une *perception*, ou l'*image* de la sensation éprouvée.

La production d'une perception, ou cette action des corps extérieurs sur le MOI, d'où résultent une sensation, une image, est un problème à jamais incompréhensible, et il existe sur ce point, entre les sciences physiques et les sciences morales, un intervalle que tous les efforts de notre esprit ne pourront jamais combler. Quoi qu'il en soit, l'individu reporte hors de lui la cause de la sensation, et se donne ainsi l'*idée* de l'objet qui l'a produite. Selon M. Massieu, sourd-muet, célèbre par la justesse de ses définitions, l'*idée est la représentation d'un objet dans l'esprit.*

L'ébranlement déterminé sur les molécules du cerveau y cause probablement des modifications, et laisse dans les masses médullaires des impressions qui se reproduisent et rappellent à l'esprit les images et les idées. Cette faculté constitue la *mémoire*, laquelle varie beaucoup, selon l'âge, l'état de santé, la fatigue de l'organe encéphalique en général, etc. Ordinairement, quand la mémoire est fidelle, les impressions faites sur les masses médullaires se reproduisent à notre volonté; mais parfois elles se représentent malgré nous à notre esprit, et nous retracent de pénibles tableaux, de douloureux souvenirs ; parfois, au contraire, elles nous sont rebelles, et refusent absolument, du moins pour le moment, d'obéir à la volonté. C'est alors que l'on se passe machinalement la main sur le front, comme si, par suite d'une impulsion instinctive, on cherchait à exciter l'encéphale extérieurement, quand on s'aperçoit que les sollicitations intérieures sont sans résultat.

Lorsque les idées ont quelque analogie entre elles, ou lorsqu'elles ont été acquises en même temps, elles s'enchaînent et se rappellent l'une l'autre. C'est ce qu'on appelle l'*association des idées ;* et comme chaque objet se présente à l'esprit avec qui peut lui être relatif, en totalité ou en partie, il en résulte l'*enchaînement des idées,* enchaînement rendu en même temps plus simple et plus complet par la *méthode ;* si bien qu'il n'est besoin, pour la mémoire, que de conserver un certain nombre d'idées premières auxquelles viennent successivement se rattacher, comme à autant de centres, toutes les idées accessoires.

Les sensations peuvent être agréables ou désagréables ; ou bien elles peuvent être agréables d'abord et avoir des conséquences fâcheuses, ou réciproquement. De cette différence entre les sensations et de la prévoyance des suites, fruit de l'expérience, résulte le *raisonnement* : c'est-à-dire une comparaison entre plusieurs idées, plusieurs objets ou plusieurs actions ; cette comparaison est suivie d'un choix entre ces idées, ces objets ou ces actions, ou, en d'autres termes, d'un *jugement*, d'une *détermination*, dont la conséquence est la *volonté*, laquelle se manifeste par les mouvemens que l'on exécute pour rechercher certaines sensations et pour en éviter d'autres (1).

Telles sont les principales facultés de l'intelligence, facultés admirables, desquelles résulte la capacité de comprendre, de concevoir, de saisir une idée, un système, une combinaison, etc. Telle est la source d'où émane la pensée, premier élément de notre bonheur. Mais, par une triste compensation, que les hommes à intelligence supérieure ne devraient jamais perdre de vue, ce n'est pas sans ébranler le système nerveux et, par suite, la constitution entière, que l'âme s'élève par la pensée jusqu'au sublime, et qu'elle communique à la foule, souvent avec la rapidité de l'éclair, à l'aide des divers agens

---

(1) Un jugement faux est la suite d'un mauvais raisonnement. On raisonne mal quand on n'apprécie pas suffisamment les effets et les causes.

qu'elle trouve à ses ordres dans l'organisme, ses inspirations intelligentes et passionnées. De quelque nature que soit la production, l'homme, comme le sol qui le nourrit, s'épuise en produisant. Il n'y a que la Nature dont les trésors soient inépuisables. Les jouissances de l'âme sont ineffables sans doute ; mais le ton auquel il faut, pour y atteindre, monter l'encéphale et ses dépendances, amène bientôt un état de *collapsus*, conséquence forcée de la sur-excitation du système nerveux ; et cet état de prostration, qui est trop souvent le partage de l'homme de talent, de l'homme de génie, doit nous avertir de ménager nos jouissances intellectuelles, si nous voulons cueillir encore quelques fleurs sous les glaces de l'âge.

De l'Imagination. — Il est une fille naturelle de l'Intelligence, une faculté inhérente à la constitution éminemment nerveuse, qui a reçu le nom de *folle du logis :* c'est l'*Imagination*. Mais il faut distinguer l'Imagination sensée de l'Imagination délirante.

L'Imagination sensée s'arrête à propos, se replie sur elle-même, et sait quelquefois rétrograder ; telle qu'une planète lancée autour d'un soleil, l'Imagination délirante ne s'arrête jamais. La première voit tout avec les yeux de la Sagesse ; la seconde n'emploie que le microscope de la Folie. L'une emprunte les balances de la Raison : elle pèse, analyse, compare et juge ;

l'autre ne pèse rien, n'analyse jamais, ne sait pas comparer, et ne porte que les faux jugemens de l'exagération. Celle-là est économe de ses biens, de son temps ; celle-ci reçoit et dépense sans ordre ni mesure. L'une, toujours riante et simple dans ses goûts, se plaît dans une prairie émaillée de fleurs ; revêtue des haillons de la misère, l'autre, au sombre visage, va s'asseoir sur un trône, ou bien, couverte de bijoux et de riches étoffes, elle court se vautrer dans la boue.

Il n'est pas de chagrins, ni de maux que l'homme ne puisse combattre avec avantage en cherchant des ressources dans une Imagination réglée, ou du moins il n'en est pas auxquels il ne puisse donner ainsi le change. Bien précieux, source intarissable de plaisirs purs quand on sait lui imposer un frein salutaire, l'Imagination, abandonnée à toute sa fougue, est trop souvent un écueil semé de maux et de déceptions. Une telle Imagination est un feu dévorant qui consume tout. C'est elle qui empoisonne la vie de l'homme, qui lui fait trouver de hideuses jouissances dans la vue des supplices et dans les actes de cruauté ; c'est elle qui enfante la plupart des monstres par lesquels l'espèce humaine se voit déshonorée.

De la force morale de l'homme.—Si les Sauvages l'emportent sur nous par le développement des forces musculaires, c'est à la culture de ses facultés intellectuelles et à sa force morale que l'homme civilisé doit sa prépondérance, son bien-être, ses jouissances. On a dit, avec raison, qu'une nation de géans à petit cerveau serait facilement asservie par un peuple de pygmées à volumineux encéphale.

« Pour prouver l'empire de la force morale sur la force brutale, citons ce qui arriva à Jules César. A la fleur de ses ans, il tombe entre les mains des plus cruels pirates. Il en éprouve si peu de crainte, qu'après avoir fixé lui-même le prix de sa rançon, il leur interdit de faire le moindre bruit, pendant qu'il va se livrer au repos. A son réveil, il joue avec eux, résiste à leurs volontés, les gourmande par intervalles, les associe à ses propres occupations, leur donne lecture de quelques vers qu'il a composés. Ceux-ci, loin de s'en offenser, ne peuvent se défendre d'une sorte d'admiration pour le sang-froid imperturbable de ce jeune Romain. César passe plusieurs jours à la merci de ces brigands sans que son courage en soit le moins du monde ébranlé. Il marche, s'agite, va et vient dans l'intérieur de leur vaisseau; l'attitude de sa supériorité morale arrête et paralyse leur férocité. » (Alibert, ouvrage précité.)

Un capitaine de vaisseau, officier distingué, se trouvait en rade avec son navire. Il reçoit l'ordre d'appareiller, mais l'équipage mutiné s'y refuse. Seul, avec quelques autres officiers, contre quinze cents hommes, quel parti prendra le capitaine? A quelle force aura-t-il recours? Heureusement cet officier n'est pas seulement un homme instruit : c'est un homme intrépide. Armé de deux pistolets et d'une hache, il monte sur le pont, où tout l'équipage révolté se trouve réuni : « Largue cette bouline! » dit-il au premier matelot qu'il rencontre. Cet homme restant immobile, l'officier lui brûle la cervelle. Un second, refusant aussi d'obéir, éprouve le même sort. « Largue la bouline! » crie le capitaine en levant sa hache sur la tête d'un troisième. Celui-ci, subjugué par l'énergie et l'intrépidité de son chef, obéit lentement et non sans murmurer, mais enfin il obéit; un autre suit son exemple, l'impulsion est donnée, les voiles se déploient, et le vaisseau part.

M. Aimé Martin cite le fait suivant : « Le célèbre méthodiste Whitefield prêchait dans les rues de Philadelphie. On connaît l'influence prodigieuse et le pouvoir de son éloquence sur la multitude. Il lui fallait de l'argent pour une œuvre de charité, et il s'adressait à la populace la plus abrutie du Globe. Tout à coup il est interrompu par des sanglots; un homme sort de la foule, et jetant devant lui une douzaine de cailloux et quelques pièces de monnaie, il lui dit dans son langage énergique: tiens, voilà mon aumône; j'étais venu pour te casser la tête, et c'est toi qui m'as brisé le cœur. » (*Éducation des mères de famille.*)

En fait de puissance morale de l'homme sur ses semblables, je ne puis me dispenser de citer encore Alexandre-le-Grand, Mahomet, Napoléon et quelques autres conquérans ou législateurs, imposant des lois à la moitié du genre humain, par la force, la profondeur et la fermeté de leur pensée.

Enfin, de leur propre aveu, les dompteurs de bêtes féroces doivent la soumission absolue de leurs redoutables élèves à la force morale que déploient ces hommes courageux, dont l'ascendant enchaîne et paralyse la force physique de ces animaux. Bien plus que la vigueur de son bras, le regard et la voix de l'homme, interprètes de sa pensée, semblent inspirer la terreur à ces hôtes farouches des déserts et des forêts.

CHAPITRE V.

DU GÉNIE. — DES APTITUDES. — MANIÈRE DE LES RECONNAITRE CHEZ LES ENFANS.

Le *génie*, ou le développement des facultés intellectuelles sur une vaste échelle, est l'admirable apanage de l'homme. Buffon et Hugues Blair ont prétendu que le génie n'était que l'attention et l'aptitude à la patience; mais certains ouvriers sont astreints à une attention extrême dans l'exécution de leurs travaux; les jeunes filles qui font de la dentelle, en Belgique et en Angleterre, ont une patience inconcevable, et je doute que la plupart des uns et des autres aient beaucoup de génie. Le génie, c'est un heureux choix que l'Imagination, guidée par un jugement sain, soutenue par la Patience, appuyée sur une fermeté inébranlable, éclairée par l'Expérience et par la prévoyance des effets, forme dans les innombrables matériaux tenus en réserve par la Mémoire.

Ce don sublime, que Platon définissait : *l'ordre*

dans la grandeur, ce don sublime, qui suffirait pour nous révéler la céleste origine et la noble destinée de l'homme, est souvent caché sous l'extérieur le plus simple, le plus ordinaire. « La plupart des grands hommes, à quelques exceptions près, sont de peu d'apparence, dit M. Reveillé-Parise, notamment quand ils sont avancés en âge. Ils ont les os petits, les muscles peu prononcés, les membres grêles, le corps débile et souvent courbé. Leur bras sans vigueur annonce qu'il faut chercher ailleurs la cause de leur puissance.... Un étranger avait fait un long voyage pour voir Platon ; il fut fort étonné quand on lui apprit que ce philosophe était l'inconnu simple et liant avec lequel il avait déjà causé plusieurs fois sans le remarquer. » Le fameux Pope était d'une taille au-dessous de la moyenne, et d'un très-faible tempérament ; il était le premier à en badiner. On eût pris volontiers le grand Corneille pour un marchand de Rouen : son extérieur n'avait rien qui parlât pour son esprit, et sa conversation manquait de facilité. Il avait l'air fort simple et fort commun, toujours négligé et peu curieux de son extérieur. On peut en dire autant de Lafontaine, dont la naïveté, la simplicité et la bonhomie sont connues de tout le monde. Et notre poète national, l'aimable chansonnier de notre époque, ne cache-t-il pas son génie sous l'extérieur le plus simple et le plus modeste?

Il ne faut pas s'y tromper, quoique nous ne puissions tous aspirer à briller aux premiers rangs, chacun de nous a reçu de la Providence une vocation, une aptitude, et il ne faut souvent qu'une étincelle pour allumer soudain le feu sacré dans notre âme et pour embraser tout l'être sensible.

Un jeune homme, né sous le ciel inspirateur de l'Italie, voit Raphaël terminant un magnifique tableau. Saisi d'admiration, le jeune homme porte avidement les yeux du pinceau à la palette, de la palette à la toile. Tout à coup il s'écrie avec enthousiasme : « *Anch' io son' pittor!* et moi aussi, je suis peintre ! » Il l'était, en effet, et le premier ouvrage du Corrège fut un chef-d'œuvre (1).

« Le père de Lesueur, dit M. de Pongerville, ne possédait qu'une chaumière et le petit coin de terre qu'il cultivait pour nourrir sa femme et son enfant. Cet enfant, à l'âge de six ans, surveillait dans un champ un essaim échappé de la ruche. Il entend près de lui la musique d'un régiment qui suivait la grande route voisine ; l'enfant semble frappé par une baguette magique ; en extase, il s'écrie : *Quoi, plusieurs airs à la fois!* Tout entier au sentiment qui l'agite, il

---

(1) Cet exemple justifie bien la pensée de Cochin, qui disait : « On ne peint pas avec des couleurs, mais avec son âme ».

oublie ses jeux , il oublie la maison paternelle , il s'oublie lui-même , ou plutôt il prend une nouvelle existence. Cet enfant, destiné par la Nature à la mélodie , reçoit tout à coup la révélation de ses facultés ; maîtrisé, entraîné à son insu, il suit le régiment. Chaque fois que les sons mélodieux retentissent, son extase redouble, et il éprouve un désir impérieux de les entendre encore. Il a déjà cheminé pendant cinq heures ; il ne s'en aperçoit pas : mais enfin, ses faibles jambes chancèlent , ses pieds sont meurtris ; haletant, harassé, il s'arrête à regret, et se couche sur le bord de la route ; il approche instinctivement son oreille de terre, afin de recueillir encore quelques-uns de ces sons qui viennent de l'appeler à une vie nouvelle. Ses parens, qui ne l'ont plus trouvé auprès de l'essaim qu'il avait abandonné, inquiets, le cherchent, et, sur quelques indices , suivent les traces du régiment ; enfin, ils trouvent le pauvre enfant étendu sur l'herbe, immobile de fatigue ; mais lui ne se plaint que de l'éloignement de la musique ; sa physionomie est toute rayonnante d'enthousiasme. Ramené à la maison paternelle, il refuse de se livrer à ses occupations accoutumées : il ne le veut plus, il ne le peut plus ; la fièvre musicale le bouleverse ; il s'écrie de temps en temps : *Plusieurs airs à la fois ! plusieurs à la fois !* Ses parens, ne devinant pas le miracle du génie, voient avec douleur cet enfant atteint d'une manie qui leur fait craindre pour sa raison.... »

Nous avons tous admiré quelques-unes des immortelles productions de l'auteur de tant de belle musique sacrée. Napoléon voulut qu'il entendît de sa propre loge exécuter son opéra des *Bardes,* qui fut couvert d'applaudissemens universels ; après quoi, le grand homme détachant sa décoration, la lui présenta en vue de tout le public qui, attentif à une pareille scène, applaudissait à la fois l'artiste modeste qui méritait une si noble récompense, et le souverain qui savait si bien en rehausser le prix.

Professeur au Conservatoire de musique de Paris, Lesueur a formé des élèves distingués, parmi lesquels dix-neuf ont obtenu le grand prix. Dans quelle étroite et misérable sphère eût à jamais langui ce grand compositeur, si un ami de sa famille n'eût entrevu confusément les dispositions du jeune artiste et conseillé à ses parens de l'attacher au lutrin d'une église comme enfant de chœur.... Ce fut là tout ce qu'on fit pour lui ; son génie fit le reste.

Parmi les attributs les plus précieux de l'homme, il faut ranger le besoin de *connaître* et le besoin de *créer.* C'est surtout chez les enfans qu'on peut remarquer ces tendances toujours en exercice. A cet âge, on est avide de choses nouvelles, l'attention change continuellement d'objet, et les émotions se succèdent avec une rapidité incroyable. Mais, à travers cette légèreté, l'enfant est observateur au-delà de tout ce qu'on peut croire. Quand il aura examiné sous toutes ses faces le jouet que vous lui avez donné, quand il l'aura cent fois tourné et retourné, lorsqu'il l'aura autant de fois changé de place, qu'il le saura par cœur, il le brisera, et c'est encore le désir de connaître qui aura conduit sa main. *Il veut voir l'intérieur de ce jouet*, « et ce que vous prenez pour un caprice absurbe, dit M. Girard de Caudemberg, est précisément le résultat du même principe qui plus tard, peut-être, en fera un homme de génie. » (*Rénovation philosophique.*)

L'homme peut se révéler tout entier par un mot, par un geste, par un seul acte de la volonté. Le jeune Watt disparaît d'un repas où assistait toute sa famille ; on le cherche avec inquiétude ; on le trouve enfin, accroupi dans un coin, examinant l'effet de la vapeur qui sortait d'un vase plein d'eau bouillante. Turenne, enfant, surpris par la nuit sur un rempart, s'endort sur l'affût d'un canon. Le jeune Danville, traduisant l'Enéide, n'y voit qu'un itinéraire dont il dresse une carte. Paganini, en très-bas âge, fait connaître ses dispositions pour la musique, en avertissant son père qu'il battait la mesure à faux. M. Coborn s'aperçoit que son fils répète entre ses dents des nombres qu'il multipliait pour son plaisir : il dirige son éducation en conséquence, et avant l'âge de sept ans, le jeune Zerah Coborn

résoud en un instant des problèmes très-compliqués (1).

C'est pourquoi il faut observer les enfans sans
cesse ; il faut savoir apprécier tout ce qui émane
de ces hommes futurs, lorsqu'on veut qu'ils
puissent parcourir une carrière de gloire ; il faut

----

(1) Il répondit sans erreur, sans hésitation, et aussi vite
que peut le permettre la parole, aux questions suivantes qui
lui furent adressées par M. Mac-Neven. D. Quels sont les
nombres qui, multipliés l'un par l'autre, donnent 1,242 ?—
R. 54 par 23, 9 par 138, 27 par 46, 3 par 414, 6 par 207,
2 par 621.—D. Quel est le nombre qui, multiplié par lui-
même, donne 2,401 ?—R. 49, et 7 multiplié par 343, donne
le même nombre, etc.

Le jeune Mandeux, pâtre des environs de Tours, jouit
également de la faculté de calculer avec une facilité prodigieuse, et de résoudre de tête, en un instant, les problèmes
les plus difficiles. Du reste, les autres facultés de l'intelligence de cet enfant paraissent assez limitées. Ce jeune pâtre,
si habile à retenir une multitude de chiffres et à les combiner de mille manières, ne se rappelle pas les noms des personnes avec lesquelles il vit ; il traverse la capitale sans rien
remarquer et sans se souvenir de rien ; il calcule toujours, en
marchant, en se promenant, en mangeant, et rien ne peut le
distraire de son opération, quand une fois il est à la recherche
de la solution d'un problème ; il n'y a pour lui aucune fatigue dans ce travail, qui se fait, pour ainsi dire, machinalement et malgré lui.

Cet enfant, occupé à garder les vaches, menait la vie la
plus grossière, et ne recevait pour gages, chez les métayers
qui l'employaient, que trois paires de sabots par an et du pain
noir qu'il assaisonnait avec de l'ail. M. Jacobi a pris soin du
jeune Mandeux, et l'Académie des Sciences, d'après le rapport d'une commission nommée dans son sein, a conclu à ce
que l'Université se chargeât de continuer l'éducation d'un
enfant qui promet de devenir un homme remarquable.

reconnaître de bonne heure leurs goûts et leurs aptitudes, pour les favoriser ou pour les combattre, selon leur nature. Car si chacun de nous reçoit de la Providence une vocation spéciale, on rencontre bien peu de ces hommes chez lesquels un certain nombre de facultés puissent se développer à un degré supérieur, de ces génies qui imposent à leur siècle leur manière de voir et de sentir. La Nature en est avare, et les Michel-Ange, à la fois poète distingué, bon ingénieur, sculpteur habile, peintre excellent, architecte incomparable, n'apparaissent qu'à de longs intervalles.

L'aptitude se manifeste ordinairement dès la plus tendre enfance. A peine savais-je lire, que déjà il n'existait pour moi, dans la nombreuse bibliothèque de mon père, que trois ouvrages : les OEuvres de Buffon, celles de Valmont de Bomare et un traité de physique expérimentale. Cependant, s'il est quelquefois difficile de discerner dans l'enfance la vocation de l'homme à venir, assurément ce qu'on n'aura pu découvrir dans le premier âge se manifestera dans l'adolescence, parce qu'alors les goûts et les penchans sont beaucoup plus prononcés.

Mais souvent la vocation reste inconnue, ou rencontre de puissans obstacles dans la famille de l'enfant ou dans les circonstances. Heureux le siècle et la postérité, quand il y a de bonne heure dans l'homme de génie un sentiment indéfinissable de ses dispositions, qui le tourmente jusqu'à ce qu'il soit enfin livré aux travaux pour lesquels la Nature l'a formé. Que de fois, entraîné par un pouvoir inconnu, obéissant à un besoin de création, à une soif de gloire qui le dévorent, il s'est lancé dans sa brillante carrière, malgré tous les efforts qu'on a faits pour l'en empêcher ! Le Guerchin avait été élevé pour être maçon ; le Guide, pour être musicien ; Molière, pour être marchand tapissier ; Murillo, pour être cordonnier ; le Giotto était un pauvre pâtre ; la famille de Perrault avait dirigé exclusivement vers la médecine toutes les études de l'architecte plein de goût, au génie duquel nous devons la colonnade du Louvre, etc.

Il est bien vrai que « souvent la société ne peut connaître les trésors intellectuels qui dorment dans son sein, avant que la nécessité et la force des circonstances aient fait sortir l'homme d'état et le guerrier des ténèbres d'une vie obscure et ignorée, pour qu'ils jouent le rôle dont la Providence les a chargés. Tels furent Cromwell, Milton, Napoléon. Les malheurs des temps sont comme la tempête, qui force le nautonnier à développer toute son adresse (1). » Mais, en général, si l'on se plaint de la rareté des hommes de génie, on peut dire que la faute en est

____

(1) Walter Scott, *Pévéril du Pic,* traduction de M. Albert Montémont.

à la plupart de ceux mêmes qui s'en plaignent. Les grands hommes seraient moins rares, si l'on s'attachait, plus qu'on ne le fait généralement, à reconnaître et à cultiver de bonne heure les heureuses dispositions que tout homme apporte en naissant, comme capital du tribut qu'il doit payer un jour à la société.

Pour ouvrir sous les pas d'un enfant la carrière qui lui convient, il est nécessaire de lui faire connaître beaucoup de professions, afin que son goût prédominant puisse se révéler. Ainsi, il faut pétrir l'argile dans notre cabinet, et y essayer nous-mêmes des sculptures grossières, informes peut-être, en ayant soin que notre jeune fils puisse nous apercevoir ; et quand nous quitterons notre atelier, gardons-nous d'en retirer la clef. Naturellement curieux, l'enfant voudra voir notre ouvrage ; naturellement imitateur, il voudra travailler aussi. Examinons alors ses ébauches : si l'enfant fait aussi mal ou plus mal que nous, tout est dit à cet égard ; il faut passer à autre chose. Les jours suivans, nous nous ferons successivement mécaniciens, architectes, musiciens, peintres, à un degré médiocre peut-être ; mais peu importe, pourvu que nous arrivions au but, et certainement nous y arriverons, si nous mettons ainsi successivement à la portée de l'enfant les élémens de diverses professions : le moment viendra où le nouvel Achille se jettera sur les armes.

N'oublions pas ces mots de La Harpe : « Il faut, pour réussir en tout genre, que nos travaux soient nos plaisirs (1) ».

L'auteur de cet ouvrage s'estimerait heureux, s'il voyait adopter ses idées à l'égard des aptitudes, aujourd'hui que la profession de chacun est encore presque toujours déterminée par la condition où il est né, ou bien par le caprice des parens, qui choisissent une carrière pour leur fils quand il est encore à la mamelle. C'est une perte pour l'utilité générale, quand on se trouve ainsi dans la triste nécessité d'user ses forces, de détremper son âme et de consumer sa vie dans une carrière qui n'est pas la sienne.

Cet état de choses exerce sur la société une influence bien plus importante qu'on ne pense, et concourt puissamment au malheur des individus et à celui des masses. L'homme, ainsi dirigé vers un but éloigné de sa vocation, n'obtient aucun succès dans une carrière où il ne saurait avoir ni le courage, ni la force de vaincre les difficultés et de surmonter les obstacles. De là résultent trop souvent un amour-propre froissé, une position peu aisée, des mécomptes en foule ; puis viennent le dégoût de la vie et le

---

(1) Quelle vérité, quelle profondeur dans cette idée ! Que d'applications importantes on pourrait en faire, surtout pour les études qu'on impose à la jeunesse ! *Instruire en amusant* devrait être une devise universelle.

suicide, si ce n'est la funeste pensée de courir à la fortune par des voies criminelles.

Un homme appartient à la société autant qu'à son père. Un citoyen a-t-il donc le droit de priver ses semblables des services, immenses peut-être, que son fils peut rendre à la société en suivant sa véritable vocation?

CHAPITRE VI.

DE L'INTELLIGENCE DES ANIMAUX.—DE L'INSTINCT.

« Les animaux les plus parfaits, dit G. Cuvier, sont infiniment au-dessous de l'homme pour les facultés intellectuelles, et il est cependant certain que leur intelligence exécute des opérations du même genre. Ils se meuvent en conséquence des sensations qu'ils reçoivent, ils sont susceptibles d'affections durables (1); ils acquièrent

---

(1) « Un loup, dit F. Cuvier dans son *Histoire générale des mammifères*, avait été élevé comme un jeune chien; il suivait en tout lieu son maître, dont l'absence le faisait toujours souffrir; il obéissait à sa voix, montrait la soumission la plus entière, et, sous ces divers rapports, ne différait presque en aucune manière du chien domestique le plus privé. Cependant son maître, étant obligé de s'absenter, en fit don à la Ménagerie du Roi : là, enfermé dans une loge, cet animal fut plusieurs semaines sans montrer aucune gaîté, et mangeant à peine; mais sa santé se rétablit; il s'attacha à ses gardiens et paraissait avoir oublié toutes ses autres affections..... Trois ans s'écoulèrent, et notre loup vivait très-heureux avec un chien qu'on lui avait donné pour qu'il pût jouer. Après cet espace de temps, le maître du loup revint; c'était le soir, tout était fermé; les yeux de l'animal ne pouvaient le servir; mais la voix de ce maître chéri ne s'était

par l'expérience une certaine connaissance des choses, d'après laquelle ils se conduisent, indépendamment de la peine et du plaisir actuels, et par la seule prévoyance des suites. En domesticité, ils sentent leur subordination, savent que l'être qui les punit est libre de ne pas le faire, prennent devant lui l'air suppliant quand ils se sentent coupables ou qu'ils le voient fâché. Ils se perfectionnent ou se corrompent dans la société de l'homme ; ils sont susceptibles d'émulation et de jalousie ; ils ont entre eux un langage naturel qui n'est, à la vérité, que l'expression de leurs sensations du moment ; mais l'homme leur apprend à entendre un langage beaucoup plus compliqué, par lequel il leur fait connaître ses volontés et les détermine à les

---

point effacée de sa mémoire : dès qu'il l'entend, il le reconnaît, lui répond par des cris qui annoncent des désirs impatiens ; et aussitôt que l'obstacle qui les sépare est levé, les cris redoublent ; l'animal se précipite, pose ses deux pieds de devant sur les épaules de celui qu'il aime si vivement, lui passe sa langue sur toutes les parties du visage, et menace de ses dents ses propres gardiens, auxquels, un moment auparavant, il donnait encore des marques d'affection... Il fut nécessaire de se séparer encore. Après çet instant pénible, le loup devint triste, immobile ; il refusa toute nourriture, maigrit, ses poils se hérissèrent comme ceux de tous les animaux malades : au bout de huit jours, il était méconnaissable, et l'on eut long-temps la crainte de le perdre. Enfin sa santé se rétablit ; ses gardiens purent de nouveau l'approcher, mais il ne souffrit plus les caresses d'aucune autre personne, et ne répondit plus que par des menaces à celles qu'il ne connaissait point. »

exécuter. En un mot, on aperçoit dans les animaux supérieurs un certain degré de raisonnement avec tous ses effets bons et mauvais, et qui paraît être à peu près le même que celui des enfans lorsqu'ils n'ont pas encore appris à parler (1). »

Ai-je donc tort d'accorder aux bêtes une âme convenable à leur destinée? Je ne suis pas le seul qui leur reconnaisse un pareil trésor, et l'étymologie du mot animal (qui vient du latin *anima*, âme) prouve que, depuis très-long-temps, des hommes plus éclairés que moi ont jugé la chose ainsi. Soyons d'ailleurs conséquens : nous accordons l'intelligence aux animaux ; mais qu'est-ce que l'intelligence, sinon la manifestation du moi et la fille de l'âme?

----

(1) Un amateur de Lille, M. Léonard, a obtenu de l'intelligence du chien les résultats les plus étonnans. Pour n'en citer qu'un exemple, *Braque*, un de ses intéressans élèves, m'a gagné deux parties aux dominos. Le chien avait devant lui cinq dominos, pris au hazard dans un jeu ordinaire, et disposés de manière que son maître ne pût les voir ; Braque les examinait alternativement avec attention, et tirant de son jeu, avec ses dents, un domino en rapport avec ceux qui étaient déjà placés sur la table, il ne manquait jamais de le poser du côté convenable, soit à droite, soit à gauche, selon les règles du jeu. Comme nous étions seuls dans l'appartement, il m'a été facile de me convaincre que M. Léonard, qui s'occupe depuis long-temps de l'éducation des animaux, non pour en faire une spéculation, mais uniquement dans l'intérêt de la science, n'employait aucun de ces artifices grossiers à l'aide desquels Munito et quelques autres chiens de la même force passaient pour des animaux savans ; en un mot, j'ai ac-

A mesure qu'on descend à des animaux plus éloignés de l'homme, les facultés intellectuelles s'affaiblissent; et, dans les dernières classes, elles finissent par se réduire à des signes, encore quelquefois équivoques, de sensibilité, c'est-à-dire à quelques faibles mouvemens pour échapper à la douleur. Les degrés entre ces deux extrêmes sont infinis.

Pour poser des limites entre l'intelligence de l'homme et celle des animaux, nous dirons que l'intelligence humaine raisonne en se rendant compte des causes et des effets tant prochains qu'éloignés; tandis que, chez la brute, l'intelligence ne s'applique guère qu'au moment présent ou à quelques effets très-prochains, dont la connaissance est le fruit de son expérience. Si mon

---

quis la certitude que Braque était réellement livré à sa seule intelligence et aux comparaisons qu'elle pouvait lui faire établir entre les dominos étalés sur la table et ceux qui se trouvaient dans son jeu. Braque, devant jouer le premier, ne manque jamais de placer un double quand il en voit un dans ses dominos, et s'il y en a plusieurs, il place le plus fort. Quand il boude, c'est la chose la plus plaisante du monde que de voir son air piteux et d'entendre ses plaintes. Deux fois je voulus m'aviser de tricher, et deux fois Braque me rendit les dominos que j'avais placés à faux, en accompagnant son action d'un grognement et d'un mouvement d'yeux très-menaçans. Je l'ai vu faire la partie avec des dames ; quand elles trichent au jeu, Braque est trop galant pour les menacer : le grognement ne se fait pas entendre, et ses yeux conservent leur douceur habituelle : l'aimable joueur se contente de reprendre le domino placé à faux et de le rendre à son adversaire.

chien m'apporte une pièce de gibier au lieu de s'en nourrir, c'est parce que l'expérience lui a appris qu'il était battu quand il osait y porter une dent téméraire, tandis qu'au contraire il était récompensé quand il l'apportait fidèlement à son maître. Ici l'éducation a porté ses fruits : l'intelligence l'emporte sur l'instinct ; mais cette intelligence ne s'étend que jusqu'à des effets très-prochains.

Si ce même animal, par un froid rigoureux, aperçoit un feu allumé, l'instinct le poussera à s'en approcher ; mais son intelligence ne lui en fera pas rapprocher les restes quand le feu sera sur le point de s'éteindre. Encore moins y mettra-t-il du bois pour l'alimenter, bien que ce bois soit à sa portée, et qu'il ait vu cent fois son maître l'entretenir ainsi. Le feu éteint, l'animal se couchera sur la cendre, et quand celle-ci aura perdu sa chaleur, il ira chercher ailleurs les moyens de braver une température rigoureuse.

Supposons maintenant, à la place du chien, un singe, chez lequel l'instinct d'imitation est poussé très-loin. Cet animal aura pu voir mettre du bois au feu, et, par imitation, il en mettra s'il en trouve à sa portée ; mais la cause de l'entretien du feu n'est pas plus connue de lui qu'elle ne l'est du chien : il mettra le bois au-delà ou en-deçà du feu, ou bien il le mettra à la place convenable, mais trop tard ; enfin, il pourra prolonger la durée du feu pendant quelque temps, mais par hazard, et nullement par suite d'une volonté déterminante ; aussi, le feu s'éteindra bientôt.

Ainsi, les animaux jouissent des effets sans pouvoir remonter aux causes.

Il n'en est pas de même de l'homme le plus sauvage : pour lui, l'entretien du feu au moyen de matières combustibles est la conséquence rigoureuse d'une logique appliquée à la conservation de son être ; et s'il n'a pas sous la main les matières nécessaires pour entretenir la combustion, il emploiera tous les moyens possibles pour découvrir les élémens convenables et pour les transporter jusqu'au foyer.

« Quelque faible que paraisse la barrière qui sépare l'homme de la brute à cet égard, dit Bernardin de Saint-Pierre, elle est insurmontable aux animaux. C'est par un bienfait de la Providence, pour la sûreté commune ; car, que d'incendies imprévus et irréparables arriveraient, si le feu était en leur disposition ? Dieu n'a confié le premier agent de la Nature qu'au seul être capable d'en faire usage, par sa raison. »

De l'instinct. — « Il existe dans un grand nombre d'animaux une faculté différente de l'intelligence, c'est celle qu'on nomme *instinct*. Elle leur fait produire de certaines actions nécessaires à la conservation de l'espèce ; mais souvent tout-à-fait étrangères aux besoins apparens des individus, souvent aussi très-compliquées, et qui, pour être attribuées à l'intelligence, supposeraient une prévoyance et des connaissances infiniment supérieures à celles qu'on peut admettre dans les espèces qui les exécutent. Ces actions, produites par l'instinct, ne sont pas non plus l'effet de l'imitation, puisque les individus qui les pratiquent ne les ont souvent jamais vu faire à d'autres; elles ne sont point en rapport avec l'intelligence ordinaire, mais deviennent plus singulières, plus savantes, plus désintéressées, à mesure que les animaux appartiennent à des classes moins élevées, et dans tout le reste, plus stupides.... Ainsi, les abeilles ouvrières construisent, depuis le commencement du Monde, des édifices très-ingénieux, exécutés d'après la plus haute géométrie, et destinés à loger et à nourrir une postérité qui n'est pas même la leur. Les abeilles et les guêpes solitaires forment aussi des nids très-compliqués, pour y déposer leurs œufs. Il sort de cet œuf un ver, qui n'a jamais vu sa mère, qui ne connaît pas la structure de la prison où il est enfermé, et qui, une fois métamorphosé, en construit cependant une parfaitement semblable pour son propre œuf. » (G. Cuvier.)

On ne peut se faire une idée claire de l'instinct, qu'en admettant chez les animaux une sorte de monomanie, une espèce de songe qui les poursuit toujours, et qui les force à exécuter, en quelque sorte malgré eux, les opérations nécessaires à leur conservation ou à celle de leur espèce. Leurs actions, sous ce rapport, sont comparables à ce qu'exécute l'homme en état de somnambulisme.

Les cris, les chants auxquels se livre naturellement un animal qui a toujours vécu éloigné de ses semblables, on peut dire qu'il les a toujours entendus. Ce nid, qu'un oiseau construit avec tant d'art et de soin, il l'a toujours vu; l'image en a toujours été gravée dans son cerveau par la Providence.

L'Intelligence compare et juge. L'Instinct, qui est le fruit d'un aveugle besoin, ne fait ni l'un ni l'autre; aussi, l'Intelligence, émanée de la créature, se trompe souvent, tandis qu'émané du Créateur, l'Instinct ne se trompe jamais. Les voyageurs qui parcourent des plages lointaines ne se hazardent à goûter des racines ou des fruits inconnus que quand ils ont vu les singes ou les oiseaux s'en nourrir; cependant l'intelligence humaine pourrait être encore en défaut sur ce point, car certaines substances ont la propriété de nourrir quelques animaux, tandis qu'elles empoisonnent la plupart des autres (1).

---

(1) La jusquiame est un poison pour nous, et contribue à engraisser les porcs. Le hérisson peut manger impunément des cantharides, etc.

L'éducation des animaux consiste, d'une part, à tirer parti de leurs facultés intellectuelles, et, d'autre part, à remplacer leurs facultés instinctives par des habitudes contraires.

Examinez tous les animaux, tant ceux qui vivent isolés, que ceux qui vivent en société; vous trouverez en eux des habitudes, des mœurs qui dérivent de leurs besoins; mais aucun de ces êtres n'a la moindre tendance au perfectionnement: à part les modifications que sa manière d'être peut recevoir de l'homme par l'éducation, ce qu'il a été jusqu'ici, il le sera toujours. L'homme, au contraire, est destiné à une perfectibilité indéfinie; et, selon la remarque d'Addisson, cette perfectibilité indéfinie de l'âme est une des preuves de son immortalité.

Il y a des instincts si merveilleux, qu'ils confondent l'intelligence humaine et sapent dans ses fondemens le système de ceux qui font leur dieu d'un Hazard aveugle. Transportez des pigeons à une distance considérable, dans un panier couvert; mettez-les alors en liberté; ils s'élèveront d'abord perpendiculairement, décriront plusieurs cercles comme s'ils cherchaient à s'orienter, puis tout à coup, certains de leur direction, ils voleront en ligne droite jusqu'à leur colombier. Cela est maintenant si connu, que beaucoup de gens convertissent ces animaux en autant de petits messagers. Alibert rapporte que M. de Besner, gouverneur de Cayenne, conçut autrefois le projet de naturaliser dans cette île des abeilles de France. Aucune précaution ne fut négligée pour venir à bout de cette entreprise. Les ruches furent placées dans une habitation à l'abri de tout trouble, et dans l'exposition la plus favorable à leur entretien. Mais le lendemain, quand on alla les visiter, toutes les abeilles avaient disparu. Quel fut néanmoins l'étonnement du gouverneur quand il apprit que ces mouches avaient été se placer sur le mât du vaisseau qui les avaient apportées d'Europe, et qui était sur le point de retourner en France ! Ce fait paraît si extraordinaire, qu'on n'y ajouterait aucune croyance, s'il n'était attesté par toute la colonie. Une tortue de mer, transportée loin du rivage, tournée et retournée cent fois dans tous les sens, se dirige vers la mer sans hésiter, et par le chemin le plus court, aussitôt qu'on l'abandonne à elle-même. Il en est également ainsi des anguilles de nos rivières. Comment ne pas admirer la Providence dans l'impulsion secrète qui dirige ses animaux vers un élément pour eux indispensable !

« On se demande : qu'est-ce que l'instinct ? et l'on reconnaît que c'est la raison suprême ; mais la raison innée, la raison non raisonnée, la raison telle que Dieu l'a faite, et non pas telle que l'homme la trouve. » (De Lamartine.)

Nous avons reconnu que l'intelligence n'était pas seulement l'apanage de l'homme, mais qu'une intelligence renfermée, à la vérité, dans des limites plus étroites, était aussi le partage des animaux supérieurs ; il importe de remarquer actuellement que l'instinct appartient aussi aux créatures raisonnables.

On reconnaît, chez l'homme, quatre instincts principaux :

1° *L'instinct de la conservation de soi-même*;

2° *L'instinct de la conservation de l'espèce*;

3° *L'instinct d'imitation*;

4° *L'instinct de sociabilité*.

Quoique *l'instinct de la conservation de soi-même* soit ordinairement beaucoup plus fort que les autres, il le cède cependant, parfois, à *l'instinct de la conservation de l'espèce*, et l'amour de leurs semblables engage souvent des hommes vertueux à exposer leurs jours pour sauver ceux d'un être qui leur est inconnu (1); bien plus, il

---

(1) M. Paillette, commandant des sapeurs-pompiers de La Villette, a sauvé vingt-huit personnes, soit des flammes, soit des eaux. J'ai vu, dans une fête maçonnique où les dames étaient admises, cet homme généreux et un autre citoyen non moins courageux, non moins dévoué, M. Mathieu, simple charbonnier, couronnés de fleurs par les mains de la beauté, aux applaudissemens unanimes de l'assemblée. Pendant cette touchante cérémonie, dans laquelle M. Bouilly fit entendre ses poétiques accens, cérémonie qui recevait un nouveau charme d'une musique harmonieuse, on voyait couler de tous les yeux quelques-unes de ces larmes qui font germer le désir de faire le bien. Chacun s'empressait autour de ces deux citoyens vertueux ; tout le monde voulait contempler leurs traits, les féliciter, leur presser la main ; leurs pas

est des mortels qui poussent la vertu et le désintéressement jusqu'à l'héroïsme, jusqu'à perdre volontairement la vie pour sauver celle d'un de leurs semblables (1). Que de fois n'a-t-on pas vu

---

étaient jonchés des fleurs que leur jetaient les dames… Ah ! je n'oublierai de ma vie l'heureuse impression que me causa cette scène touchante, et je suis convaincu, par ce que j'éprouvai moi-même, que chacun des assistans s'en retourna meilleur qu'il n'était venu.

Puissent de sanglans spectacles, trop souvent impuissans à réprimer les passions, mais devenant heureusement de plus en plus rares, disparaître entièrement de nos mœurs et faire place à des fêtes solennelles où l'on couronnerait publiquement les hommes vertueux ! car de telles fêtes doivent concourir puissamment à moraliser les masses. Si la Vertu aime l'obscurité, il est nécessaire de la faire briller au grand jour, ne fût-ce que pour la faire connaître, afin de la faire pratiquer par suite d'un instinct d'imitation dont nous allons voir tout à l'heure combien la puissance est grande.

Vous que la fortune comble de ses dons, vous surtout, Princes à qui Dieu confie le bonheur des nations, c'est vous que je convie à marcher sur les pas du philanthrope Monthyon. Multipliez les prix de vertu ; donnez surtout à de telles institutions autant de publicité que possible, et vous ferez naître parmi les hommes une noble émulation, vous réchaufferez l'amour du bien dans des cœurs glacés par l'égoïsme, et en assurant la félicité des peuples, vous acquerrez le titre glorieux de bienfaiteurs de l'humanité !

(1) Un échafaudage portait plusieurs maçons. Il manque sous leurs pas, et deux de ces malheureux, saisissant, dans leur chute, une faible planche, restent suspendus à une hauteur de plus de vingt-cinq mètres. La planche va se rompre sous ce poids inaccoutumé ; les deux infortunés ne le sentent que trop. « Ami, lâche prise ! s'écrie l'un d'eux ; tu es garçon, et je suis père de famille.—C'est juste, répond son compagnon. » A ces mots, il abandonne le frêle moyen de salut

des parens courir à un péril certain pour sauver leur enfant!

Les animaux nous offrent tous les jours de nouvelles preuves d'un semblable dévouement à leurs petits :

> « Des ennemis souvent ils repoussent la rage,
> Et dans de faibles corps s'allume un grand courage (1) ».

A la vérité, les sentimens bas et dégradans causés par l'égoïsme n'existent pas pour eux, et ils n'ont pas d'amours plus chères que l'amour de leurs enfans, tandis que les passions arrachent bien souvent au cœur humain sa sensibilité première ; aussi, les peuples sauvages, qui n'ont ni or, ni argent, qui vivent des produits de leur pêche et de leur chasse, acquis au prix de fatigues inouïes, ont-ils pour leurs enfans une tendresse bien supérieure à ce qu'est, en général, notre tendresse paternelle ; et il ne viendrait jamais à la pensée de leurs femmes de n'être pas mères complètement, c'est-à-dire de faire sucer à leur enfant le lait d'une étrangère.

L'instinct de la conservation de soi-même développe ordinairement chez l'homme, lors d'un

---

qui ne pouvait les soutenir tous les deux, et cet homme généreux tombe sur le pavé. On ne relève que son cadavre.

De pareils traits sont bien propres à faire aimer les hommes, et l'on se plaît à opposer des actes si touchans à la cruauté d'une partie de nos semblables.

(1) Racine le fils, *La Religion*, poème.

danger quelconque, une combinaison rapide de pensées sur les moyens actuels d'échapper au péril : la justesse et la rapidité de ses mouvemens, en cette circonstance, sont en raison directe de la rapidité et de la justesse de ses pensées.

« La vieillesse chagrine incessamment amasse, »

a dit Boileau : elle y est poussée par l'instinct de sa propre conservation. Le vieillard s'aperçoit que ses facultés physiques et intellectuelles l'abandonnent l'une après l'autre. Il prévoit son isolement parmi les hommes ; se détachant de plus en plus des êtres sensibles, il s'attache à la possession des objets matériels. L'égoïsme l'a rendu avare : le malheureux entasse de l'or et des provisions de toute sorte pour la conservation d'une vie qui doit s'éteindre demain, aujourd'hui peut-être, mais que dans son fol espoir il suppose devoir être très-longue.

L'instinct d'imitation saisit l'homme à son berceau, pour ne l'abandonner qu'au bord de la tombe. On fait machinalement ce qu'on voit faire aux autres, la plupart du temps sans examen, sans réflexion, et cela peut aller jusqu'au suicide, sans autre cause déterminante, ainsi qu'il y en a plusieurs exemples. « Lorsqu'un homme a abandonné depuis long-temps sa terre natale, il perd d'ordinaire l'accent qui lui est propre, pour prendre celui des hommes au milieu desquels il est venu vivre. Tant il est vrai que le cerveau, qui est le premier instrument de l'imitation, se met constamment à l'unisson de tous les êtres qui nous environnent. L'homme imite tout ce qu'il touche, tout ce qu'il voit, tout ce qu'il entend. » (Alibert, ouvrage précité.)

Une chose remarquable, c'est que les animaux se comportent souvent comme nous à cet égard : ainsi un chien qui aboie, un coq qui chante, un âne qui brait, sont aussitôt imités par ceux de leurs semblables à portée de les entendre ; un oiseau chanteur finit par imiter la mélodie qui frappe souvent son oreille ; de deux chevaux qui marchent ensemble, si l'un prend le galop, l'autre suit aussitôt son exemple ; quand un oiseau s'élance d'un arbre, tous ceux qui s'y trouvent s'envolent aussi, etc.

L'homme est généralement porté à l'imitation, parce qu'il trouve plus commode d'agir d'après un modèle que d'après lui-même. Il a porté l'imitation jusque dans la parole : par la prononciation des mots *susurrum* (1) (bourdonnement), *coup*, *tric-trac*, *murmure*, *rouler*, *miauler*, etc., on imite jusqu'à un certain point le bruit de l'action ou de la chose dont on parle. Racine a dit :

« L'essieu crie et se rompt ».

Cet hémistiche est on ne peut plus imitatif.

---

(1) Les Latins prononçaient *sousourroum*.

L'instinct d'imitation semblait poursuivre Paganini, et son violon était, à cet égard, l'interprète de ses pensées. Il disait souvent, en peignant les passions humaines : « Voilà ce que la musique doit traduire » ! M. Fayot raconte que, appelé à Vienne pour la mort d'une vieille parente, Paganini arriva près d'elle au moment où le délire commençait. La première émotion fut vive, mais bientôt elle se calma ; le jeune artiste domina le visiteur ; et s'emparant de son violon, inséparable compagnon de sa vie, il s'assit, et se mit à copier sur la corde tous les bruits de la voix, tous les effets d'un râle lent et douloureux. Cette scène s'était ineffaçablement attachée aux cordes de l'instrument, car Paganini l'a exécutée vingt fois depuis, en excitant les plus vives, les plus pénibles émotions. Quel abus du talent ! ajoute M. Fayot ; mais l'abus, voilà le caractère distinctif de ces êtres excentriques qui exercent l'empire dans les arts, qui ne vivent que par l'exaltation.

L'instinct d'imitation a une influence prodigieuse sur la destinée de l'homme, et l'on pourrait dire que souvent c'est un malheur, car on imite plus généralement le mal que le bien. Il est vrai que, pour les hommes corrompus, l'un a plus d'attraits que l'autre.

Les enfans, qui sont imitateurs au-delà de tout ce qu'on peut supposer, s'approprient ainsi tout ce qu'ils observent dans les mœurs et dans les habitudes de leurs semblables. Les exemples que ces êtres intéressans ont sous les yeux devant conséquemment influer presque absolument sur toute leur existence, il convient d'éloigner d'eux tout ce qui pourrait étouffer les germes précieux cachés dans ces jeunes plantes, ou leur donner une direction funeste. Quelque bon naturel qu'il ait, si un enfant voit souvent commettre des actes de cruauté, s'il voit verser le sang d'animaux paisibles, cela le révoltera d'abord, en raison de la bonté de son cœur; mais son âme s'endurcira peu à peu, et bientôt l'enfant se livrera lui-même à ces actes, non pas encore par méchanceté, mais par la seule force de l'instinct d'imitation. Par malheur, la méchanceté viendra peut-être plus tard, comme conséquence, et alors l'enfant est perdu : la vue du sang des animaux l'aura habitué à la vue du sang humain; bientôt il verra couler ce dernier sans répugnance, avec plaisir peut-être (1), chose horrible à dire! et, par degrés, le pouvoir de l'imitation et la soif immodérée de richesses et de jouissances, dont notre génération est dévorée, feront de lui un assassin.

Éloignez donc vos enfans de tout propos cruel,

---

(1) Voyez l'empressement autour de l'échafaud, je ne dirai pas seulement de la part de la populace, mais encore de la part de personnes appartenant aux classes supérieures de la société, dont l'éducation a été vicieuse.

de la vue des supplices, des actes de barbarie envers les animaux, actes beaucoup trop communs aujourd'hui. Par malheur, c'est vainement qu'en France les amis de l'humanité se demandent, chaque jour, quand sera puni par la loi l'homme qui surcharge les animaux ou qui les maltraite sans une nécessité absolue. Cette loi existe en Angleterre : elle y est pleine de force (1). Comment nos législateurs n'ont-ils pas songé à introduire une loi pareille dans notre pays, tant par humanité que par l'influence salutaire qu'exerceraient certainement de pareilles dispositions sur les mœurs et sur le bonheur de la société ! On ne peut trop le répéter : *l'homme fait sur les animaux l'apprentissage de la cruauté qu'il exercera plus tard envers ses semblables.*

L'instinct de sociabilité n'est pas le partage exclusif de l'homme : beaucoup d'animaux vivent en société, et l'on voit les bêtes farouches elles-mêmes, lors des effroyables ouragans qui ravagent les pays situés entre les tropiques, précipiter leur course dans toutes les directions, en jetant des cris plaintifs, et venir se réfugier près de l'homme, comme pour implorer sa protection contre la fureur des élémens déchaînés.

---

(1) En Angleterre, toute personne qui maltraite mal à propos le moindre de nos animaux domestiques, un chat, par exemple, est punie d'une amende d'environ 60 fr. de notre monnaie.

CHAPITRE VII.

DU LANGAGE. — DE LA VOIX ET DE LA PAROLE.

Du langage. —Être privilégié, l'homme possède le don divin de représenter ses idées par un certain nombre de *signes* conventionnels dont l'ensemble compose le *langage*. Quand le langage doit s'adresser au sens de l'ouïe, qu'il est formé de sons, on le nomme la *parole*. Quand, au contraire, il doit s'adresser aux yeux, les signes, dont l'ensemble le constitue, se nomment *hiéroglyphes*. L'*écriture* est une combinaison de signes peints ou gravés, par lesquels nous représentons les sons élémentaires dont se compose la parole.

« Le privilége de la parole a été accordé à l'homme seul, afin qu'il pût établir des relations plus variées et plus étendues. Si la parole venait à lui manquer, il se servirait du langage des signes, qui pourrait lui être aussi profitable que le langage vocal. Il aurait recours au langage pathétique, qu'il emploierait comme supplément dans l'expression de ses sentimens; car l'homme a des larmes et des sanglots pour retracer ses douleurs : il fait parler jusqu'à son silence. On devine son cœur avant qu'il s'explique ; on suit dans sa physionomie jusqu'à la trace des moindres affections qui l'agitent. Chaque passion a son accent particulier, indépendamment des paroles que l'on prononce. Les cris, les gémissemens, etc., ont quelquefois plus d'éloquence que les sons les mieux articulés. » (Alibert.)

« Cette faculté de représenter les idées générales par des signes ou images particulières qu'on leur associe, dit G. Cuvier, aide à en retenir dans la mémoire, et à s'en rappeler sans confusion une quantité immense, et fournit à l'imagination et au raisonnement d'innombrables matériaux, et aux individus des moyens de communication qui font participer toute l'espèce à l'expérience de chacun d'eux ; en sorte que les connaissances peuvent s'élever indéfiniment par la suite des siècles : elle est le caractère distinctif de l'intelligence humaine. »

Mais ces connaissances ont été et sont encore considérablement retardées chez certains peuples, par suite de la lenteur de leurs moyens de communication écrite ou verbale. Ainsi, les Chinois trouvent assurément dans leur écriture un obstacle presque insurmontable aux progrès de l'esprit humain (1). On peut en dire autant à l'é-

____

(1) Leur alphabet se compose de plus de 80,000 caractères

23.

gard de la langue de quelques peuples sauvages qui ne sauraient compter au-delà de vingt, parce qu'ayant déterminé le mot représentatif de l'unité, ils ont imaginé d'allonger ce mot pour signifier le nombre deux, et ainsi de suite; si bien que, pour exprimer le nombre vingt, ces peuples sont arrivés à un mot très-long et très-difficile à prononcer, etc.

La civilisation des peuples anciens et modernes, la perfection où ils ont porté les sciences, les lettres et les arts, ont toujours principalement dépendu de la rapidité tant de leur parole que de leur écriture, et conséquemment du petit nombre de signes que ces peuples y ont employés.

Il est aisé de comprendre de quelle immense utilité l'imprimerie est pour l'intelligence humaine, puisqu'elle peut propager une même idée parmi des millions d'hommes en même temps. Ajoutons que l'établissement des postes par Louis XI, seul, mais important bienfait du règne de ce prince, et les perfectionnemens successivement apportés dans les moyens de communication, ont contribué et doivent contribuer encore singulièrement aux progrès et à la diffusion des lumières.

De la voix et de la parole. — La voix est un son

---

ou signes, et il faut au moins dix ans à ces peuples pour apprendre à lire.

que la plupart des animaux doués de poumons ont la faculté de produire à l'aide du larynx, ordinairement par l'expiration (1). J'ai remarqué que ce phénomène pouvait être produit également pendant l'inspiration, mais alors le son est d'une nature particulière, comme caverneux.

Pour bien comprendre la formation de la voix, il faut d'abord se souvenir que le son est le résultat des vibrations d'un corps élastique, ces vibrations produisant des ondes sonores dont l'air atmosphérique est un des principaux véhicules. Il faut ensuite avoir une idée sommaire de la structure de la trachée-artère et particulièrement du larynx, organe spécial de la voix. Rappelons-nous donc ce que j'ai dit de la trachée-artère T (*Fig.* 38), savoir, qu'elle représente un tube composé de cerceaux cartilagineux attachés les uns aux autres par des membranes ; qu'une sorte de ruban membraneux unit ces arcs de cercle à leur partie postérieure, et que la trachée-artère communique avec les poumons par les deux divisions que nous avons désignées sous le nom de *bronches* B, B ; divisions qui concourent bientôt à la structure intime des poumons, en se ramifiant à l'infini dans l'intérieur de ces viscères.

---

(1) On donne encore le nom de *voix* aux divers bruits que font les animaux pour s'appeler entre eux, ou pour exprimer quelques-uns de leurs besoins ou de leurs passions, quoique ces bruits ne soient pas produits à l'aide du poumon.

Le larynx L n'est que la continuation de ce tuyau ou conduit aérifère. Il est formé par quatre cartilages : le *cricoïde* C, le *thyroïde* TH, et les deux *arythénoïdes* A, A (*Fig.* 55). Ces cartilages, de forme très-différente, sont articulés entre eux et liés à l'anneau supérieur de la trachée-artère. Plusieurs muscles sont disposés de manière à imprimer des mouvemens soit à chaque cartilage particulièrement, soit à l'ensemble du larynx. L'arrangement de ces muscles est tel, qu'ils diminuent de plus en plus le diamètre transversal de la trachée-artère, jusqu'à ce qu'enfin il ne reste plus qu'une fente qui se dirige d'arrière en avant, dans une position inclinée; cette fente est ce qu'on nomme la *glotte* G (*Fig.* 56) : elle a de 18 à 22 millimètres de longueur chez l'adulte, 2 millimètres d'ouverture en avant, et 4 ou 6 en arrière. Au reste, le degré de cette ouverture est très-variable; il paraît même que les bords de la glotte, formés de deux ligamens qu'on appelle ses *lèvres* ou les *cordes vocales*, peuvent se rapprocher de manière à ne laisser qu'une ouverture extrêmement petite, et même fermer tout-à-fait le passage, comme cela a lieu manifestement dans la déglutition chez des hommes accidentellement privés de l'épiglotte, et chez les animaux qui manquent naturellement de ce dernier organe. Enfin, je dois citer, comme complétant l'organe de la voix, l'*épiglotte* elle-même Y (*Fig.* 20), cette lame ovalaire, fibro-cartilagineuse, que j'ai dit précédemment devoir s'appliquer sur la glotte lors du passage des alimens, et qui s'élève, au contraire, pendant l'inspiration et pendant l'expiration, pour livrer passage à l'air atmosphérique qui pénètre dans les poumons ou qui en sort : car il est très-probable que les mouvemens d'élévation et d'abaissement de cette lame entrent aussi pour quelque chose dans la modification de la voix.

C'est le passage de l'air par la glotte qui forme la voix en faisant vibrer les lèvres de cette ouverture (1). On l'a prouvé cent fois en ouvrant la trachée-artère au-dessous de la glotte : alors la voix est perdue jusqu'à ce que la plaie se soit cicatrisée. Il n'en est pas de même quand l'ouverture artificielle est faite au - dessus de la glotte : dans ce dernier cas, le son persiste après la blessure, quelque considérable que soit celle-ci ; seulement, on perd alors pour quelque temps la faculté d'articuler des paroles. D'un autre côté, si l'on met la glotte à découvert, les vibrations des lèvres de cette ouverture sont faciles à observer. La glotte joue donc le principal rôle dans la formation de la voix, et il est certain que ce phénomène est dû à l'action de l'air qui, venant des poumons, se modifie en traversant cette étroite ouverture, et emporte au

---

(1) M. Pouillet pense qu'il n'y a pas d'exagération à supposer que la voix humaine puisse exécuter souvent plus de 3 ou 4 mille vibrations par seconde. (Ouvrage précité.)

loin les ondes sonores formées par la vibration des lèvres de la glotte : car lorsqu'on pousse de l'air dans la trachée-artère de divers animaux, après leur mort, en ayant soin de comprimer le larynx, de manière que les lèvres de la glotte se touchent, on obtient toujours un son absolument analogue à la voix de l'animal.

Les auteurs se sont partagés sur la question de savoir si le larynx était un instrument à vent ou un instrument à cordes. Ferrein et avec lui plusieurs physiciens ont penché pour cette dernière supposition. Mais nous pensons, avec les physiciens modernes, que le larynx est un instrument à vent, du genre de ceux qui sont pourvus d'une anche ; des tuyaux d'orgue à voix humaine, par exemple, ou plutôt des bassons et des haut-bois, puisque la vibration est commune aux deux lèvres de la glotte, représentées par la double lame de l'anche de ces instrumens.

Le *conduit* ou *tuyau vocal*, dont le tuyau d'orgue et le *corps* d'un instrument à vent ne sont qu'une imitation, comprend tout le pharynx (à partir de l'ouverture de la glotte) et toute la bouche. On sait que plus le corps ou le tuyau d'un instrument à vent a de longueur, plus le son est grave. Si la longueur de ce tuyau est diminuée de moitié, le son montera d'une octave (1). Il en est de même, au reste, pour une

____

(1) Les trous pratiqués dans la plupart des instrumens à

corde tendue sur un instrument ; il en sera encore ainsi pour le tuyau vocal : la voix montera ou descendra, selon que la boîte du larynx, par son mouvement d'élévation ou d'abaissement, diminuera ou augmentera la 'longueur de ce conduit. C'est ce dont il est facile d'acquérir la preuve en se touchant la gorge pendant que la voix parcourt l'échelle des tons.

Par les mouvemens alternatifs qu'elle reçoit de celui qui en joue, mouvemens qui augmentent ou diminuent effectivement la longueur de son tube, la trombone peut donner une idée de ce qui se passe dans le tuyau vocal, lors de la production de sons dont la gravité ou l'acuité est différente.

On a remarqué que, chez les femmes et chez les enfans, le diapason de la voix est plus élevé d'une octave que chez l'homme ; cela tient au moindre volume des organes qui concourent à sa formation, et l'on peut dire qu'en général le diapason de la voix est en raison du développement des organes qui composent le larynx, et aussi en raison de la longueur du tuyau vocal.

Formé comme nous venons de l'indiquer, le

---

vent donnant issue à la colonne d'air, et celle-ci ne pouvant, conséquemment, parvenir à la bouche du pavillon, c'est-à-dire à l'extrémité de l'instrument, il en résulte par le fait, que c'est comme si la longueur du corps de l'instrument se trouvait diminuée de tout l'espace compris entre l'extrémité du tuyau et les trous qui y sont pratiqués.

son va retentir dans la cavité de la bouche, d'où il sort articulé par les mouvemens combinés de la langue et des lèvres. Ainsi, les poumons fournissent l'air, la trachée-artère le conduit, la glotte en forme la voix dont elle règle le ton, et de cet air ainsi modifié la langue et les lèvres font des paroles.

Je crois avoir observé le premier, sur moi-même, et j'ai souvent eu l'occasion de prouver qu'il est possible et même assez facile de parler dans le mouvement de l'inspiration. Cela nous montre que la colonne d'air, qui doit faire vibrer les lèvres de la glotte, peut aussi bien venir de l'extérieur que des poumons, et que les modifications que cet air reçoit de la part des lèvres et de la langue, pour donner lieu à la formation de la parole, peuvent lui être imprimées indifféremment avant ou après son passage dans la glotte. Dans le dernier cas, la formation de la voix précède celle de la parole; dans le premier, la formation de la parole précède celle de la voix.

Pour que la voix frappe agréablement l'oreille, il faut qu'une partie de la colonne d'air, à l'issue de la glotte, traverse les fosses nasales. Si quelqu'un parle ou chante ayant les narines bouchées, la voix est tout-à-fait différente de ce qu'elle a coutume d'être; les syllabes *me*, *ne*, ne peuvent se rendre autrement que par *be*, *de*, à cause de l'impossibilité de prononcer alors les nasales *m* et *n*; on dit communément que la personne qui fait entendre de tels sons *parle du nez*, expression contraire à la vérité, puisque le son n'est alors défectueux que parce qu'une partie de la colonne d'air ne traverse pas les fosses nasales.

Telle est la merveilleuse disposition en vertu de laquelle l'homme peut exprimer à ses semblables ses pensées les plus intimes; tels sont les organes qui concourent à la formation de la parole, le plus beau présent que le Créateur ait fait à l'humanité, après l'intelligence, dont la parole est une manifestation; clef précieuse qui nous ouvre une correspondance directe avec nos frères, et qui nous permet de faire retentir, sur tous les points du Globe, nos accens de reconnaissance, de louange et d'adoration envers l'auteur de la Nature.

Comparaisons relatives à la formation de la voix. — «La disposition particulière de la bouche, de la langue et des lèvres, dit Richerand, rend chez les quadrupèdes toute prononciation impossible. Le singe, chez lequel ces parties sont conformées comme dans l'homme, parlerait comme lui, si l'air, en sortant du larynx, ne se répandait dans les sacs *hyo-thyroïdiens*, membraneux chez quelques-uns, cartilagineux et même osseux dans l'alouate, dont le cri est si rauque et si lugubre. Chaque fois que l'animal veut crier, ces sacs se gonflent, puis se vident, de manière qu'il ne peut point, à volonté, fournir aux diverses parties de la bouche les sons qu'elle pourrait articuler. On observe sur l'âne une structure analogue. »

L'organe de la voix n'est pas, chez les oiseaux, dans le pavillon formé par le pharynx, mais bien à l'extrémité inférieure de la trachée-artère, et G. Cuvier, dans ses admirables leçons d'anatomie comparée, a souvent montré qu'un oiseau, auquel on vient de trancher la tête, peut encore pousser des cris assez forts pendant quelques instans. Chez ces animaux, la trachée-artère se termine par un simple rétrécissement, et il n'existe pas de muscles propres à modifier son ouverture; mais on trouve à la naissance des bronches, au bas de la trachée-artère, un double larynx très-compliqué, et destiné à produire une vaste échelle de sons. La partie supérieure de ce canal sert, en quelque sorte, de porte-voix à l'oiseau. En outre, le son de sa voix se froissant contre les fibres circulaires et les anneaux demi-osseux de la trachée, résonne avec force, surtout dans les mâles, qui sont souvent pourvus, vers la glotte, de tambours tendineux, dont les femelles sont privées. Cet appareil vocal des oiseaux est comparable au cor, ou du moins il est formé d'après les mêmes principes. Observons de plus que, chez les oiseaux, l'allongement et le raccourcissement du tuyau vocal entrent aussi pour beaucoup dans la modification des sons, ainsi que l'on peut en juger aisément d'après les mouvemens du gosier qui se remarquent chez un serin, chez un rossignol, chez une fauvette, etc., quand ces petits êtres nous ravissent par leurs délicieuses mélodies.

Comme les perroquets, les pies, les corneilles, les geais, etc., ont un bec assez large et une langue charnue, épaisse, analogue à celle de l'homme, on peut leur apprendre à articuler quelques mots; à la vérité, ces mots ne représentent nullement les pensées de ces animaux, qui, à la rigueur, ne parlent pas et ne sont que de purs imitateurs; mais cette imitation de la parole suppose, dans ces oiseaux, une aptitude particulière et une sorte d'analogie de sensibilité avec nous, car les autres espèces ne s'apprivoisent jamais aussi bien que celles-ci.

Observations relatives à la formation de la voix et de la parole. — Tant que le mécanisme de la glotte n'est pas détruit, ou que les nerfs du larynx ne sont pas paralysés, l'individu jouit de la faculté de produire des sons; mais il peut être privé de l'usage de la parole par accident; par exemple, s'il vient à perdre une partie considérable de la langue, parce qu'alors il n'y a plus lieu pour lui à l'articulation des sons. Chez les sourds-muets, le silence est toujours causé par la surdité. Des observations exactes ont démontré que, chez eux, les organes de la voix sont parfaits, et, en conséquence, très-propres à

remplir les fonctions auxquelles ils sont destinés par la Nature ; mais le sourd-muet, n'ayant
la connaissance d'aucun son, ne peut imiter ce
dont il n'a pas l'idée (1), et si les organes de la
voix restent inactifs chez lui, c'est qu'il ne sait
pas qu'il a en eux un si puissant moyen de relation avec ses semblables. Quant aux idiots, s'ils
parlent peu ou s'ils ne parlent point, c'est parce
qu'ils n'ont pas de pensées à communiquer.

Il est utile d'exercer de bonne heure, chez les
enfans, les organes de la parole et de la voix, en
s'attachant à leur faire donner à ces fonctions
toute la perfection nécessaire ; la déclamation,
des lectures à haute voix seront pour eux des
choses très-utiles ; mais on doit éviter de prolonger ces exercices ; il faut surtout empêcher les
enfans de crier, parce que les cris, exigeant une
émission de voix très-brusque et très-considérable, sont fatigans et peuvent être fort dangereux.
Enfin, on ne doit faire pratiquer le chant aux
jeunes enfans que d'une manière secondaire : il
convient d'attendre qu'ils aient atteint l'âge de
la puberté, et que leur voix soit entièrement
formée, surtout pour les garçons.

Je ferai ici une observation importante pour
les personnes qui désirent cultiver leur voix :
lorsqu'on veut la maintenir dans toute sa pureté

---

(1) C'est ce qui a fait dire que primitivement la parole
avait été nécessaire pour l'établissement de la parole.

et la porter au point de perfection dont elle est susceptible, il ne faut pas se livrer avec trop d'assiduité à l'étude du piano, de la harpe, en un mot, de tout instrument dans le cas de donner aux muscles pectoraux, par le travail qu'il exigerait, une prédominance marquée : car on a constaté qu'en général les exercices ayant pour résultat le développement de ces muscles, nuisaient singulièrement à la beauté de la voix. Les chanteurs doivent prendre, du reste, pour la conservation de leur voix, beaucoup de précautions qu'ils trouveront suffisamment indiquées dans les traités d'hygiène, notamment dans l'*Hygiène philosophique,* ouvrage dans lequel M. Brouc fait l'examen des différentes causes physiques et morales qui agissent favorablement ou d'une manière opposée sur la voix. M. Colombat (de l'Isère) a aussi publié, à cet égard, dans le journal l'*Hygie,* deux articles fort intéressans que je recommande à mes lecteurs.

CHAPITRE VIII.

DE LA PHRÉNOLOGIE.—ANGLE FACIAL DE CAMPER.—SYSTÈME DE GALL.

L'Anatomie et la Physiologie comparées ont démontré que, s'il y a des différences dans les facultés instinctives des animaux, ces différences sont toujours en raison du développement de leur système nerveux encéphalique.... C'est ainsi que la sphère relative, la psychologie de chaque être est déterminée d'avance par le degré de développement que la Nature a assigné à son système nerveux.

Nous voyons effectivement, en remontant l'échelle des êtres, l'intelligence et la sensibilité aller toujours croissant, à mesure que le cerveau se développe. Les reptiles, les poissons, dont le cerveau est très-petit et manque de circonvolutions, ont fort peu d'intelligence. La tête de la baleine, extrêmement volumineuse, forme au moins le quart de sa masse totale; mais cette énorme tête, dont les os ont une grande épaisseur, ne contient qu'un bien petit cerveau : dans un individu qui avait 24 mètres de long, le plus grand diamètre de la cavité cérébrale était de 0^m, 34. Nous trouverons, au contraire, chez l'homme, un cerveau de telle dimension, eu égard au volume de l'individu, que c'est chez les oiseaux seulement que le cerveau l'emporte en volume sur le cerveau humain, proportion gardée ; mais le cerveau des oiseaux, n'ayant pas de circonvolutions, offre , relativement au volume de l'individu , une surface infiniment moindre que celle du cerveau humain. Ainsi donc , pour ce dernier, volume et surface considérables !.... Mais aussi quelle sensibilité ! quelle intelligence !

L'Anatomie comparée nous apprend encore que quand la masse cérébrale est très-développée à la partie antérieure, elle l'est moins à la partie postérieure, et réciproquement, etc. Ainsi, raisonnant d'après d'innombrables expériences , sans localiser absolument les facultés instinctives et intellectuelles, nous dirons :

1° Quand la partie antérieure du cerveau est très-développée, l'animal auquel cet organe appartient jouit d'une grande somme d'intelligence, et ses instincts sont très-limités.

2° Quand le cerveau est déprimé antérieurement et supérieurement , tandis que le développement latéral en est remarquable, on voit diminuer graduellement l'intelligence et augmenter proportionnellement, chez l'animal, l'amour de soi-même et tous les penchans qui s'y lient, la ruse, la cruauté, la jalousie, etc.

3° Enfin, les instincts, les besoins physiques, la philogéniture, etc., croissent en proportion du développement de la partie postérieure de l'encéphale.

Or, ce qui est vrai d'une espèce à l'autre, est également vrai entre individus de la même espèce. On connaîtra donc, *relativement*, les penchans généraux d'un individu par les dimensions de son encéphale, et, *analogiquement*, mais d'une manière imparfaite, par les dimensions de la boîte osseuse qui contient cet organe : je dis d'une manière imparfaite, à cause des sinus creusés dans l'épaisseur des os, et du peu de rapport qui existe souvent entre les saillies du cerveau et celles du crâne.

Telles sont les bases de la Phrénologie.

Angle facial de Camper. — Camper a imaginé de mesurer approximativement les dimensions antérieures de l'encéphale, chez les animaux, par un moyen bien simple. Il fait passer une ligne horizontale par le plancher des fosses nasales et par le conduit auditif, ce qui forme à peu près la base du cerveau, et sur cette ligne il en élève une seconde qui, coupant la première, fait tangente au front et aux dents incisives de la mâchoire supérieure. L'angle sous lequel se trouve compris le crâne, et qui a reçu le nom d'*angle facial*, donnera approximativement la hauteur du cerveau à sa partie antérieure, fera connaître, également d'une manière approximative, les autres dimensions de l'encéphale, d'après les lois de corrélation, et indiquera, en termes généraux, le degré de sensibilité, d'intelligence et d'éducabilité de l'animal.

La *Fig.* 63 représente le profil du Jupiter Capitolin dépouillé de sa chevelure et de sa barbe; l'angle facial est un angle obtus, de 100 degrés, mesure d'une vaste capacité encéphalique et d'une intelligence proportionnelle, partage du créateur de l'Univers, du roi des dieux et des hommes.

La *Fig.* 64 est le profil de l'Apollon Pythien. L'angle facial est un angle de 95 degrés. Déjà le cerveau est moins développé antérieurement; mais c'est encore le front d'un dieu (1). Pour nous, simples mortels, il nous faudra bien accepter une mesure plus restreinte (*Fig.* 65). Cependant nous remarquerons que, chez un homme de génie, chez un Socrate (*Fig.* 66), un Voltaire, un Cuvier, un Napoléon, en un mot, dans toutes les têtes d'un beau caractère, l'angle facial est un angle droit; mais l'angle facial deviendra de plus en plus aigu, à mesure que l'intelligence se

---

(1) Selon Salvage, la beauté de l'Apollon Pythien est tout à la fois le produit de la science et de l'art; mais son air noble et plein de majesté dépend absolument du caractère osseux que sa structure comporte. On peut en dire autant de la tête du Jupiter.

dégradera davantage. Nous ne tarderons pas à arriver au nègre (*Fig*. 68), dont les mâchoires proéminentes et le développement de la partie postérieure du cerveau et du crâne sont loin de compenser avantageusement la dépression frontale; le nègre nous conduira au Hottentot (*Fig*. 69), le Hottentot, au singe (*Fig*. 70); en continuant de descendre, nous arriverons successivement au lion (*Fig*. 71), au loup (*Fig*. 72), aux herbivores (*Fig*. 27), aux oiseaux; enfin, au serpent (*Fig*. 73), au crocodile (*Fig*. 76), au brochet (*Fig*. 75), c'est-à-dire aux types de la brutalité, de la stupidité, de la férocité.

En général, plus le front recule, plus le crâne s'aplatit; la masse du cerveau prend moins de volume, et la position de la tête, au lieu d'être sur un axe vertical, décrit une diagonale de plus en plus déclive.

- Camper a ainsi établi vingt-quatre divisions, à partir de l'homme jusqu'à la grenouille; mais son système, excellent du reste, ne satisfait pas complètement, puisque l'angle facial ne peut indiquer les dimensions exactes des parties latéro-postérieures du cerveau.

Système de Gall. —Appuyé sur les bases que nous avons posées au commencement de ce chapitre, et sur cette donnée générale que l'homme est un, que conséquemment ses manifestations sont en harmonie avec son organisation, Gall étudia l'homme parallèlement sous ce point de vue, observant et analysant, d'une part, les actes extérieurs, et, d'autre part, examinant le développement des diverses parties du cerveau. C'est ainsi qu'après de nombreuses observations, le physiologiste allemand crut pouvoir se rendre compte des rapports qui existent entre la production des différens actes de la vie et l'organisation de l'encéphale.

Mais, se dit-il bientôt, les facultés intellectuelles sont-elles le produit de tout le cerveau ou de certaines parties du cerveau seulement? S'il opta pour la localisation, il y fut conduit par la différence remarquable qui existe entre les hommes sous le rapport des facultés de l'intellect : les uns, en effet, ont prodigieusement de mémoire et peu de jugement; d'autres, beaucoup de jugement et point de mémoire; ceuxlà, une disposition à apprécier les couleurs, tandis qu'ils sont peu propres à juger de la qualité et des rapports des sons, etc. Gall avait observé aussi que, généralement, le développement de telle partie du cerveau suivait le développement de telle faculté, et, d'après cet axiome physiologique que plus un organe travaille, plus il acquiert de volume et de prédominance, le docteur allemand finit par conclure, comme tout le monde sait, que c'est telle partie de l'organe qui fonctionne *exclusivement* dans l'exercice de telle faculté.

Ce qui concourut encore à faire pencher Gall

pour la pluralité des organes cérébraux, c'est que, dans une contention d'esprit, il n'y a pas fatigue pour toutes les facultés : ainsi, un organe peut se reposer pendant que l'autre travaille, de telle sorte qu'il est possible de s'occuper· long-temps sans se fatiguer : il n'y a qu'à changer d'objet. Aussi, ne saurait-on recommander assez la variété du travail.

Enfin, la disparution successive des facultés intellectuelles, à mesure qu'elles s'éteignent sous les glaces de l'âge, et la persistance de quelques-unes d'entre elles jusqu'au moment suprême, confirmèrent Gall dans son opinion.

Mais on a été quelquefois dans le cas, à la suite de blessures, d'enlever chez certains hommes une petite partie du cerveau, soit antérieurement, soit postérieurement, sans que la faculté correspondante (selon Gall) ait été troublée ou détruite; et M. Flourens a fait voir que quand on enlève une couche perpendiculaire du cerveau, chez un animal, les facultés de l'intelligence sont fort affaiblies, mais elles restent les mêmes que si l'on enlevait une couche horizontale.

On objectera peut-être, à ce sujet, que, les organes étant doubles, on ne peut tirer aucune conclusion tant que les deux organes correspondans ne sont pas détruits; et il serait important de constater si, après l'enlèvement des deux portions correspondantes du cerveau, les facultés y attachées par le célèbre physiologiste allemand conservent leur intégrité.

Gall ayant assigné, dans les différentes parties de la substance cérébrale, un siége distinct et un organe particulier à chaque penchant, à chaque faculté, arrive enfin au point d'assigner, sur la surface du crâne, un siége également distinct pour l'expression du développement de chaque faculté et de chaque passion. Convaincu de cette relation intime de l'extérieur et de l'intérieur de la tête, il marque sur la surface du crâne les diverses régions des différentes fonctions de l'âme, leur étendue respective, leurs rapports que l'on peut comparer et qu'il prétend reconnaître.

Tel est le complément de son système, d'après lequel les phrénologistes pensent pouvoir juger du volume des diverses parties du cerveau d'après le plus ou moins de développement des diverses parties du crâne; mais il est des raisons qui s'opposent évidemment à un jugement absolu à cet égard; raisons que nous avons déjà établies précédemment: d'une part, les parties saillantes de la boîte osseuse ne correspondent pas toujours à celles de l'encéphale, bien que cela soit généralement, et, d'autre part, les sinus du crâne, notamment les sinus frontaux F (*Fig.* 20), qui peuvent être plus ou moins considérables, augmentent encore l'embarras et le doute.

Il est fâcheux que Gall ne s'en soit pas tenu à des considérations générales : en localisant absolument, sur des points précis et déterminés, les facultés intellectuelles et instinctives, il a abusé de son propre système, essentiellement bon en lui-même quand il ne porte que sur les grands diamètres du cerveau. Les disciples, enchérissant sur l'exemple du maître, ont divisé et subdivisé de nouveau, posant ainsi, d'une main hardie, des limites où il est impossible à l'intelligence humaine d'en établir. Aussi, quand ce système, vrai dans ses bases, a été soumis au creuset de l'Expérience, il a présenté, sous le rapport du détail, de trop fréquentes aberrations pour qu'il ne fût pas permis de ne l'accueillir qu'avec une extrême réserve. L'exemple récent de Lacenaire, de cet assassin de profession, sur le crâne duquel les phrénologistes ont pu reconnaître, comme extrêmement saillante, la protubérance que leurs maîtres avaient assignée à la *bienveillance*, est là avec tant d'autres pour éveiller notre prudence à cet égard.

Au reste, dans l'état actuel de la science, on croit généralement que la localisation est *vraie jusqu'à un certain point* : c'est-à-dire que telle partie du cerveau concourt *plus qu'une autre* à la manifestation de telle faculté. Gall, au contraire, ainsi que nous venons de le voir, prétend que, dans ce cas, la portion du cerveau déterminée par lui fonctionne *exclusivement*.

Terminons ce chapitre par l'opinion de G. Cuvier sur la Phrénologie. « M. Gall a soutenu que les traces des diverses impressions se répartissent en différens lieux du cerveau, selon leurs espèces, et que le volume particulier de chacun de ces lieux annonce le degré des dispositions particulières, de la même façon que le volume général des hémisphères annonce la portée générale de l'intelligence; on sait même qu'il croit ces différences assez sensibles pour être aperçues dans l'homme vivant, par le moyen des formes du crâne; mais, quoique cette doctrine, réduite aux termes dans lesquels nous venons de l'exprimer, n'ait rien de contraire aux notions générales de la Physiologie, on sent aisément qu'il faudrait encore bien des milliers d'observations, avant que l'on pût la ranger dans la série des vérités généralement reconnues. » (*Rapport sur l'état des sciences naturelles.*)

CHAPITRE IX.

RAPPORTS ENTRE LE PHYSIQUE ET LE MORAL DE L'HOMME. — DE LA PHYSIOGNOMONIE OU DE L'ART DE CONNAITRE L'HOMME INTÉRIEUR PAR L'HOMME EXTÉRIEUR.

> Tel est notre destin : de l'esprit et du corps
> Admirons les secrets et merveilleux rapports !
> Dès que l'un est souffrant, l'autre est aussi malade ;
> Chacun son médecin à la moindre estocade.
> Tristesse ou bonne humeur, maladie ou santé,
> Quel que soit notre lot, par deux il est porté.
> Le caractère entier au dehors se devine :
> Il est gravé partout, quoi qu'en ait dit Racine,
> *Et l'on peut constamment, à des signes certains,*
> *Reconnaître le cœur des perfides humains.*

L'influence réciproque que le moral et le physique exercent l'un sur l'autre est une chose certaine (1), et leurs rapports sont si intimes, qu'on

---

(1) Un négociant, dont les affaires étaient dérangées, en tomba malade. Bouvart, son médecin et son ami, lui fit cette ordonnance : *Bon pour trente mille francs à prendre chez mon notaire.* Le malade court chez ce dernier ; en recevant la somme, il était guéri. On pourrait citer mille exemples de ce genre.

« Content de sa santé, dit M. Reveillé-Parise, on est content de tout. Mécontent de sa santé, on l'est bientôt de l'Univers entier. »

peut juger de l'homme intérieur par l'homme extérieur. L'étude de ces rapports constitue la *Physiognomonie,* sorte de révélation qui fait découvrir dans l'effet manifesté la cause cachée qui le produit ; science toute d'observation, science essentiellement utile, puisqu'elle apprend à l'homme à connaître ses semblables, avec lesquels il doit entretenir des relations multipliées.

« Celui-là n'avait pas raison, qui se plaignait autrefois de ce que la Nature n'avait pas mis une fenêtre au devant du cœur pour voir les pensées et les desseins des hommes, car la Nature a répandu toute l'âme de l'homme au dehors; et il n'est pas besoin de fenêtre pour voir ses inclinations et ses habitudes, puisqu'elles paraissent sur son visage et qu'elles y sont écrites en caractères si visibles et si manifestes. » (De la Chambre.)

Lavater prétendait que chaque homme se connaissait plus ou moins en physionomie, qu'il s'en doutât ou non. « J'ose soutenir, disait-il, que la Physiognomonie n'a que les méchans pour adversaires, et ils ont de bonnes raisons pour cela : ils sentent parfaitement que leur physionomie n'est pas ce qu'elle serait s'ils étaient hommes de bien. » Il était lui-même très-bon physionomiste (1), et il a publié, sur l'art

---

(1) A la vue du portrait de Mirabeau, Lavater devina le grand révolutionnaire. « On voit sur-le-champ dans ce mas-

de connaître l'homme intérieur par l'homme extérieur, un ouvrage des plus remarquables.

Il reçut un jour la visite de Mercier qu'il ne connaissait point. « Je suis venu, dit l'homme de lettres au Pasteur, pour que vous me disiez qui je suis : si votre système est vrai, vous devez me reconnaître. » Lavater étonné examine Mercier pendant quelque temps, déduit peu à peu de l'extérieur de l'écrivain toutes ses habitudes et les traits principaux de son caractère ; enfin, il met entre les mains de son visiteur de plus en plus surpris un volume du *Tableau de Paris*, en lui disant : « Voilà votre dernier enfant ». Mercier, qui avait quitté Paris tout exprès pour aller adresser au célèbre physionomiste sa requête bizarre, lui saute au cou, reprend la poste, et court répéter à tous ses amis, dans l'effusion de sa joie : « Il m'a reconnu ! il m'a reconnu !... »

Un fait pareil suffit pour faire connaître la justesse et la portée du système de Lavater, et pour faire rechercher son ouvrage par tout le monde.

Mais esquissons rapidement les principaux traits qui servent de base à la Physiognomonie.

« Ton discours est écrit sur ton *front*, disait Marc-Aurèle ; je l'ai lu avant que tu aies parlé. »

---

que, dit-il, l'homme d'une force épouvantable, d'une audace d'airain, d'une richesse inépuisable, etc. »

La partie osseuse du front, sa forme, sa hauteur, sa voûte, sa proportion, sa régularité ou son irrégularité, marquent la disposition et la mesure de nos facultés, notre façon de penser et de sentir. La peau du front, sa position, sa couleur, sa tension ou son relâchement, font connaître les passions de l'âme, l'état actuel de notre esprit. En d'autres termes, la partie solide du front indique la mesure interne de nos facultés, et la partie mobile, l'usage que nous en faisons.

Lorsque la veine frontale paraît bien distinctement au milieu d'un front ouvert, exempt de rides et régulièrement voûté, il faut compter sur des talens extraordinaires et sur un caractère passionné pour l'amour du bien. Un front bas, étroit, ridé, indique ordinairement l'ignorance, la stupidité, un mauvais naturel et des penchans ignobles.

Dans son *Traité des passions*, Le Brun prête beaucoup de puissance aux *sourcils,* et avec raison : car ils ajoutent singulièrement à l'expression de la physionomie, et font souvent lire dans les traits des sentimens que l'œil seul n'eût pas exprimés. Les sourcils s'élèvent dans la terreur, dans l'orgueil, la fierté ; leur état de repos indique la sérénité de l'âme ; ils s'abaissent et se rapprochent dans les passions sombres et cruelles, comme la jalousie, la haine, l'envie, la colère, etc. Quand ils sont habituellement froncés, ils dénotent un très-mauvais caractère, la misanthropie, la défiance, la perfidie, une âme pleine de fiel et qui ne pardonne jamais.

Depuis l'émotion la plus légère, la plus douce, jusqu'aux mouvemens les plus tumultueux, les plus passionnés, tous les sentimens de l'âme viennent immédiatement se peindre dans les *yeux*. Si ces organes sont petits, enfoncés, comme ceux des singes, on y trouve l'indice d'une nature maligne et envieuse (1). De gros yeux bien ouverts accompagnent ordinairement un gros nez; ils annoncent un naturel simple et bon, surtout s'ils sont bleus ou gris; mais quand ils sont noirs, vifs, animés, ils révèlent un tempérament ardent, un caractère irascible. Les yeux habituellement baissés sont le signe de la modestie, de la pudeur. Le fat, l'orgueilleux, les relèvent, au contraire, pour les laisser tomber avec dédain et impudence sur tous ceux qui les entourent. Quand les yeux se mouillent aisément de quelques larmes, ils indiquent une âme faible, tendre, qui s'émeut facilement; mais des yeux qui versent des torrens de larmes sont bientôt secs. On a remarqué que les personnes fines et rusées ont l'habitude de tenir un œil, et quelquefois les deux à demi fermés.

---

(1) Des yeux creux dénotent aussi l'avarice. Sénèque l'avait remarqué. Ternes et enfoncés, les yeux de l'avare sont entourés d'un cercle de couleur terreuse.

« C'est par les yeux, enfin, d'où jaillit l'éclair de la pensée, que brillent l'intelligence, le feu du génie ; c'est dans le regard que se peignent le courage et l'élévation du caractère. Le plaisir fait pétiller les yeux, le dépit les allume, la tristesse les abat, la crainte les agite, le désir les avance, le respect les abaisse, la tendresse les rend doux et pathétiques, le courroux les ouvre et les enflamme. L'œil s'éteint avec l'âme ; ceux qui ont des yeux morts, ou des regards qui ne disent rien, montrent la nullité de leur esprit, la froideur de leur âme ; il en est ainsi chez les animaux également. Le caractère du lion, du tigre, éclate dans leurs yeux ; le bœuf, la carpe et les autres espèces stupides ont des yeux inanimés. » (*Dictionnaire des sciences médicales.*)

Oui, c'est surtout dans les yeux qu'il faut chercher l'homme moral. On a dit mille fois, et avec raison, que les yeux étaient le miroir de l'âme. Regardez en face l'homme qui vous parle, et s'il ne vous regarde pas de même ou s'il n'ose supporter pendant quelque temps le poids d'un tel regard, défiez-vous de lui, et n'ayez aucune relation avec cet homme, avant de vous être assuré (chose facile à constater) si ce n'est pas la timidité ou la modestie qui lui fait baisser les yeux . S'il n'en est pas ainsi, vous pouvez être presque certain que l'homme dont les yeux évitent les vôtres, est un fourbe qui cherche à vous tromper. Il semble qu'un instinct

25

secret l'avertisse que son cerveau est devenu en quelque sorte visible par le moyen du nerf optique, et que dans son œil on pourra lire sa pensée.

Mais si l'homme dont il s'agit cherche, à la fois, à connaître vos propres desseins et à vous dissimuler les siens, il faudra bien qu'il vous regarde. C'est alors que, pour vous cacher ses yeux tout en examinant les vôtres, cet homme froncera le sourcil et enfoncera le plus possible dans leurs orbites ses yeux perçans, comme s'il voulait les faire entrer dans son cerveau. Voyez les grands diplomates, les ambitieux, les conquérans ; voyez tous les tyrans, les hommes jaloux, haineux, vindicatifs : tous ont le sourcil froncé, les yeux couverts et enfoncés ; et si le dessein de nuire, si des pensées de perfidie, de cruauté ou de fanatisme règnent habituellement dans l'âme, vous verrez se joindre à cet œil enfoncé un regard faux, oblique, indéfinissable, et d'une expression terrible.

« Le *nez* contribue surtout à l'expression du dédain, de l'ironie, de la satisfaction de soi-même. On peut être laid et avoir de beaux yeux, mais un beau nez est assez rare, et il suppose toujours une heureuse analogie dans les traits de la face, et on a dit aussi beaucoup de fixité dans le caractère. Il donne à la physionomie un air de grandeur et de noblesse remarquable. Un nez long et pointu passe pour un signe de sagacité et aussi de finesse et de ruse. Le nez court et obtus marque une simplicité d'esprit facile à duper et fort peu de prévoyance. Un nez petit, maigre et mobile, dénote un naturel moqueur; les gros nez sont un indice de pesanteur, car ils présagent la nature lymphatique de la complexion ; les nez tortus sont des signes, dit-on, des travers de l'esprit; mais un nez aquilin, grand et nerveux, annonce la force et le courage. » (Virey.)

La narine petite est le signe certain d'un esprit timide, incapable de hazarder la moindre entreprise. Lorsque les ailes du nez sont bien dégagées, bien mobiles, elles dénotent une grande délicatesse de sentiment, qui peut dégénérer aisément en sensualité et en volupté.

La *bouche* est l'interprète et le représentant de l'esprit et du cœur, dit Lavater ; elle rassemble et dans son état de repos, et dans la variété infinie de ses mouvemens, un monde de caractères ; c'est le plus expressif des agens de la physionomie : la bouche est éloquente jusque dans son silence.

On remarque un parfait rapport entre les lèvres et le caractère. Qu'elles soient fermes, qu'elles soient molles et mobiles, le caractère est toujours d'une trempe analogue. De grosses lèvres bien prononcées et bien proportionnées, qui présentent des deux côtés la ligne du milieu également bien serpentée, sont incompatibles avec la bassesse ; elles répugnent aussi à la fausseté et à la méchanceté : on pourra tout au plus leur reprocher quelquefois un peu de penchant à la volupté.

Une bouche dont la fente court en ligne droite, et où le bord des lèvres ne paraît pas, est l'indice certain du sang-froid, d'un esprit appliqué, ami de l'ordre, de l'exactitude et de la propreté. Si elle remonte en même temps aux deux extrémités, elle suppose un fonds d'affectation, de prétention et de vanité, peut-être aussi un peu de malice, résultat ordinaire de la frivolité.

Des lèvres charnues ont toujours à combattre la sensualité et la paresse. Celles qui sont comme rognées, inclinent à la timidité et à l'avarice. Lorsqu'elles se ferment doucement et sans effort, et que le dessin en est correct, elles indiquent un caractère réfléchi, ferme et judicieux. Une lèvre de dessus qui déborde un peu, est la marque distinctive de la bonté ; non que je refuse absolument cette qualité à la lèvre d'en bas qui avance ; mais, dans ce cas, je m'attends plutôt à une froide et sincère bonhomie, qu'au sentiment d'une vive tendresse. Une lèvre inférieure qui se creuse au milieu n'appartient qu'aux esprits enjoués. (Trad^{on}. de M. Moreau.)

La bêtise se peint sur une bouche toujours béante avec des lèvres épaisses et saillantes ; mais une bouche bien close, enfoncée, dont les lèvres sont minces et pour ainsi dire invisibles, dénote un esprit adroit, méchant et dissimulé.

« Gracieuse et ingénue, la bouche doit inspirer la confiance ; il faut, au contraire, se défier de celle qui laisse, en s'entr'ouvrant, apercevoir une dent caustique et prête à mordre. C'est surtout dans l'action du rire que la bouche prend divers aspects, dont l'observateur peut tirer de précieuses inductions : si le rire est simple, naturel, innocent, s'il éclate au moindre objet ou au milieu d'une conversation enjouée, vous pouvez croire à la franchise, à la sincérité de celui qui s'y laisse aller ; le rire contraint et affecté décèle l'homme méchant..... Le sourire ironique peut n'exprimer que la malice ; mais quelquefois il révèle la méchanceté..... L'action de tenir les lèvres rapprochées indique la prétention, le défaut de loyauté et souvent un vice de l'éducation ; les âmes froides et haineuses se reconnaissent au même signe. » (Virey.)

La bouche est la partie qui, de tout le visage, marque le plus particulièrement les mouvemens du cœur. Dans la tristesse, la bouche s'abaisse par les côtés ; dans la joie, les coins de la bouche s'élèvent ; dans la haine, ou la bouche se pousse en avant et s'élève par le milieu, ou un sourire sardonique vient la flétrir.

Un petit *menton* est ordinairement le partage de la méchanceté. Il y a analogie, à cet égard, avec les serpens et avec le tigre. Un menton pointu dénote la ruse ; un menton carré, la force et parfois la fougue du caractère. Une fossette très-prononcée au milieu du menton indique un homme judicieux et résolu. Les mentons plats annoncent la sécheresse de l'âme et la froideur du tempérament. Que pouvez-vous attendre d'un menton fuyant? Il fait voir la nullité de l'esprit. Enfin, un menton mou et charnu est l'indice de l'amour de la bonne chère.

« La coloration, l'embonpoint des *joues* contribuent beaucoup à l'expression des traits : ces parties de la figure humaine participent au rire, au sourire, à la tristesse, à certains appétits déréglés. La privation de jouissances les dessèche; les souffrances et le chagrin les écrasent; la rudesse et la bêtise les marquent de sillons grossiers; les travaux de l'esprit, les soucis, l'ennui, les sillonnent aussi, mais d'une manière moins marquée, etc. (1)

» Ainsi, les yeux et le front, ayant plus de rapport avec le cerveau, expriment les sentimens de l'âme, de l'esprit et de la pensée. Les joues, le nez et une partie de la bouche rendent surtout les passions physiques, les émotions, la mimique des douleurs, etc. La bouche, les lèvres, le menton, correspondent principalement avec les or-

---

(1) Jules César avait dit : « Je ne crains pas les joues fleuries des Antoine et des Dolabella ; mais je redoute singulièrement les faces maigres et sombres des Brutus et des Cassius ». Sa mort funeste prouva qu'il avait raison.

ganes de la nutrition , désignent les appétits et les affections animales.

» Les douleurs du corps , la terreur, les sensations physiques s'expriment par des grimaces ou des contorsions des joues et de la bouche. Les appétits sensuels habitent sur les lèvres et se peignent à l'aide de contractions musculaires. Les couleurs de la physionomie, la rougeur, la honte, le teint animé du désir, la pâleur de la crainte, les nuances livides du désespoir, les muscles gonflés et tendus dans la colère, relâchés dans l'abattement , suspendus dans l'étonnement , tordus dans l'indignation, disloqués dans le désespoir ; la tête modérément penchée dans l'amour, tombante dans la tristesse , tendue en avant dans le désir, relevée et fière dans la colère, tout peint au vif les affections humaines, jusque dans les moindres traits.

» Les individus qui prennent souvent un maintien propre à la passion qu'ils ressentent habituellement, contractent à la longue cette physionomie. S'ils sont enclins à certaines actions vicieuses ou vertueuses, ils en saisissent l'air sans y penser, et la plupart de nos affections impriment même profondément leurs traces sur la figure lorsqu'on les éprouve dans la jeunesse, parce qu'elles croissent et se déploient avec nos organes. Tout d'ailleurs décèle les caractères, même par les plus petites choses, et, comme le dit Swift , *un sot ne prend pas son chapeau et ne se tient pas sur ses jambes comme un homme d'esprit.* » (Dictionnaire des sciences médicales.)

« Un esprit ingénieux, qui conçoit vivement et fortement, exprime sa pensée par des gestes pittoresques, toujours d'accord avec l'idée qu'il veut rendre. Les hommes à imagination ardente, chez lesquels les idées sont plus multipliées que bien ordonnées, devancent par un geste ce qu'ils vont dire. Les esprits faux et les sots peignent mal par leur pantomime la pensée qu'ils veulent rendre; le geste arrive avant ou après, mais jamais en temps utile. Les gens faux, qui veulent persuader un fait inexact, faire passer un mensonge, multiplient les gestes; les hommes réservés, discrets, n'en font presque pas. » (*Dictionnaire pittoresque d'histoire naturelle.*)

D'après la connexion intime qui existe entre son âme et son corps, l'homme est un. En outre, il obéit machinalement à l'empire de l'habitude; en conséquence de cette manière d'être et à cause de la paresse de son esprit, il agira toujours de la manière qu'il aura une fois adoptée, et ses différentes actions auront entre elles des rapports qui n'échapperont pas à l'observateur. On peut comparer l'homme à un cube; quand on connaît une de ses faces, on connaît toutes les autres.

Il y a des gens qui jugent des principaux traits du caractère d'un individu par son écriture, et, en effet, cela est possible jusqu'à un certain point. On peut sans doute se tromper quelquefois; mais, avec un peu d'habitude, on touche ordinairement juste, et je connais des personnes très-habiles en pareille matière. Du reste, cette connaissance n'est pas aussi difficile à acquérir qu'on pourrait le supposer : il faut bien peu d'étude pour retrouver dans le corps de l'écriture la vivacité ou la paresse de l'esprit, la bonhomie ou la finesse, un caractère franc et loyal, ou un être rusé qui cherche à s'envelopper d'obscurité. La manière d'être d'un homme ne sera-t-elle pas facile à reconnaître dans la peine qu'il aura prise pour faire tenir le plus grand nombre de signes possible sur un très-petit morceau de papier ? Une note de trois lignes, largement écrite, une signature jetée en gros caractères au milieu d'un vaste champ de papier, une écriture embrouillée, des lettres ouvertes et bien séparées, etc., sont autant de croquis propres à indiquer le fond du caractère d'un individu, aussi bien que son portrait, quelque ressemblant que soit celui-ci. Il est tout aussi difficile de lire dans la pensée de certaines personnes qu'il l'est de déchiffrer leur écriture : car l'écriture est le geste de la pensée. Rappelez-vous l'écriture de Napoléon et prononcez.... Son acte d'abdication révèle, outre son caractère, la situation d'esprit particulière dans laquelle il se trouvait en ce moment critique et solennel.

Mais, pour que l'écriture puisse ainsi offrir la silhouette morale de celui qui l'a tracée, il faut que cette écriture lui soit propre. Il ne peut être question ici de l'écriture anglaise, fort belle à la vérité, mais que toutes les mains jettent dans le même moule.

Quant au style, un philosophe moderne a dit, avec raison : « Le style est tout l'homme ». En effet, il le révèle absolument. Voyez Voltaire, J.-J. Rousseau, Madame de Sévigné et tant d'autres! Leur caractère se peint tout entier dans leur correspondance.

On dit qu'il ne faut pas juger les gens sur l'apparence. C'est une erreur. L'homme extérieur révélant ordinairement l'homme intérieur, il faut, au contraire, juger en général sur l'apparence; seulement il est nécessaire *de bien connaître pour bien juger;* et pour bien connaître un homme, il ne faut que vouloir prendre la peine de l'observer pendant quelque temps (1). On ne tardera pas à découvrir le bout de l'oreille.

Un malfaiteur ne fait rien comme un honnête homme. A quelque degré d'effronterie qu'il soit parvenu, un individu qui se présentera chez un banquier pour se faire rembourser un faux billet, sachant que ce billet est faux, n'aura ni le regard, ni le visage, ni la démarche, ni la contenance qu'il aurait eus, s'il eût pensé que le bil-

---

(1) Napoléon prétendait, mal à propos, qu'il fallait étudier long-temps les hommes si l'on ne voulait pas se méprendre : il a mille fois offert lui-même la preuve du contraire, car il les jugeait au premier coup d'œil.

let fût bon (1). Cela est si vrai, qu'il est arrivé deux ou trois fois à un négociant de ma connaissance, banquier dans une grande ville de commerce, de se refuser au paiement de billets présentés avec des circonstances qui lui avaient inspiré des soupçons..... Informations prises, les billets étaient effectivement faux.

A Paris, les agens de police lisent d'un coup d'œil, sur toute la personne d'un individu, que cet individu est un voleur de profession (2) : sur ce seul indice, ils suivent leur homme, épient ses moindres actions, et, avant la fin de la journée, le malfaiteur est ordinairement saisi par eux en flagrant délit.

L'application de ces préceptes généraux est d'une utilité incontestable, puisque le bonheur, la réputation, la fortune, la vie même, dépendent des relations que nous entretenons avec

---

(1) La raison de cela, c'est qu'il y a au dedans de l'individu : 1° cette pensée qui bouleverse sa conscience : « *Je commets une mauvaise action ;* » 2° cette autre pensée, qui ne tourmente pas moins le malfaiteur : « *Si j'étais découvert!..* » Ces deux idées répandent sur toute sa personne un état de trouble qu'il lui est *impossible* de dissimuler complètement à un observateur.

(2) Par sa contenance, il est facile de voir que cet homme n'a ni le goût, ni l'habitude du travail ; à sa manière de rôder, d'examiner avec soin tout ce qui l'entoure, tout ce qui l'approche, on peut reconnaître qu'il ne cherche qu'une seule chose, l'occasion de mal faire ; cet œil défiant, qu'il dirige furtivement de tous côtés, révèle suffisamment un homme qui craint d'être observé, etc.

nos semblables. Quelle réserve, quel soin ne doit-on pas apporter dans le choix d'un ami, d'un commensal, d'un domestique? car enfin, s'il est des hommes vertueux, malheureusement il est aussi des scélérats. C'est donc rendre service à l'honnête homme, que de le mettre à même de connaître des gens auxquels on confie d'ordinaire, presque sans examen, son repos, sa fortune, sa vie.

Étudiez avec attention le domestique nouvellement admis dans votre maison. Quand vous serez à table, faites-le placer en face de vous, et non pas derrière, comme on le fait ordinairement : car alors vous ne pouvez pas le voir. Racontez à votre famille, pendant le repas, quelque acte de dévouement ou quelque trait touchant, et observez votre homme du coin de l'œil. S'il ne paraît point ému, ou s'il sourit malignement, de cet air satanique impossible à décrire, mais facile à remarquer, c'est qu'il a un mauvais cœur : tenez-vous sur vos gardes; si, au contraire, vous le voyez cherchant à essuyer une larme en cachette, c'est bon signe. Donnez place ensuite, dans la conversation, à quelques historiettes amusantes; si votre nouveau serviteur ne rit pas, tant pis pour lui et tant pis pour vous. L'homme qui ne rit jamais est presque toujours ou un homme livré à des travaux abstraits, ou un méchant homme. Le véritable sage n'est pas ennemi d'une gaîté décente. Enfin, observez si votre domestique chante lorsqu'il travaille ; ce serait d'un favorable augure , car généralement de mauvaises pensées semblent ne pouvoir trouver place dans un cerveau où est empreint le goût de la musique : cet art divin est, au contraire, le préservatif ou le correctif des pensées criminelles.

Puissent mes réflexions sur la nécessité d'étudier les hommes et sur l'art de les connaître par leur extérieur et par leurs actes, quelque indifférens que ces actes paraissent en eux-mêmes, puissent mes réflexions, dis-je , inspirer à mes semblables du goût pour une étude dont ils ne tarderont pas à recueillir les fruits précieux, fruits dont la société entière profiterait , si ce goût pouvait se répandre : car les hommes pervers, se voyant à l'avance connus et démasqués partout, seraient bien, en dépit d'eux-mêmes, obligés de modifier leur conduite.

CHAPITRE X.

DES PASSIONS ET DES AFFECTIONS. — DES HABITUDES. — DE LA MANIE ET DE LA FOLIE.

Les passions ont en général pour objet la conservation de l'individu ou de l'espèce. Ce sont les besoins de l'homme qui tendent continuellement à le rapprocher de ce qui lui est avantageux, à l'éloigner de ce qui lui est nuisible. Toute passion naît donc du désir, et suppose l'exaltation plus ou moins grande des facultés intellectuelles. Ces mouvemens de l'âme portent le nom d'*affections*, tant qu'ils sont renfermés dans certaines limites; ils reçoivent celui de *passions* quand le plaisir, la peine, le vouloir ou la crainte franchissent certaines bornes.

Les affections versent dans l'âme une aimable quiétude; les passions, au contraire, nous livrent à des mouvemens tumultueux et désordonnés. L'homme est heureux par les unes; par les autres, il est malheureux, et il ne l'est pas seul : comme sa coupe est toujours pleine de bien ou de mal, selon son choix, elle déborde souvent, et son contenu se répand sur tous ceux qui l'entourent...

Au nombre des affections il faut compter la piété, la tendresse des proches, l'amitié, l'amour de ses semblables, l'espérance, la joie. Les passions sont : l'amour, la jalousie, l'envie, l'ambition, l'avarice, la colère, la haine, l'amour du jeu, le fanatisme. Mais cette distinction n'est pas d'une exactitude rigoureuse; car les sentimens les plus doux prennent parfois tout le caractère de la passion.

Des affections de l'âme, quelques-unes augmentent l'activité organique : telles sont la joie, le courage, l'espérance et l'amour. D'autres, au contraire, comme la crainte, la tristesse et la haine, ralentissent les mouvemens vitaux; d'autres, enfin, produisent ces deux effets contraires, alternativement ou à la fois : telles sont l'ambition, la colère, le désespoir, etc. Les passions immodérées exercent la plus funeste influence sur l'économie : elles troublent le sommeil, déterminent les maladies du cœur, enlèvent l'usage de la raison; et quand l'homme a éteint en lui ce divin flambeau, il devient insatiable de délices et capable de tous les crimes pour satisfaire les passions qui le dominent, jusqu'à ce qu'enfin, blasé sur tous les plaisirs, ou désespérant de voir jamais combler ses désirs sans cesse renaissans, il porte sur lui-même une main téméraire.

A la vérité, le tempérament, le climat, le régime, la nature des occupations, apportent de grandes modifications dans l'intensité et dans la direction des mouvemens de l'âme; mais c'est surtout par l'éducation qu'on peut empêcher plus sûrement ses écarts. Les travaux intellectuels sont très-propres à donner le change aux passions, qu'il faut parfois savoir opposer les unes aux autres, pour les combattre, ou auxquelles il convient de donner un noble essor quand on désespère de pouvoir les vaincre. Ne dirons-nous pas, avec Cicéron, que le bon ou le mauvais usage de certaines passions en fait des vices ou des vertus? Quelques chefs de bandits fussent peut-être devenus de grands capitaines, si, de bonne heure, on eût cultivé leur goût dominant, si l'on eût fait des militaires de ces hommes audacieux. Mais ils ont été livrés à une oisiveté dangereuse et abandonnés à eux-mêmes. Il leur fallait un commandement, de la célébrité: on ne leur a point ouvert les portes de la Gloire; poursuivis par une idée fixe, pour atteindre leur but, ils se sont frayé un chemin dans la carrière du crime.

On a prétendu que les animaux étaient sans passions, qu'ils n'avaient que des appétits. C'est une erreur. *Formicis sua bilis inest, et muribus ira* (1). Les animaux ont des affections comme

______

(1) Lucrèce.

nous (1) et quelques-unes de nos passions. Les chiens, qui témoignent en général de la douceur pour l'homme, nourrissent une haine implacable pour les individus qui les ont maltraités ou qui se sont livrés à quelque violence envers leurs maîtres. Tout le monde connaît l'histoire du chien d'Aubry de Mont-Didier, qui s'élançait avec fureur sur l'assassin de son maître, partout où il pouvait le rencontrer. Les animaux s'entre-tuent par jalousie, et pour eux cette passion peut s'appliquer diversement, car un chien est jaloux des caresses de son maître, etc. Remarquons seulement que les passions des animaux sont toujours liées au plaisir ou à la douleur qui est la conséquence de toute organisation vitale. Ne leur en demandez pas d'autres, et ce n'est pas l'intelligence qui les provoque, c'est l'instinct.

Des habitudes. — La vie des êtres animés s'écoule entre deux principes contraires, dont le premier est l'activité née de besoins sans cesse renaissans, et dont le second est le désir d'un repos nécessaire, du reste, après cette activité ; repos qui deviendra bientôt absolu pour l'animal, quand les forces qui luttent en lui contre la destruction se seront éteintes.

C'est de la succession constante de ces deux principes que naissent les *habitudes*. En effet,

---

(1) Voyez la page 250 et la note de la page 338.

quand certains résultats ont été une fois obtenus au moyen d'un acte accompli d'une certaine manière, si les besoins rendent nécessaire
l'obtention de résultats semblables, le désir du
repos jettera dans l'esprit la crainte vague d'une
fatigue plus grande provenant d'un acte accompli différemment, et l'individu exécutera un acte
pareil au premier; ou bien, s'il le modifie, ce
sera pour le simplifier de plus en plus; mais, en
général, les actes de l'économie animale se cal-
quent les uns sur les autres : lorsqu'un phénomène a été provoqué plusieurs fois, à une époque donnée, il se reproduit le même dans toutes
les circonstances semblables, et lorsque ce phénomène dépend de la volonté, la manière de
sentir particulière à l'individu en détermine le
type. De là l'originalité des gestes, des attitudes, des inflexions de voix, etc. (1)

Ce que je viens de dire s'applique également à
l'esprit et au corps; ainsi, d'une part, on arrive
à mieux raisonner, parce qu'on a établi l'ordre
périodique dans lequel apparaissent les idées,
et, d'autre part, la faim revient régulièrement,
parce qu'on a pour habitude de la satisfaire à
des heures réglées, etc.

« L'habitude organique ou instinctive, dit
M. Girard de Caudemberg, se montre dans la

---

(1) Ceci confirme ce que j'ai dit précédemment sur la liai-
son qui existe entre le physique et le moral.

représentation de nos pensées, qui, sans que la volonté y ait souvent aucune part ou n'y ait autre chose qu'une part bien légère, se déroulent dans une succession d'images ou de sons primitivement conçus ou perçus.... »

Les habitudes ont une grande influence sur le moral. Quelle différence de trempe entre l'âme d'un Cincinnatus adonné aux rudes travaux de l'agriculture, habitué à une vie frugale, et l'âme d'un Sybarite, fatigué toute la nuit d'une feuille de rose qui s'était retournée dans son lit, ainsi que Montesquieu nous l'a retracé. Les habitudes de certains peuples efféminés les portent au vol et au mensonge ; les habitudes féroces des peuples chasseurs les portent au meurtre.

On dit que l'habitude est une seconde nature. Il est certain qu'il est des habitudes auxquelles on renonce difficilement, et qu'il faut souvent, pour se soustraire à leur empire, toute la force de volonté dont l'homme est susceptible.

L'habitude organique se remarque même chez les plantes, ainsi que nous l'avons vu, dans les prolégomènes, au sujet de la sensitive, qui finit par s'habituer au balancement d'une voiture et ne se flétrit plus.

De la manie et de la folie. — Plus une sensation s'est répétée, plus le cerveau en conserve l'empreinte ; de même, plus une pensée s'est reproduite, plus elle se grave profondément dans la mémoire, avec une prédominance toujours croissante. Voilà pourquoi, ce qui n'est d'abord qu'un goût, un penchant, devient bientôt une vocation, et parfois une passion, une manie, un vice.

« Diphile commence par un oiseau et finit par mille. Sa maison n'en est pas infectée, mais empestée ; la cour, la salle, l'escalier, le vestibule, les chambres, le cabinet, tout est volière.... Ce n'est plus pour Diphile un agréable amusement, c'est une affaire laborieuse, et à laquelle à peine il peut suffire. Il passe les jours, ces jours qui échappent, et qui ne reviennent plus, à verser du grain et à nettoyer des ordures. Il donne pension à un homme qui n'a point d'autre ministère que de siffler des serins au flageolet et de faire couver des *canaris*. Il est vrai que ce qu'il dépense d'un côté, il l'épargne de l'autre, car ses enfans sont sans maître et sans éducation.... Il retrouve ses oiseaux dans son sommeil ; lui-même il est oiseau, il est huppé, il gazouille, il perche, il rêve la nuit qu'il mue ou qu'il couve. » (La Bruyère.)

Quand l'attention se porte sur un seul objet, que les pensées convergent vers un même centre, le résultat ordinaire est un premier degré de folie dont les plus grands génies n'ont pas toujours été à l'abri. L'imagination a la plus grande part dans ce travers de l'esprit, qui a souvent pour cause une émotion vive et subite, une terreur profonde, etc. La voiture de Pascal ayant versé au pont de Neuilly, et la vie de cet homme illustre ayant été en danger par suite de cet accident, il s'imagina depuis ce moment que ses jambes étaient de verre, et qu'il avait un précipice à ses côtés.

« J'ai vu, dit Cabanis, des vaporeux qui se trouvaient si légers, qu'ils craignaient d'être emportés par le moindre vent; j'en ai vu qui croyaient avoir le nez d'une grandeur excessive....Tout le monde connaît, du moins par ouï-dire, les histoires de plusieurs hypocondriaques, qui croyaient fermement n'avoir point de tête, ou qui soutenaient que leur corps renfermait d'immenses amas d'eaux, capables d'inonder tout un pays, s'ils se permettaient d'uriner, etc. A des visions si ridicules, sur lesquelles ils ne formaient pas plus de doute que sur les vérités les plus constantes, ils joignaient souvent un sens droit et des opinions justes sur différens autres objets. »

Dans la folie comme dans la manie, le jugement n'intervient plus, ou bien il porte à faux; les discours les plus incohérens, les actes les plus bizarres et parfois les plus cruels, sont le résultat de cette désharmonie entre l'intelligence et les organes. Tantôt une seule faculté est pervertie, tantôt plusieurs.

Chez les fous, les sens proprement dits fonctionnent très-peu : c'est le cerveau qui est chez eux en continuel exercice. Les hommes menacés d'une folie prochaine aiment à vivre en eux-mêmes, cherchent la solitude et deviennent rêveurs. Leur regard prend une expression étrange, qui provient surtout de l'élévation inaccoutumée de la paupière supérieure, et souvent aussi de la dilatation de la pupille.

Qu'il faut peu de chose pour amener dans le cerveau un ébranlement propre à déterminer la démence!... Une chute, une vive émotion de l'âme, un revirement de fortune entraîne souvent la folie à sa suite. Du reste, les médecins des établissemens destinés aux aliénés m'ont partout assuré qu'il y avait de grandes chances de guérison pour leurs malades, quand les antécédens et les causes de la folie de ceux-ci leur étaient connus.

On a plusieurs exemples d'insensés qui ont recouvré subitement l'usage de leurs facultés intellectuelles, par l'effet d'une chute grave ou d'une vive émotion. Ainsi, l'accident qui peut déranger l'équilibre entre l'homme moral et l'homme physique, peut aussi le rétablir!...

Mais la folie étant une condition anormale, et constituant un état de maladie du cerveau, nous ne devons pas nous en occuper davantage.

CHAPITRE XI.

INFLUENCE DE L'ÉDUCATION SUR LA PRODUCTION DES ACTES INTELLECTUELS ET MORAUX.

Une idée funeste et déplorable, à cause de ses résultats, a mêlé son poison à la phrénologie. Quelques personnes ont pu penser, malheureusement pour elles et pour la société, que l'homme naissant avec tel ou tel penchant, ces dispositions premières étaient entraînantes, irrésistibles, et que quand elles le poussaient au mal, il lui était impossible de s'y soustraire !...... Comme si l'homme ne conservait pas toujours son libre arbitre ! Comme si la Conscience, ce juge sévère, ne se levait pas à l'avance dans le cœur des mortels pour les éclairer sur l'injustice de la mauvaise action qu'ils ont en vue ! Comme s'ils n'avaient pas la faculté de s'interdire cette action ! Comme si la culture des sentimens moraux ne devait pas adoucir le naturel le plus féroce, surtout si l'on joint à cette culture les modifications apportées dans les fonctions de l'encéphale par le climat, le régime, les institutions humaines, etc.

Quoi! par l'éducation, par ce bienfait qu'on pourrait définir *le triomphe de l'Intelligence sur l'Instinct*, Martin, Van-Amburgh et Carter domptent le lion, le tigre, le léopard, la hyenne: par l'ascendant de leur force morale sur la force physique des redoutables habitans du désert, ces hommes intrépides amènent les bêtes farouches à ce degré de douceur, de sociabilité que ces animaux, avides de sang, lèchent paisiblement celui dont leur maître s'est couvert la main à dessein, et que, sans liens, ces bêtes féroces se mêlent sur le théâtre aux acteurs et servent à leur maître de lit de repos (1); par l'éducation, un guépart de la Ménagerie du Roi voit ses mœurs réduites à celles d'un chat domestique très-caressant; par l'éducation, une louve prise au piége et déjà adulte devient assez familière pour qu'on puisse la laisser vivre au milieu de chiens avec lesquels elle produit plusieurs fois; par l'éducation, il n'est pas jusqu'à la loutre vorace qui ne puisse être apprivoisée, et vous ne voulez pas que l'homme, qui jouit de facultés intellectuelles infiniment supérieures à celles de ces animaux, que l'être auquel il sera facile de

(1) M. Carter étend son lion et sa lionne sur le plancher, puis il met une panthère en travers, en guise de traversin, et il se couche tout de son long sur ces matelas d'une nouvelle espèce.

faire comprendre que son bonheur est lié à celui de ses semblables, soit amené par l'éducation à des sentimens meilleurs que ceux par lesquels son cœur pouvait être précédemment torturé (1)?

Vous dites que vous ne sauriez surmonter vos penchans? Mais, pour les bêtes farouches dont nous venons de parler, il ne s'agit pas seulement de penchans à surmonter : ce sont leurs instincts et leurs besoins dont il faut qu'elles triomphent. Malheureusement, l'homme est quelquefois plus féroce que les lions et les tigres ; il apprivoise les bêtes féroces, et ne peut s'apprivoiser lui-même ; mais sa cruauté est le déplorable résultat de ses passions : comment osez-vous prétendre qu'il la doit à la Nature, et que cette cruauté est pour lui inévitable ? O dégradation d'une âme qui cherche à rejeter ainsi de coupables égaremens sur un penchant qu'elle voudrait bien pouvoir faire regarder comme invincible !

Disons-le franchement, on a presque toujours confondu, mal à propos, l'*instruction* avec l'*éducation*; mais l'une n'est qu'une branche de l'autre. On cultive l'esprit, la vanité, et l'on néglige le cœur. « Cependant, dit un auteur moderne, la moralité des peuples est la meilleure

---

(1) L'histoire nous apprend que Socrate, dans sa jeunesse, était adonné au vol ; mais la raison, la logique et surtout l'éducation eurent bientôt mis un terme à ce vice : Socrate vécut et mourut en sage.

garantie de la paix des États. La richesse et l'intelligence ont leur côté dangereux aussi bien que leur côté utile ; elles servent à accomplir le mal comme à faire le bien , et leur bon emploi ne peut être garanti que par la moralité de ceux qui les possèdent.... Pour obtenir la paix dans un État , développer l'intelligence et accroître la fortune du peuple, c'est peu ; faire naître , fortifier sa moralité, c'est tout. Et que fait-on pour développer la moralité, et que ne fait-on pas pour donner le savoir et la richesse ?... C'est-à-dire que ce qui a été reconnu le plus utile est précisément ce qui seul est négligé (1). » (Journal l'*Espérance* du 14 septembre 1839.)

N'oublions pas que la tâche imposée à l'Éducation par la Providence est d'exercer les organes primitivement inertes, de calmer par le repos ceux dont la prédominance avait quelque chose d'alarmant, et de ramener ainsi à l'état normal l'intelligence la plus exaltée.

Pestalozzi voulait prendre les hommes au berceau, pour ainsi dire, afin que l'éducation pût suivre dès leur naissance le développement de

---

(1) L'auteur de cet article a conçu la noble pensée de réunions de lectures publiques , où toutes les classes de la société seraient appelées à venir puiser , dans l'audition d'ouvrages moraux et intéressans , un délassement salutaire et profitable aux masses à beaucoup d'égards. On doit faire des vœux pour qu'un projet si simple, si peu dispendieux , si facile à essayer, et si capable d'influer avantageusement sur le bonheur du corps social, soit mis à exécution.

leurs facultés. Son but était plutôt de former que d'instruire : il s'était tracé pour devise cette pensée de Montaigne : « J'aime mieux que mon élève ait la tête bien faite que bien pleine ». Aussi Pestalozzi cherchait-il plutôt à donner à ses élèves l'aptitude à acquérir des connaissances, que des connaissances positives.

Généralement, on entretient beaucoup l'homme de ses droits et fort peu de ses devoirs; il en a cependant de très-grands à remplir envers le Créateur, envers la société, envers lui-même. Si, dès sa jeunesse, on ne lui apprend pas à faire le plus de bien possible, à chercher son bonheur autour de lui, à jouir en honnête homme des connaissances précieuses vers lesquelles il s'élance avec tant d'ardeur; si on ne lui enseigne pas de bonne heure à mettre un frein au désir de briller, et à se contenter, au besoin, d'un sort modeste, on en fera presque toujours un être hostile à la société et l'artisan de son propre malheur; plus alors il acquerra de connaissances, plus il aura de moyens de nuire à sa disposition.

Si l'arbre de l'éducation est empoisonné dans sa racine, comment veut-on qu'il puisse porter de bons fruits? C'est à cette soif immodérée de jouissances, à cette rage de briller à tout prix dont la jeunesse est tourmentée, qu'il faut attribuer une grande partie des crimes et notamment des suicides qui se commettent aujourd'hui. C'est un jeune homme de vingt-cinq ans qui se brûle la cervelle dans un hôtel garni de St.-Germain, après avoir déclaré par écrit qu'il se donnait la mort « parce qu'il n'avait pas assez d'argent pour vivre convenablement sans rien faire ». C'est un autre jeune homme, appartenant à une famille honorable de Cherbourg, qui met fin à ses jours de la même manière, laissant une lettre par laquelle il déclarait que « ne pouvant pas se procurer les plaisirs dont il avait besoin pour être heureux, il n'avait plus qu'à mourir ». A peine sorti des bancs de l'école, on veut jouir de la vie ; on veut posséder sans avoir appris, sans avoir travaillé pour acquérir (1). Et quand on

---

(1) Toutes les créatures vivantes sont nées pour le travail. Suggéré par les besoins, et devenant lui-même un besoin impérieux, le travail se lie à l'instinct de conservation et de plaisir universellement répandu dans la Nature, car le travail est aussi un plaisir, et c'est ce que par malheur on perd souvent de vue.

Un castor tout jeune avait été pris sur les bords du Rhône, et allaité par une femme. Enfermé dans une cage, il offrit à F. Cuvier l'occasion d'une remarque intéressante On le nourrissait avec des branches d'arbre, dont il mangeait l'écorce. On s'aperçut qu'après les avoir dépouillées, il s'empressait d'en porter le bois dans un coin de sa retraite. On pensa à lui fournir d'autres matériaux propres à bâtir, c'est-à-dire de la terre, de l'eau, de la paille, etc., et on le vit aussitôt former de petites mottes de terre, les transporter avec sa bouche ou les pousser avec ses pieds de devant, les placer les unes sur les autres, en les consolidant avec des branches qu'il enfonçait dans la terre, etc.; en un mot, il construisait, il bâtissait. M. Flourens dit avec raison, à ce sujet, que deux choses sont

reconnaît qu'au lieu de chercher ces plaisirs simples, naturels, faciles, ces véritables jouissances de l'âme, qui, naissant de la bienfaisance, se présentent en foule sous nos pas et ne demandent qu'à être cueillies, quand on reconnaît, dis-je, qu'on s'est livré à des espérances trompeuses, à des rêves décevans, si la Raison n'est pas là pour faire comprendre à nos jeunes pervertis qu'il n'est jamais trop tard pour bien

---

ici de toute évidence : « L'une, que cet animal ne devait rien à la société des siens, source première, selon Buffon, de l'industrie des castors ; et l'autre, que cet animal travaillait sans utilité, sans but, machinalement, poussé par un besoin aveugle ; car il ne pouvait résulter aucun bien-être pour lui-même de toutes les peines qu'il se donnait ».

Ainsi, l'homme n'est pas le seul être auquel Dieu ait prescrit le travail ; qu'il cesse donc de se plaindre à cet égard. Qu'il examine, d'ailleurs, la structure de ses mains, la nudité de son corps, la multitude de ses besoins physiques et moraux, et qu'il dise ensuite s'il n'est pas né pour le travail, pour cette *nécessité* à laquelle l'Éternel a attaché tant de jouissances !... Oui, l'homme doit sa part de travail à la société, et quand il n'a pas d'occupations obligatoires, il faut qu'il sache s'imposer volontairement quelque tâche, ne fût-ce que pour échapper à l'ennui et aux dangers de l'oisiveté. Rappelons-nous les beaux vers de Voltaire :

> « Le travail est souvent le père du plaisir.
> Je plains l'homme accablé du poids de son loisir.
> Le bonheur est un bien que nous vend la Nature :
> Il n'est point ici-bas de moisson sans culture ;
> Tout veut des soins, sans doute, et veut être acheté ».
>
> (Discours sur la modération.)

Et le bon Lafontaine n'a-t-il pas dit :

> « Le travail est un trésor » ?

faire, surtout quand on a devant soi toute une existence d'homme, on ne trouve que la mort pour ressource à ce qu'on appelle son malheur.

« Ce n'est ni l'industrie, ni la science, ni les machines, ni les livres qui peuvent faire le bonheur d'une nation. Certes, toutes ces choses sont utiles à leur rang, et le soin du législateur doit être de les propager et de les multiplier ; mais si, content d'avoir développé l'intelligence, cette partie terrestre de l'homme, il néglige de développer l'âme, cette essence divine de l'humanité, au lieu d'un peuple heureux, il ne verra autour de lui qu'une multitude inquiète dans ses passions sans frein, une multitude travaillée du double besoin de s'élever et de connaître, et dont cet instinct sublime fait le supplice (1). »

Parmi les connaissances humaines, il est un art éminemment propre à améliorer le moral de l'homme, et qui, d'après cette influence salutaire, doit occuper une large place dans l'éducation : c'est la musique.

Cet art divin adoucit les mœurs même des animaux sauvages. M. de Châteaubriand raconte, dans son *Génie du Christianisme*, qu'un serpent à sonnettes fut découvert près d'un camp où se trouvait cet illustre écrivain, pendant son séjour en Amérique. On voulait tuer le serpent ; mais un Américain prit sa flûte, et par le son de

______

(1) Aimé-Martin, *Éducation des mères de famille.*

cet instrument il fascina tellement l'animal, qu'il s'en faisait suivre par tout le camp, comme d'un chien; toutes les fois que l'Indien s'arrêtait, le boïquira restait immobile; mais il continuait de suivre l'Américain, dès que celui-ci reprenait sa marche. Enfin, cet homme conduisit ainsi le reptile, au moyen des sons de sa flûte, à une assez grande distance du camp.

« La musique, dit M. Elwart, a deux moyens d'action : l'un physique, l'autre psychologique. Le rhythme auquel certains animaux sont très-sensibles, est de l'essence du premier de ces deux moyens, et l'expression poétique est attribuée au second. Or, comme la généralité des hommes n'a pas reçu nécessairement une éducation assez avancée, sous le rapport musical surtout, il s'ensuit que le rhythme seul a une action directe sur les masses. »

C'est par le rhythme que la musique de la *Marseillaise*, chantée devant les habitans de la terre de Van-Diémen, électrisa ces sauvages qui, assurément, n'en comprenaient pas les paroles.

Mais c'est à l'action psychologique qu'il faut particulièrement s'attacher, à cause des avantages moraux qui doivent en découler. Aussi, ne peut-on qu'applaudir à la disposition qui vient d'être adoptée dans l'instruction publique. On fait entrer actuellement l'étude de la musique dans l'éducation; on ne saurait tarder à voir la société recueillir de cette sage mesure les fruits les plus précieux. En effet, si la musique améliore même les mœurs des animaux sauvages, quels bienfaits ne doit-on pas attendre de son impression sur des créatures raisonnables? Les parens doivent donc faire tous leurs efforts pour inspirer le goût de la musique à leurs enfans et pour leur procurer les moyens de s'y livrer avec avantage.

Présent du Ciel! La Mythologie nous a peint ta puissance en nous montrant des pierres qui, au bruit de tes délicieux accords, s'assemblent d'elles-mêmes pour former des murailles.... Art charmant! Celui qui te cultive se fera un cœur aimable comme toi; il s'ouvrira une source intarissable de plaisirs purs; très-probablement il se soustraira au Vice, et certainement il échappera au Crime.

QUATRIÈMÉ PARTIE.

DES MOUVEMENS.

CHAPITRE PREMIER.

DES MOUVEMENS EN GÉNÉRAL.

J'ai été sur le point, à l'exemple de beaucoup de physiologistes, de comprendre les *mouvemens* parmi les fonctions de la vie de relation, comme en effet cela semblerait devoir être. Mais, en réfléchissant que les mouvemens de relation n'étaient pas les seuls qui dussent s'exécuter chez les êtres animés, j'ai préféré consacrer une partie séparée à l'étude des mouvemens. En effet, ces phénomènes sont de deux sortes : les uns, *ayant pour objet la vie de nutrition*, la vie organique, sont déterminés par un système nerveux distinct et indépendant de la volonté de l'animal ; les autres, *ayant pour objet la vie de relation*, c'est-à-dire les rapports de l'animal avec les êtres qui l'entourent, sont déterminés par la volonté et par le système nerveux cérébro-spinal.

Au moyen des premiers mouvemens, la Nature élabore, sans la participation de l'individu, et pour ainsi dire à son insu, les humeurs qui sont appelées à remplir des fonctions dans son économie, et elle accomplit ces mêmes fonctions en imprimant aux organes une action spéciale, indispensable à l'existence de l'animal. Au moyen des seconds mouvemens, lesquels constituent la *locomotion*, l'animal se rapproche des objets qui peuvent lui être utiles, s'éloigne de ceux qui sont dans le cas de lui nuire, etc.

§ I.

DES MOUVEMENS DE LA VIE DE NUTRITION.

En nous occupant de la distribution du système nerveux, nous avons reconnu, dans l'économie des animaux supérieurs, la présence d'un appareil nerveux particulier, connu sous le nom de système nerveux ganglionaire ou des grands sympathiques. Les nerfs de ce système sont chargés d'entretenir la vie de nutrition, et président, par conséquent, à l'action des organes y relatifs. Ainsi, ce sont des filets des grands sympathiques qui forcent les fibres musculaires du cœur à se dilater et à se contracter alternativement; ce sont d'autres filets de ces nerfs qui, agissant sur les parois de l'estomac et des intestins, font exécuter à ces organes les mouvemens péristaltiques; ce sont d'autres filets de ces mêmes nerfs qui mettent en action les glandes, les membranes, et leur font sécréter et excréter les fluides de l'économie animale, etc.

Il fallait bien qu'il en fût ainsi pour la conservation de l'individu, autrement les animaux, sous l'empire de mille sensations diverses, eussent été à chaque instant en danger de succomber, par suite de l'impossibilité de régler et de diriger toujours convenablement les fonctions si importantes de la circulation, de la digestion, de l'absorption, etc. Quel assujettissement pour eux, s'il leur eût fallu présider à tant de fonctions diverses et incessantes!... Non, à ce compte, la vie n'aurait pas suffi pour entretenir la vie, et c'est bien alors que certains hommes auraient pu accuser la Divinité d'imprévoyance. D'ailleurs, pendant le sommeil, les forces des animaux ne sont-elles pas enchaînées, leur volonté engourdie? Eh bien! il existe chez eux des agens incorruptibles, que le sommeil même ne saurait surprendre. Les nerfs grands sympathiques, eu égard aux importantes fonctions dont ils sont chargés, sont donc un immense bienfait de la Providence, car, sans eux, l'existence serait incessamment compromise; mais la Nature, comme une mère prévoyante et sage, a largement pourvu à l'oubli, à la négligence possibles de ses enfans, et veillé d'abord à ce qu'ils se conservassent, bien qu'ils ne dussent s'occuper que médiocrement d'eux-mêmes. C'est ici surtout, pour me servir de l'expression de saint Augustin, que je crois voir le doigt de Dieu.

Un appareil chargé de fonctions si différentes de celles qui émanent du cerveau étant connu, il n'est pas difficile de s'expliquer comment la vie organique subsiste encore dans un membre, quand la section ou la paralysie des nerfs spinaux qui viennent y aboutir a mis un terme à la sensibilité et aux mouvemens volontaires de ce membre.

§ II.

DES MOUVEMENS DE RELATION, OU MOUVEMENS VOLONTAIRES.

Les *mouvemens volontaires,* indispensables pour établir les relations de l'animal avec le reste de la Création, émanent du cerveau et du système nerveux qui en dépend (1). Le cervelet, agissant sous l'impulsion du cerveau, imprime l'action

---

(1) Il existe chez certains animaux dépourvus de système nerveux, ou du moins chez lesquels on n'a pas encore pu en découvrir, une unité de volonté et d'action propre à confondre l'entendement humain. « La pennatule rouge de l'Océan, être singulier, lumineux pendant la nuit, est formée d'un corps commun charnu, soutenu par un axe pierreux, et garni dans

convenable aux nerfs dont les ramifications s'étendent dans toutes les parties du corps, et le fluide nerveux, agissant dans un certain rayon autour des principaux nerfs et de leurs innombrables rameaux, détermine la contraction musculaire à laquelle les os doivent obéir, puisque les muscles y sont attachés par le moyen des tendons ou des aponévroses, ainsi que nous l'avons vu précédemment. Les résultats du mouvement des os les uns sur les autres sont les *attitudes* et la *locomotion*; c'est-à-dire que l'individu se tient debout, assis ou couché; qu'il s'approche ou s'éloigne, avec des allures plus ou moins vives; qu'il attire à lui les corps étrangers ou les repousse, etc.

La contraction musculaire, ou le raccourcissement des fibres dont se compose un muscle, ne s'opère pas en ligne droite, par le rapprochement des molécules dont sont formées les fibres. Des expériences récentes ont fait voir que, dans l'accomplissement de ce phénomène, les fais-

---

une partie de sa longueur d'ailes ou de barbes maintenues par des soies raides, d'entre lesquelles sortent des polypes à huit bras, formant tous autant d'animaux entiers. Lorsque la pennatule nage dans la mer, c'est par le moyen des polypes qui rament avec leurs tentacules par un mouvement uniforme et simultané. Certes, si chacun d'eux avait une volonté, il serait fort difficile de s'expliquer cette simultanéité de mouvement, car tandis que l'un ramerait à droite, l'autre ramerait à gauche, et les efforts de l'un seraient paralysés par les efforts de l'autre. » (Boitard.)

ceaux fibreux décrivent des zig-zags et des angles par le sommet desquels passent les filets nerveux qui partent des branches principales. (Voyez la *Fig.* 80, où N représente le nerf, F, F ses filets répartis dans le muscle, et M,M les fibres musculaires en action.)

Bien que leurs contractions soient ordinairement volontaires, les muscles peuvent se contracter d'eux-mêmes, par suite de leur irritation directe. C'est ce qui arrive dans les crampes et dans les convulsions. Au reste, l'influence cérébrale donne une grande énergie à la contraction des muscles : on sait quelle raideur, quelle force sont imprimées au système musculaire dans la folie, dans l'épilepsie, dans les passions, etc. L'énergie des muscles en contraction est quelquefois telle, que les tendons, les os mêmes peuvent se rompre sous leurs efforts.

Les os agissent toujours comme autant de leviers dont le point d'appui serait ou le sol, ou les articulations; les muscles représentent la puissance appliquée à ces leviers. Il y a trois genres de leviers (dont les deux premiers sont supérieurs au troisième quant à la force). Dans le levier du premier genre (*Fig.* 91), la puissance se trouve à l'une des extrémités du levier, la résistance à l'autre extrémité, et le point d'appui entre les deux. Dans le levier du second genre (*Fig.* 92), la puissance se trouve à l'une des extrémités, le point d'appui à l'autre, et la résistance entre les deux. Enfin, dans le levier du troisième genre (*Fig.* 93), le plus favorable de tous, sous le rapport de la rapidité des mouvemens et de leur étendue , la résistance se trouve à l'une des extrémités du levier, le point d'appui à l'autre, et la puissance entre les deux. (Dans ces trois figures, P représente la puissance, R la résistance, et A le point d'appui.)

Bien qu'en général les mêmes organes puissent agir successivement comme leviers des trois genres , selon le mouvement qu'ils ont à exécuter, c'est cependant le levier du troisième genre qui est le plus employé dans l'économie animale.

L'ordre émané du cerveau par suite de la détermination de l'animal , est porté directement à la moelle vertébrale, sur laquelle le cervelet, comme régulateur des mouvemens, agit à la manière d'une pile galvanique. La volonté est ainsi transmise, par l'action de quelques-uns des filets qui font partie de la moelle vertébrale, à tels ou tels nerfs qui partent de ce tronc commun, et les rameaux de ceux-ci sollicitant les muscles dans lesquels ils se distribuent, la contraction a lieu : le muscle se raccourcit en se tuméfiant un peu, et comme il est attaché par ses extrémités à deux os différens, articulés ensemble, l'un de ces os s'étend ou se fléchit sur l'autre, selon le sens dans lequel tirent les fibres du muscle contracté.

Rendons ceci plus sensible par une comparaison bien simple. AB et AC (*Fig.* 86) sont deux tringles de bois, dont l'une est mobile sur l'autre au moyen d'une charnière située au point A. Soit DE un cordon fixé par ses deux extrémités à quelque point de chacune des deux tringles. Supposons maintenant que la tringle AC soit immobile : si le cordon se raccourcit, il tire la tringle AB, la fait jouer sur la charnière, et, la fléchissant sur l'autre tringle, il l'amène en AB', je suppose.

Pour ramener les choses dans leur première situation, il faudra que le cordon FG, opposé au précédent, se raccourcisse à son tour, pendant que le cordon DE reprendra sa longueur première. Alors le point B' se trouvera reporté au point B, et la tringle AB reprendra la position qu'elle avait d'abord.

C'est exactement ce qui se passe dans la flexion et dans l'extension de l'avant-bras sur le bras, et tel est, du reste, le principe de tous les mouvemens de flexion, d'extension, d'élévation, d'abaissement, de rotation, etc.

De la station. — La station est cet état dans lequel un animal se tient sur ses jambes dressées et fermes. Pour qu'un corps puisse se tenir dans une position verticale, il faut que toutes ses parties soient disposées de manière à être facilement maintenues en équilibre. Un corps est en équilibre quand la verticale partant du *centre de gravité*, et abaissé sur le plan horizontal qui supporte le corps, tombe dans le polygone déterminé par les points sur lesquels le corps s'appuie. Ce polygone forme la *base de sustentation* du corps. Par exemple, le centre de gravité pourra être en A ou en A' (*Fig.* 87). La base de sustentation étant représentée par CDEF, les verticales AB, A'B' tomberont sur cette base, et le corps restera en équilibre. Il n'y restera plus si la base de sustentation ne changeant pas, le centre de gravité est porté en G. Alors, la chute de ce corps est imminente. Mais supposons que ce corps soit celui d'un animal : si le pied qui est en F se déplace et vient se porter en F', la verticale GH tombera encore dans la base de sustentation ainsi agrandie, le centre de gravité G ne sera plus hors de cette base, et l'animal restera debout. C'est ce qui a lieu chez un homme qui fait des armes, toutes les fois qu'il se fend sur son adversaire. En d'autres termes, si quelque circonstance tend à détruire l'équilibre, la jambe se portera vivement du côté où se ferait la chute, afin que l'équilibre soit ainsi rétabli.

Plus la base de sustentation a d'étendue, plus l'individu est solidement établi sur ses jambes. ABCD (*Fig.* 96) représente la base de sustentation d'un soldat sous les armes. On voit, par le peu de surface que présente une telle base, que dans cette position la station doit être mal assurée. Elle serait beaucoup mieux affermie dans la *Fig*. 97, où la base de sustentation est représentée par le trapèze ABCD, qui offre beaucoup plus de surface que celui de la *Fig*. 96. C'est pour assurer leur station autant que possible, au milieu des mouvemens continuels du navire, que les marins sont dans l'usage d'écarter les pieds d'une manière remarquable; et comme ils en conservent l'habitude, on les reconnaît à cette attitude, long-temps après qu'ils ont quitté la mer.

La station bipède n'appartient qu'à l'homme et aux oiseaux. Quelques soi-disant philosophes, espérant rabaisser la dignité de l'homme, et, par suite, la grandeur de celui qui l'a créé, n'ont pas craint d'avancer sérieusement que l'homme était primitivement destiné par la Nature à marcher à quatre pieds; mais, d'une part, les nations les plus sauvages, les plus abruties n'en ont jamais offert d'exemple, et, d'autre part, d'après la structure anatomique de l'homme, il est impossible qu'il puisse conserver long-temps cette position. En effet, ses membres se plient en sens inverse de ceux des quadrupèdes; la disposition des os du tarse est telle, que ces os ne se prêteraient pas plus à cette attitude soutenue, que les vertèbres cervicales, d'après leur forme connue, ne se prêteraient à soutenir la tête. En outre, la main, admirablement conformée pour saisir, l'est mal pour servir de point d'appui; les membres inférieurs, beaucoup plus longs, à proportion, que les membres supérieurs, donneraient à la tête, lourde et volumineuse, une position inférieure et inclinée, d'où résulteraient de fréquentes congestions cérébrales et mille autres accidens ; de plus, l'homme n'a pas, comme les quadrupèdes, pour soutenir sa tête dans cette position, un ligament cervical qui, partant de l'occiput, va s'attacher aux vertèbres de la base du cou, et les muscles chargés chez lui de ce travail se fatigueraient promptement ; enfin, ses yeux, forcément tournés vers la terre, dans cette position, lui deviendraient presque inutiles.

On remarque dans les quadrupèdes des dispositions absolument opposées, dont leur attitude sur quatre pieds est la conséquence forcée.

L'ours et le singe affectent quelquefois la situation bipède, surtout ce dernier ; mais il n'est jamais solidement établi dans cette attitude, car ses pieds ne posent alors sur le sol que par leur bord externe. Il y a même des singes qui ne peuvent rester long-temps debout sans être appuyés sur un bâton. L'orang-outang est dans ce cas : l'articulation du genou est telle, chez cet animal, que les plantes des pieds se regardent presque. De plus, si l'on fait attention à la longueur des membres antérieurs du singe, si l'on examine en détail le reste de sa structure, on sera bientôt convaincu qu'il est fait pour vivre sur les arbres et pour marcher à quatre pieds.

Il ne tarde pas, d'ailleurs, à en fournir la preuve : au moindre danger qui le menace, il sait fort bien se servir de ses quatre membres pour s'échapper plus vite, se réduisant ainsi de lui-même à sa juste valeur.

La base de sustentation étant très-grande chez les quadrupèdes, ils sont beaucoup mieux affermis sur leurs quatre jambes que l'homme, qui n'en a que deux, et qui est obligé de faire concourir la plupart de ses muscles au maintien de son équilibre; car il ne faut pas croire que la station, si naturelle à l'homme, soit pour lui sans fatigue : on sait, au contraire, qu'il est incomparablement moins fatigant de marcher pendant quelques heures, que de rester immobile sur ses jambes pendant une demi-heure seulement. La raison en est que le corps tend constamment à tomber sur le sol, et que, pour empêcher la chute de la tête, par exemple, nous sommes obligés de combiner l'action des muscles du cou, de manière que la tête soit toujours maintenue dans la ligne perpendiculaire; il en est de même pour les muscles du corps, relativement à ce dernier (1).

Plus le centre de gravité est rapproché de la

---

(1) Les personnes qui s'endorment étant assises, offrent la preuve de cette assertion : dès que la volonté cesse de présider à l'action des muscles, ceux-ci n'agissent plus, et la tête, les bras, le corps lui-même, tombent de côté et d'autre.

base de sustentation, plus l'équilibre est difficile à rompre; et si, en même temps, cette base présente une grande surface, la chute sera impossible. Cette double condition se trouve remplie quand l'animal est couché. Il n'y a lieu à aucun travail de la part du système musculaire dans cette attitude ; aussi, c'est ordinairement celle des personnes fatiguées, malades, ou d'une faible constitution.

C'est sur le côté qu'on se couche d'ordinaire quand on veut se livrer au sommeil, ou même se reposer seulement. Il n'y a guère que les vieillards et les enfans qui dorment étant couchés sur le dos, parce que leur faiblesse générale ne permet pas aux muscles inspirateurs d'élever assez les côtes pour vaincre la résistance que leur opposeraient les matelas, s'ils y étaient couchés sur le ventre ou sur le côté.

Il est à remarquer que, pendant le sommeil, les fibres musculaires sont à demi relâchées : cette condition est nécessaire pour que les muscles puissent se délasser, dans ces heures de repos, du travail qu'ils ont eu à supporter dans l'état de veille. La raideur et la tension des muscles, chez un animal endormi, sont des symptômes fâcheux et qui indiquent presque toujours une irritation générale du système nerveux ou de l'appareil musculaire.

Mais pendant qu'un animal est sur pied, il ne peut garder long-temps une immobilité absolue.

Le jeu alternatif des muscles, nécessaire pour maintenir le corps dans la situation convenable, fatigue bientôt ces organes, et l'animal est obligé de laisser reposer tantôt les uns, tantôt les autres.

De la marche. — Lorsque l'homme veut marcher, le poids de son corps se porte sur l'une de ses jambes, et voilà ce qui arrive pour l'autre : la cuisse se fléchit sur l'os du bassin, la jambe sur la cuisse, le pied sur la jambe, et tout ce membre se porte en avant pour recevoir, à son tour, le poids du corps. Les diverses parties qui composent cette espèce de colonne brisée se redresseront alors l'une sur l'autre, pendant qu'un mécanisme semblable à celui que je viens de décrire s'effectuera pour l'autre jambe, et l'individu avancera successivement de tout l'espace compris entre les deux talons.

Le centre de gravité, qui se trouve, chez l'homme, entre le pubis et le coccyx, n'est pas porté directement en avant pendant la marche; ce centre devant être alternativement perpendiculaire sur chaque jambe, l'individu avance en zig-zag entre les deux parallèles HB et GM (*Fig.* 98). Les points I,N sont ceux où se pose successivement le pied gauche; les points F,K, ceux où se pose le pied droit, et la ligne brisée et ponctuée, qui passe par tous ces points, indique le trajet que fait, à chaque pas, le centre de gravité.

Du saut. — Dans ce mode de progression, les muscles des extrémités inférieures, fortement contractés, venant, pour ainsi dire, à se débander subitement tous à la fois, l'animal est lancé par l'action simultanée de ces différens ressorts à une distance quelquefois considérable. Mais il faut, pour cela, que le plan duquel s'élance l'animal soit résistant, et si celui-ci s'élance de la surface d'un corps élastique, il se trouvera dans des conditions encore plus favorables. S'il s'agit, au contraire, d'un terrain mouvant, de sable, par exemple, ce sable, cédant sous l'effort des membres de l'animal, ne saurait offrir à ses os le point d'appui qui leur est nécessaire.

De la course.—La course est une combinaison de la marche et du saut. Il y a toujours un instant où le corps se trouve entièrement détaché du sol, circonstance qui fait différer la course de la marche rapide, où le corps porte toujours sur l'une des jambes. Les coureurs, pour faciliter leur progression, ne posent à terre que l'extrémité des pieds, et le mouvement alternatif de leurs bras, opposé à celui des jambes, sert à assurer leur progression et à maintenir le corps en équilibre.

Pendant la course, l'homme tient la tête élevée ; son cou est tendu et sa bouche entr'ouverte, afin de faciliter l'acte de la respiration, qui éprouve alors quelque difficulté à s'effectuer, à cause de la rapidité du mouvement général, et de l'augmentation de vitesse qui survient dans la circulation du sang.

Du nager. — Dans le nager, l'acte de progression consiste à frapper l'eau plus rapidement qu'elle ne peut fuir, afin qu'elle fournisse ainsi au corps la résistance nécessaire pour le soutenir et pour permettre son déplacement ; l'animal se rend ainsi spécifiquement plus léger que le volume d'eau qu'il déplace.

L'homme a besoin d'apprendre à nager ; mais les autres mammifères nagent naturellement assez pour se tirer du péril, du moins pour la plupart : car j'imagine que l'aï et l'unau seraient bien embarrassés, même dans la plus petite rivière, à cause de la difficulté que ces animaux éprouvent à se mouvoir ; difficulté qui tient à leur structure particulière. En général, plus un mammifère est gras, plus il se soutient aisément sur l'eau, et cela se conçoit, quand on pense à la légèreté spécifique de la graisse.

Les oiseaux nagent ou très-mal, ou très-bien : très-mal, quand ils ne sont pas organisés pour vivre sur les lacs, dans les marais, etc ; très-bien, quand ce sont des *palmipèdes,* qui ont une organisation toute spéciale et appropriée à leur séjour habituel sur l'eau (1).

Les reptiles nagent avec une grande facilité, et quelques-uns de ces animaux, tels que les tortues, le crocodile, le caïman, les grenouilles, etc., se tiennent dans l'eau la plupart du temps.

---

(1) Voyez ce que j'ai dit à cet égard, pages 42 et 203.

Constamment en butte aux poursuites d'ennemis nombreux, les poissons avaient besoin d'une grande rapidité dans leur progression ; aussi leur appareil musculaire est-il considérable et doué d'une grande force, surtout les muscles de la queue, organe dont ces animaux se servent, en général, comme d'un aviron. Quand un poisson veut tourner horizontalement, il dirige sa queue du côté où il veut tourner (1), tandis qu'il frappe immédiatement après le fluide en sens contraire, quand il veut se porter en avant : de cette manière, il suit une direction droite entre deux impulsions obliques d'égale force. C'est l'observation de ce phénomène qui a appris aux marins à faire avancer un canot en droite ligne, à l'aide d'un seul aviron bordé à l'arrière, et que le rameur agite à droite et à gauche. Les poissons se servent aussi de leurs nageoires comme d'autant de rames, pour faciliter et pour diriger leurs mouvemens ; enfin, ils peuvent s'élancer rapidement à la surface des eaux ou en gagner le fond, au moyen d'une vessie pleine d'azote, qu'on appelle *vessie natatoire*, organe particulier aux poissons, et qui s'emplit d'azote ou se vide en totalité ou en partie, selon la volonté de l'animal (2).

---

(1) C'est ce qui a donné l'idée du gouvernail des navires.

(2) Il n'est pas indifférent de remarquer que les poissons offrant presque tous dans leurs formes des angles aigus, trou-

L'homme peut tirer un grand parti de ses poumons en les employant à un usage analogue, c'est-à-dire à se soutenir sur l'eau pendant long-temps sans faire aucun mouvement. Voyez ce que j'ai dit à cet égard, page 181.

Du vol. — Le vol s'exécute au moyen d'un mécanisme assez analogue à celui du nager. Les grandes plumes des ailes des oiseaux sont recouvertes, à leur origine, d'autres petites plumes en dessus et en dessous. C'est par suite de cet arrangement que les ailes peuvent frapper l'air et servir à l'oiseau de point d'appui continuel pour s'élever à son gré. Destinés par la Nature à fendre les plaines de l'air, les oiseaux sont pourvus de pectoraux énormes. Il était nécessaire que ces muscles fussent très-forts et pussent exercer leur action pendant très-long-temps, puisque beaucoup d'oiseaux fournissent de longs trajets, souvent sans se reposer. Tels sont l'oie sauvage, la mouette, le goéland, la frégate des tropiques (1), la caille elle-même qui, partant des sables brûlans de l'Afrique, traverse la Méditerranée pour venir peupler nos prairies de sa petite famille, à moins qu'épuisée de fatigue, cette frêle créature ne devienne la proie des habitans de la Corse, ou du littoral de

---

vent encore, dans cette disposition particulière, une grande facilité à diviser le milieu qu'ils habitent.

(1) La frégate s'avance au-dessus de la pleine mer, jusqu'à une distance de 175 myriamètres des côtes.

l'Espagne ou de l'Italie. Les hirondelles, émigrant aussi, se reposent, durant leur long trajet, sur les bâtimens qu'elles rencontrent en mer : en naviguant sur les côtes d'Afrique, j'eus l'occasion d'en recueillir quelques-unes qui s'étaient réfugiées sur le navire. Il est à remarquer que, chez la plupart des oiseaux qui se nourrissent d'insectes, les pieds sont, pour ainsi dire, sacrifiés aux ailes. Aussi, l'animal se sert-il rarement d'organes qui ne peuvent lui offrir une solide base de sustentation.

De la reptation.—La reptation proprement dite est un mouvement de progression particulier à certains animaux privés de membres; elle résulte de la part de l'animal, de la disposition de son corps en une série d'arcs qui se courbent et se redressent successivement, en procédant de la tête à la queue (et quelquefois aussi de la queue à la tête, comme dans les amphisbènes, ou serpens à double marche), de telle sorte, que l'animal avance par une suite d'ondulations presque toujours horizontales. La forme allongée des serpens, le poli de leurs écailles, la force immense de leurs muscles et la flexibilité de leur colonne vertébrale favorisent singulièrement la progression de ces reptiles.

Des mouvemens chez certains animaux. — Pour se rendre compte de la production des mouve-

mens chez les crustacés, chez les arachnides et
chez les insectes, qui sont dépourvus d'os et de
muscles extérieurs, il faut savoir que, chez ces
animaux, l'appareil musculaire est à l'intérieur.
Les tégumens de l'animal ayant une consistance
solide, on peut se représenter chaque portion
de ses membres comme autant de tubes résistans, qui feront charnière aux points B et E
(*Fig.* 83), attendu que les tégumens, devenant
très-minces et très-souples dans ces parties, y
font le même office que le cuir dont on garnis-
sait le défaut ou les points de réunion des an-
ciennes armures; les muscles AH et FD, attachés dans l'intérieur à deux parties solides différentes, mobiles l'une sur l'autre, agissent en
se contractant à l'intérieur, comme le font extérieurement les muscles chez les animaux vertébrés. Quant aux êtres qui n'ont que des muscles pour toutes parties solides, tels que les
vers, les sangsues, etc., il est facile de voir que
leur progression s'effectue par suite de la contraction et de la dilatation successives de leurs
muscles, qui agissent à la fois comme puissances
et comme leviers. Ce genre de progression est
une véritable reptation.

CHAPITRE II.

OBSERVATIONS SUR LES MOUVEMENS DE RELATION.

On peut poser, au sujet des mouvemens de relation, cinq règles générales : — 1º Plus un organe est exercé, pourvu que ce ne soit pas jusqu'à la fatigue, plus il acquiert de force, de développement et de prédominance. — 2º Les mouvemens sont très-favorables à la santé, car ils augmentent l'activité de la respiration, de la circulation, de la transpiration insensible, et contribuent à développer les muscles, à les maintenir dans un état convenable de souplesse et d'élasticité : ils augmentent conséquemment l'énergie vitale et les forces physiques. — 3º L'âme elle-même puise une grande énergie dans une suite d'exercices bien entendus. — 4º Les mouvemens produisent des effets plus salutaires et plus marqués, quand on s'y exerce sous l'influence d'un air pur et de la lumière du soleil. — 5º On ne doit se livrer aux exercices violens et soutenus, que lorsqu'une fonction importante, telle que la digestion, ne peut en être troublée.

Les mouvemens de relation se divisent en *actifs*, lorsqu'ils émanent directement de l'individu, et en *passifs*, lorsque l'individu subit une impulsion étrangère.

§ I.

OBSERVATIONS SUR LES MOUVEMENS ACTIFS.

Parmi les *mouvemens actifs*, nous comprendrons la *marche*, la *course*, le *saut*, la *natation*, la *danse*, l'*escrime*, la *chasse*, etc.

La *marche* est un exercice très-salutaire, très-propre à maintenir l'harmonie entre les solides et les fluides du corps humain. Presque tous les muscles prennent une part plus ou moins grande aux mouvemens alternatifs qui ont lieu pendant la marche; mais ce sont surtout les muscles de la cuisse, de la jambe et du pied qui fonctionnent pendant cet exercice, malheureusement négligé par beaucoup de personnes sédentaires ou livrées à des travaux de cabinet.

L'influence de la *course* et du *saut* sur toute l'économie animale est encore plus directe que celle de la marche, et leurs bons effets sont plus promptement appréciables. Ces exercices impriment aux systèmes respiratoire et circulatoire une remarquable énergie; mais il est bon de les suspendre de temps en temps, pour les reprendre ensuite; car ils ne sont pas sans inconvéniens et même sans danger, lorsqu'on s'y livre sans précaution.

L'homme qui contracte de bonne heure l'habitude d'une course rapide et soutenue, obtient, en ce genre, des résultats étonnans, indépendamment de l'influence salutaire de cet exercice sur la santé, et, quoique l'on suppose communément le contraire, l'homme est, de tous les êtres, le mieux organisé pour ce mode de progression. C'est par la rapidité de leur course que certains sauvages atteignent leur gibier. Il n'est pas rare de voir ces enfans de la Nature franchir en très-peu de temps une distance considérable, chargés comme des bêtes de somme, nu-pieds, dans des pays où ils se fraient eux-mêmes un sentier au milieu des ronces, des épines, des pierres tranchantes, etc. Les gens qui exercent la profession de coureurs, à Ispahan, font de dix à douze myriamètres en dix heures. Quelle créature autre que l'homme résisterait à un pareil exercice, renouvelé tous les jours?

La *danse* est un exercice favorable; mais on devrait s'y livrer modérément, avec des vêtemens larges, en plein air, à la lumière du soleil, et en évitant la valse, qui est fatiguante et dangereuse. Mais on se serre, autant qu'on le peut, la taille et les pieds; on dérobe à un sommeil précieux et réparateur le temps qui devrait lui être consacré; on s'enferme dans des lieux où l'on ne respire pas; on danse toute la nuit, et l'on sort souvent d'un salon où règne une chaleur étouffante, pour passer à une température extérieure de dix degrés au-dessous de zéro, plus ou moins. Aussi, qui pourra compter le nombre des victimes de la danse, surtout parmi les femmes?

La *natation* est peut-être un des exercices les plus salutaires : tous les muscles y sont en action, et l'on n'y éprouve point de fatigue, à cause du peu de résistance du milieu qu'il faut diviser ; aussi, agit-on fort sagement, en faisant pratiquer de bonne heure à ses enfans un art qui peut, d'ailleurs, être d'une immense utilité dans plus d'une occasion de la vie, puisqu'il nous permet, dans certains cas, de sauver la vie à nos semblables et de nous la sauver à nous-mêmes. Beaucoup de dames se livrent maintenant à la natation, pour laquelle les écoles de la capitale offrent de grandes facilités. Il n'est pas douteux que les personnes du sexe ne se trouvent fort bien de cet exercice.

L'*escrime* produit aussi de très-bons résultats : elle donne aux muscles de la force, de la souplesse, et nous rend agiles et adroits.

La *chasse* à pied est une des meilleures choses qu'on puisse recommander, parce que cet exercice réunit souvent tous les autres, et dans les meilleures conditions possibles : c'est-à-dire au grand jour, en plein air. Dans une chasse, il faut marcher, courir, sauter, grimper; toutefois, comme le danger nous y suit à la piste, il n'est peut-être pas d'exercice qui demande plus de précautions, tant sous le rapport des armes que sous celui des imprudences, telles qu'une course trop rapide, une transpiration abondante arrêtée, etc. On doit soigneusement éviter la chasse au marais : c'est une source d'affections rhumatismales et d'autres maladies.

On comprend aisément que tous les jeux qui demandent de l'exercice offrent, à un degré plus ou moins élevé, les avantages dont j'ai parlé plus haut. Ainsi, les jeux de *paume*, de *ballon*, de *billard*, de *boules*, de *volant*, de *cerceau*, de *palet*, etc., sont excellens, pourvu qu'on s'y livre avec modération. Quand les enfans sautent à la corde, il ne faut pas permettre qu'ils le fassent avec une grande vitesse, et surtout qu'ils cherchent à faire ce qu'on appelle des doubles tours, à cause des congestions cérébrales qui peuvent s'ensuivre.

§ II.

OBSERVATIONS SUR LES MOUVEMENS PASSIFS.

Parmi les *mouvemens passifs*, c'est-à-dire dans lesquels nous subissons l'impulsion d'une force qui nous est étrangère, il faut ranger l'*équitation*, la *voiture*, la *balançoire*, l'*escarpolette*, etc.

Le plus important de ces exercices est certainement l'*équitation*; mais son influence sur les diverses parties de l'économie diffère selon les allures qu'on impose à son cheval. Quand celui-ci ne va qu'au pas, les secousses sont nulles, et le cavalier se sent très-doucement porté; cette allure est très-avantageuse pour la santé. Le petit trot est encore agréable et favorable à la fois; mais les grandes allures, c'est-à-dire le grand trot et le galop, ne présentent pas, à beaucoup près, les mêmes avantages. Les secousses sont très-rudes dans le trot allongé, surtout si le cheval trotte durement. Elles sont moins fâcheuses dans le galop; mais alors la respiration s'exécute difficilement, à cause de la rapidité de la course.

La *voiture* ne produit que peu d'effets avantageux pour l'économie; et plus les ressorts de la voiture seront de nature à en adoucir les mouvemens, moins ces effets seront sensibles. Lorsqu'on a besoin d'exercice, il ne faut user de celui-ci que quand il y a impossibilité de se livrer aux autres. On a remarqué que les personnes qui passent une partie de leur vie en voiture, sont, pour ainsi dire, enfoncées dans une masse de graisse. La circulation dans le système capillaire semble s'exécuter alors très-imparfaitement.

La *balançoire* et l'*escarpolette* produisent des résultats peu marqués, et il faut éviter dans ces exercices, qui, du reste, ne conviennent pas à tout le monde, les mouvemens trop brusques.

C'est aussi au moyen d'un balancement, qu'une nourrice endort son nourrisson. Ce moyen sera bon si les mouvemens imprimés au berceau sont égaux et doux; il ne vaudra rien si ces mouvemens sont rudes et saccadés; dans ce dernier cas, l'enfant ne tarde pas à s'endormir, à la vérité, mais d'un sommeil forcé, suite d'une légère congestion cérébrale. On sent de quelles funestes conséquences une telle habitude serait suivie; c'est pourquoi l'on ne saurait trop appeler la surveillance des parens sur une chose si importante.

Quant à l'exercice en *bateau*, en *litière*, en *traîneau*, etc., je ne crois pas qu'il soit nécessaire d'en parler, parce que les mouvemens y sont trop peu de chose, pour qu'un tel exercice puisse profiter à l'individu qui s'y livre, à moins que, dans le bateau, il ne juge à propos de manier une rame; alors seulement cet exercice lui sera vraiment favorable. Mais il ne faut pas perdre de vue que les mouvemens auxquels il se livre alors sont des mouvemens actifs.

§ III.

DE LA GYMNASTIQUE.

La *gymnastique* a cet avantage immense, qu'elle offre, à l'individu qui s'y livre, tous les genres d'exercices, avec facilité de les varier, de les combiner, et de se délasser de l'un par l'autre. Ainsi, tantôt il faut courir, escalader, sauter, se suspendre par les mains, grimper, etc.

Rien n'est plus propre que la gymnastique à délasser le système cérébral, quand il est fatigué d'un travail abstrait (1).

J'ai dit, comme règle générale, en commençant ces observations sur les mouvemens, *qu'indépendamment des forces physiques qu'acquiert l'individu, l'âme elle-même puise une grande énergie dans une suite d'exercices bien entendus.* C'est aux écoles de gymnastique que cette vérité se montre dans tout son jour, surtout quand ces exercices s'y lient à des études morales et philosophiques. C'est là le motif qui, dans certains pays, a amené tant de persécutions contre les établissemens de gymnastique : car on a regardé, avec raison, les gymnases comme autant d'écoles de force et de liberté, et le Despotisme s'est effrayé de ce voisinage.

« Dans un pays voisin du nôtre, la Suisse, on

______

(1) Toutes les fois qu'à la suite d'une longue séance dans mon cabinet, j'ai été assailli par la migraine (et cela ne m'arrive que trop souvent, à cause du genre de mes occupations et de mon tempérament éminemment nerveux), j'ai appelé la gymnastique à mon secours : au bout d'un quart d'heure ou d'une demi-heure d'exercices variés, dans la cour ou dans le jardin, le fluide nerveux qui s'était concentré au cerveau se répand dans tout le système musculaire, et la migraine disparaît comme par enchantement.

compte un grand nombre d'écoles de gymnastique. Dans celle d'Yverdun, dirigée par le vénérable Pestalozzi, on s'applique à exercer à la fois, et par des moyens appropriés à chaque âge et à chaque constitution, toutes les facultés des enfans. On ne saurait apprendre sans admiration, et sans être en même temps ému de pitié et de douleur pour nous-mêmes, que l'état sanitaire de cet établissement est tel, qu'en *onze ans aucun enfant n'y a péri, quoiqu'il y eût habituellement cent cinquante élèves.*

» A Berne, un enfant parvenu à l'âge de trois ans pouvait à peine se soutenir ; à cinq, il ne marchait qu'à l'aide de lisières. Ce ne fut qu'à sept ans qu'il commença à marcher sans soutien ; mais il tombait fréquemment et ne pouvait se relever. A dix-sept ans, les reins et les extrémités inférieures pouvaient à peine supporter le haut du corps ; les bras étaient d'une faiblesse extrême, les épaules rapprochées en avant, la poitrine étroite, la respiration gênée ; on n'apercevait aucun signe de puberté ; l'intelligence était faible. En novembre 1815, cet infortuné fut admis dans l'académie de M. Clias, à Berne. On mesura ses forces : celle de la pression des mains appliquées au dynamomètre égalait l'effort des enfans de sept à huit ans ; les forces de traction, d'ascension et d'élan étaient nulles. Il parcourait, avec une peine infinie, une étendue de cent pas dans l'espace d'une minute deux secondes, et ne pouvait plus se soutenir en atteignant le but. Un poids de quinze livres le faisait chanceler, et un enfant de sept ans le terrassait avec une incroyable facilité. Cinq mois après qu'il eut été soumis au régime du gymnase, la force de pression de ses mains était doublée; au moyen de ses bras, il s'élevait à trois pouces de terre, et restait ainsi suspendu pendant trois secondes; il sautait trois pieds en largeur, parcourait cent soixante-trois pas dans une minute, et portait, pendant le même espace de temps, un poids de trente-cinq livres sur ses épaules. En 1817, il grimpa, en présence de plusieurs milliers de spectateurs, jusqu'au haut d'un câble isolé de vingt pieds; il répéta la même manœuvre au mât de cocagne, franchit avec élan six pieds en largeur, et parcourut cinq cents pas en deux minutes et demie. En 1818, il avait de l'embonpoint, et faisait cinq lieues sans se gêner; les exercices avaient tout-à-fait modifié sa constitution, et fait succéder tous les avantages d'une bonne santé à l'état de langueur dans lequel il avait toujours vécu.

» Un pareil exemple a lieu de nous étonner, parce que nous ne nous adonnons nullement à des tentatives de ce genre. Avec moins d'indolence, nous ferions vivre une partie de la population qui meurt en bas âge. Souvent des enfans faibles deviendraient des citoyens vigoureux et bien portans. »

J'ai puisé les faits et les réflexions ci-dessus dans les *Élémens d'Hygiène*, de MM. Buchez et Trélat, pour montrer les résultats que l'on pourrait obtenir de la gymnastique, si on le voulait bien. Malheureusement, l'apathie, la routine et l'ignorance sont là pour nuire aux progrès de tout ce qui est bon, de tout ce qui est utile, et la gymnastique s'en ressent comme le reste. Si un enfant est d'une constitution faible, lymphatique ou rachitique, on le tiendra enfermé dans une chambre, étendu sur un canapé ; on lui prodiguera les bonbons ou les crudités, au point de troubler toutes ses digestions ; on détruira son estomac et le peu de vitalité qu'il a reçue de la Nature, en lui faisant boire des liqueurs alcooliques dans le but de lui donner des forces ; on s'attachera à éloigner de lui les moindres exercices, de peur de le fatiguer ; enfin, on servira son indolence et sa paresse, en ne cultivant pas une intelligence que l'on croirait éteindre si l'on cherchait à la développer. Quelle erreur funeste ! Ainsi, cette jeune plante se flétrira bientôt sous l'influence d'un pareil régime, et les parens aveugles accuseront injustement le Sort de leur enlever un enfant dont ils sont comptables à la Providence et à la patrie, un enfant dont ils auraient pu faire un citoyen utile à son pays, et dont ils auront seuls causé la perte.

Tout ce que je viens de dire au sujet des mouvemens et des exercices, est essentiellement applicable aux demoiselles et même aux dames, car malheureusement, en général, les personnes du sexe n'exercent pas assez leur système musculaire. Il est certain qu'en agissant autrement qu'elles ne font, elles y trouveraient un double avantage, d'abord sous le rapport de la santé, ensuite sous le rapport moral : car en admettant qu'elles perdissent dans ces exercices corporels quelque chose d'une sensibilité parfois portée à l'excès, en vérité ce serait un bien, puisque cet excès de sensibilité n'est que trop souvent une source de chagrins et de maux pour la plupart d'entre elles.

CINQUIÈME PARTIE.

APPENDICE.

CHAPITRE PREMIER.

DU SOMMEIL.

Les fonctions de relation se trouvent suspendues par intervalles : le repos était nécessaire au cerveau, aux nerfs, aux muscles, après leur action soutenue pendant un certain temps. Ce repos, le sommeil le procure ; mais l'un et l'autre sont nuls à l'égard des organes de la vie de nutrition, lesquels doivent exercer leur action pendant toute la durée de la vie. Ainsi, le cœur se contracte constamment; ainsi, les sécrétions s'opèrent toujours, etc. La respiration elle-même, quoique volontaire jusqu'à un certain point, s'accomplit pendant le sommeil ; ce qui semblerait prouver que l'action des nerfs grands sympathiques s'étend jusque sur le système respiratoire, puisque la respiration peut s'effectuer quand la manifestation de la volonté se trouve suspendue.

29

Chez l'homme, la durée du sommeil est peu considérable. Quelques heures de repos suffisent, et, après six ou sept heures de sommeil, la vie de relation reparaît avec tous ses charmes. Le cerveau est alors plus libre, plus capable de concevoir de grandes choses, et le corps plus en état de les exécuter.

Dès que le sommeil commence à se manifester, on éprouve un engourdissement général; la vue se trouble, les yeux se ferment, l'oreille n'entend plus, les facultés intellectuelles s'éteignent; on perd, en quelque sorte, la conscience de son existence, et il résulte de cet état un sentiment indéfinissable de bien-être. Tous les muscles se relâchent, et ceux du cou n'agissant plus, la tête tombe de côté et d'autre. Il en est de même du corps et des membres.

Quand le sommeil est parfait, toutes les facultés intellectuelles sont engourdies. Mais cela n'arrive pas toujours, et souvent quelques facultés sont en état de veille pendant que les autres ont momentanément disparu. C'est ce que les songes montrent évidemment. Effet naturel d'une imagination vivement excitée, les songes sont fréquemment en harmonie avec les désirs, les plaisirs ou les peines qui ont précédé le sommeil; d'autres fois ils ne sont que le fruit de la mémoire, et l'encéphale, ébranlé dans quelques-unes de ses parties, nous retrace des sensations, des malheurs et des dangers chimériques, mais dont nous avions une connaissance acquise antérieurement, soit par l'expérience d'autrui, soit par notre propre expérience. Enfin, il arrive quelquefois que notre imagination enfante, pendant le sommeil, des monstres, des fantômes hideux qui nous épouvantent et nous torturent; alors une pénible oppression s'empare de nous, une sueur glacée couvre notre front jusqu'au moment où le réveil, renversant tous les prestiges de l'imagination, rend la paix à notre esprit et le calme à nos sens. Il y a somnambulisme quand la locomotion et la parole se joignent à l'action du cerveau, conservée pendant le sommeil.

Les causes prochaines du sommeil sont inconnues. L'obscurité, le silence, les bruits monotones, l'oisiveté, influent beaucoup sur sa production. L'exercice corporel le provoque; mais l'exercice soutenu des facultés intellectuelles lui est défavorable. En général, tout ce qui augmente l'activité de la circulation éloigne le sommeil. Voilà pourquoi le café, les liqueurs, le thé, etc., empêchent beaucoup de personnes de dormir. Le ralentissement considérable de la circulation donne lieu, au contraire, à la manifestation du sommeil : car le grand froid, si nous y sommes exposés sans moyens énergiques pour le combattre, nous plonge dans un sommeil invincible, dont les ombres, s'épaississant de plus en plus, se convertissent bientôt pour nous en

ténèbres éternelles. L'opium et les autres nar-
cotiques produisent le même effet.

La tranquillité de l'âme est une condition
presque indispensable pour que le sommeil nous
apporte ses bienfaits, à moins d'une très-grande
fatigue de l'appareil locomoteur; et alors le
sommeil, troublé par des rêves pénibles, interrompu par le souvenir de nos émotions récentes, ne ferme nos paupières que pour quelques
instans. Aussi, n'y a-t-il plus de repos pour le
criminel poursuivi par sa conscience et par la
crainte de la rigueur des lois : châtiment terrible, premier supplice que la justice céleste a réservé aux scélérats.

Le sommeil est surtout nécessaire aux enfans.
Aussi, comme en général ils font beaucoup
d'exercice, et qu'ils n'ont point de soucis, ils
dorment long-temps et profondément. Il en est
de même des personnes surchargées d'embonpoint, et de celles qui sont inactives et très-sé-
dentaires. Les personnes maigres, qui ont ordinairement le plus d'activité, dorment peu, et
les vieillards, souvent inquiets, chagrins, souffrans, ne dorment presque pas.

Les animaux se contentent généralement aussi
de quelques heures de sommeil; mais il en est
autrement pour certains d'entre eux, qui s'en-
gourdissent à l'entrée de l'hiver et passent toute
la mauvaise saison en cet état. Tels sont certains
quadrupèdes : les marmottes, les loirs et les hé-

rissons ; certains reptiles : les tortues , les serpens , etc. Pendant tout ce temps, la vie semble,
en quelque sorte, suspendue chez ces animaux.
La circulation est très-faible, la respiration
presque insensible, etc. On a remarqué que les
quadrupèdes qui passent l'hiver en cet état, vivant alors aux dépens de leur propre substance, sont d'une grande maigreur à la fin de
leur sommeil d'hibernation.

On attribue l'engourdissement des serpens,
après qu'ils ont fait un repas copieux, à ce que,
chez ces animaux, le poumon se prolonge au-
dessus de l'œsophage, de l'estomac et du foie,
jusqu'au delà de ces derniers ; il doit en résulter, lors de l'introduction d'une certaine quantité d'alimens dans l'estomac, la compression
du poumon, ce qui gêne alors la circulation
pulmonaire.

Lorsque les animaux à sang chaud s'éveillent,
on les voit bâiller et étendre leurs membres à
plusieurs reprises. Ces pandiculations ont pour
objet de remonter la généralité des muscles au
ton convenable.

CHAPITRE II.

DES TEMPÉRAMENS.

Le *tempérament* est la manière d'être particulière de chaque individu.

On reconnaît cinq tempéramens principaux :

1º *Le tempérament où domine l'appareil locomoteur ;*

2º *Le tempérament où domine l'appareil digestif,* ou *tempérament bilieux ;*

3º *Le tempérament où dominent les appareils de la respiration et de la circulation,* ou *tempérament sanguin ;*

4º *Le tempérament où domine l'appareil lymphatique ;*

5º *Le tempérament où domine l'appareil nerveux.*

Mais ces cinq tempéramens peuvent se modifier et se combiner à l'infini.

Le meilleur tempérament est celui dans lequel tous les appareils et toutes les humeurs de l'économie se font réciproquement équilibre.

Les modifications que les différences de constitution impriment au moral de l'homme sont très-grandes. Le caractère est, en quelque sorte, subordonné à la constitution organique; c'est pourquoi, si l'on veut établir l'équilibre entre les facultés de l'âme et celles du corps, il est indispensable pour chacun d'étudier son tempérament, afin de combattre, par tous les moyens qui sont en son pouvoir, la prédominance de certains organes ou de certains fluides; car si l'influence du tempérament se fait sentir dans tous les actes de la vie, il est certain qu'on peut singulièrement modifier sa constitution par l'effet du climat, du régime, des occupations, etc.

On trouvera dans tous les traités d'hygiène les règles à suivre pour le régime, selon la différence des tempéramens.

Les individus chez qui domine l'*appareil locomoteur* sont, en général, doués d'une grande force musculaire, mais leur intelligence est très-bornée; aussi, les anciens sculpteurs ont senti cette opposition : ils ont donné à Hercule et aux gladiateurs des muscles très-prononcés et une petite tête.

Quoique la force physique soit un grand avantage, comme l'homme doit fonder son bonheur sur son intelligence, il convient à l'individu sous l'influence d'une telle constitution d'éviter les exercices corporels, et de favoriser, au contraire, le développement des facultés intellectuelles; c'est pourquoi tous les travaux de l'esprit lui conviennent.

Quand c'est l'appareil digestif qui l'emporte sur les autres dans la constitution, la bile acquiert, avec le temps, une très-grande influence sur le reste des fluides : l'individu qui a reçu de la Nature un *tempérament bilieux*, a ordinairement les cheveux noirs, la peau d'une teinte brunâtre ou jaunâtre; il mange beaucoup et souvent, mais il acquiert rarement de l'embonpoint. Il se distingue par une grande fixité d'idées, par une persévérance remarquable, et si son imagination est très-active, la monomanie pourra aisément s'ensuivre.

Ce tempérament est le plus funeste de tous. On remarque souvent chez les gens bilieux un caractère sombre et défiant, une propension particulière à la mélancolie, à la tristesse, à l'avarice, à l'envie, à l'ambition, à la ruse, à la jalousie, à la dissimulation, à la colère, à la haine. Le tempérament bilieux a presque toujours été le partage des conquérans, des fanatiques, des tyrans, des grands criminels, surtout de ceux dont les crimes ont été prémédités. Partout le bilieux veut dominer, partout il heurte de front ce qui lui fait obstacle. Pour tout dire en un mot, un homme bilieux est ordinairement l'*égoïsme personnifié*. Ce portrait n'est pas flatté, dira-t-on; j'en conviens; mais, par malheur, il est très-ressemblant.

La chaleur atmosphérique favorise le développement du tempérament bilieux ; aussi, est-ce la constitution dominante dans les pays chauds. Les liqueurs spiritueuses, les alimens échauffans, les veilles, les passions, surtout les passions tristes, le chagrin, la solitude, le défaut d'exercice, la lecture d'ouvrages abstraits, sont très-nuisibles aux personnes bilieuses. Ces personnes doivent exercer beaucoup l'appareil musculaire, et humecter souvent les tissus de l'économie animale, surtout pendant l'été, en se réprimant pendant cette saison dans toute leur conduite. En hiver, cela est moins nécessaire. Le séjour à la campagne leur est très-favorable, et elles doivent varier, autant que possible, leurs occupations, afin d'affaiblir la disposition aux idées fixes, qui n'est chez elles que trop constante.

Dans le *tempérament sanguin*, la poitrine est large, le cœur, les poumons et les vaisseaux sanguins sont très-développés ; le mouvement du sang est rapide et régulier ; toutes les fonctions s'accomplissent avec facilité, d'où résulte un sentiment de bien-être et de force. L'appétit est modéré, le teint animé, les yeux brillans, la chaleur considérable. L'influence de ces dispositions sur le cerveau est heureuse, car on remarque chez les personnes qui sont douées de ce tempérament, de la gaîté, de la bienveillance, une grande mémoire, de l'aptitude aux ouvrages d'esprit, une imagination vive, mais peu de fixité dans les idées et peu de dispositions à la méditation. Si l'homme sanguin est prompt à s'enthousiasmer, il est fort inconstant. Ses passions ne vont jamais très-loin, parce qu'elles ne sont pas la conséquence d'un calcul, mais seulement l'effet d'un moment d'effervescence. La colère se manifeste promptement chez lui ; mais elle n'a que la durée d'un éclair, et l'on peut dire de lui qu'il ne connaît pas la vengeance.

Les personnes sanguines doivent éviter tout ce qui peut augmenter la quantité du sang ou accélérer sa circulation. Elles doivent faire un exercice proportionné aux alimens qu'elles prennent, et entretenir toujours la liberté de la transpiration, en ne s'exposant pas sans précaution à l'alternative du chaud et du froid. Si ces personnes sont inaccessibles aux longs chagrins, elles ont de grands ennemis dans les émotions fortes, qui déterminent souvent, chez elles, des maladies du cœur.

La constitution désignée ordinairement sous le nom de *lymphatique* ou de *flegmatique*, est celle dans laquelle dominent le tissu cellulaire et les fluides blancs. Elle se reconnaît facilement à la pâleur de l'individu, à la bouffissure de son visage et de son corps ; ses cheveux sont blonds ou châtains, ses yeux ternes et dépourvus d'expression. Sa respiration est gênée ; le moindre exercice l'accable. Sous le poids d'une somnolence presque continuelle, on le croirait étranger à tout ce qui l'entoure. Il est sans passions, sans enthousiasme : l'indifférence semble s'être emparé de toutes les facultés de son âme. Un tel homme a de la douceur, de la bonté; mais, comme le fait remarquer M. Rostan dans son *Hygiène*, « il ne faut pas compter sur lui pour de grands sacrifices; les actions sublimes, les crimes, les sentimens élevés ou vils lui sont également étrangers. S'il ignore les peines du cœur, ses plaisirs ne lui sont pas connus; il jouit d'une existence végétative; il est heureux, si c'est l'être que de vivre sans sentir ».

L'exercice est extrêmement utile aux personnes d'un tempérament lymphatique : aussi ce tempérament est-il très-rare parmi les soldats, parmi les laboureurs, etc. C'est le tempérament ordinaire des pays froids et humides, la constitution habituelle de l'enfance; chez les adultes, cette manière d'être appartient plus aux femmes qu'aux hommes : elle s'entretient et s'augmente par l'oisiveté; mais le changement de climat, le travail et un régime convenable rétablissent insensiblement l'équilibre des humeurs.

Dans le *tempérament nerveux*, diamétralement opposé à celui dont nous venons de nous occuper, c'est le système nerveux qui domine dans la constitution. Les membres son grêles, la face maigre, et les fibres, en général, d'une sécheresse extrême. La peau est très-fine. Le sommeil, qui est léger, peut être troublé facilement, ainsi que toutes les autres fonctions de l'économie. Le cerveau est volumineux, conséquemment les facultés intellectuelles sont très-développées. La sensibilité générale est exquise, la susceptibilité très-grande. On remarque chez les personnes nerveuses beaucoup d'imagination, une activité prodigieuse, une grande aptitude à la poésie, aux arts libéraux, aux sciences, aux travaux abstraits, à la métaphysique, etc. Les sensations fortes sont l'objet de leurs constantes recherches, quoique rien ne puisse leur être plus nuisible, d'après la nature de leur constitution. Une des conséquences de ce tempérament est une grande disposition à aimer ; et, quoique la rapidité de la succession des idées et des émotions simule la légèreté chez les personnes nerveuses, c'est peut-être chez elles que l'on trouve le plus de constance dans les affections.

Le tempérament nerveux est, en général, le partage des hommes de génie. Voltaire fut un type remarquable de cette constitution.

Pour faire une diversion utile à cette manière d'être, il convient de s'abstenir de tout ce qui peut favoriser l'action du système nerveux en général, et du cerveau en particulier. Tous les plaisirs par excitation sont nuisibles, et l'on ne doit se permettre les émotions fortes qu'avec beaucoup de réserve. Certains spectacles, les bals, les longues veilles, la lecture des romans et l'oisiveté doivent nécessairement augmenter une prédominance qu'il faut, au contraire, s'attacher à combattre. L'exercice et la distraction sont les moyens les plus propres à produire ce dernier effet. Il faut savoir varier ses occupations et s'arracher, quoiqu'il en coûte, aux travaux de l'esprit pour se livrer aux exercices corporels. Il est également nécessaire d'adopter un régime convenable. En agissant ainsi, on peut modifier singulièrement sa constitution, atténuer son influence, s'épargner des erreurs et peut-être des fautes ; enfin, l'on ne courra pas le risque de se blaser, et l'on rendra son bonheur durable.

CHAPITRE III.

DES AGES ET DE LA MORT.

Voyageur exilé sur la Terre pour un temps, l'homme entre dans la vie au milieu des douleurs. Il commence sa carrière par verser des larmes, comme s'il prévoyait instinctivement tous les maux qui l'attendent dans ce Monde de transition; mais bientôt le plaisir et la joie pénètrent dans son âme. Les ressorts de sa vie se développent et s'affermissent. Ses os acquièrent une consistance de plus en plus grande. Le premier âge est surtout caractérisé par l'accroissement. Comme l'enfant a besoin de fournir au développement de toutes ses parties, en général les fonctions de nutrition l'emportent sur les autres; cependant, malgré l'étonnante activité de son cœur, les fluides blancs dominent dans son économie. Livré aux jeux et à la légèreté de son âge, l'enfant, insoucieux de l'avenir, ne semble vivre que pour le présent. S'il s'afflige de peu, il lui faut peu de chose aussi pour combler son bonheur. Bientôt arrivent l'adolescence, la puberté : c'est-à-dire l'âge des illusions et des séductions de toute espèce. De nouveaux besoins engendrent de nouveaux désirs : la vie déborde de toutes parts. Mais si le jeune homme s'élance par la pensée dans le siècle, c'est sans aucun plan de conduite et sans projets arrêtés. De vingt à trente ans, le cœur bat avec force, avec régularité ; la circulation est facile, le sang abonde dans ses vaisseaux, la respiration s'effectue librement ; les forces physiques sont à leur maximum. Dans la période suivante, les forces morales l'emportent sur celles-ci : c'est alors que l'homme conçoit et exécute de grandes choses. Parvenu à la maturité de l'âge, il ne vit que par l'ambition, il ne vit que dans l'avenir. Cette brillante carrière que l'imagination présente sans cesse à nos regards séduits, et que chacun se flatte de parcourir, est l'objet de nos folles espérances jusqu'au moment où nous ressentons les premières atteintes de la vieillesse.

L'homme est parvenu au sommet de la montagne que jusque-là il avait gravie avec plaisir. Étonné de sentir, pour la première fois, défaillir ses forces, il s'arrête et jette les yeux autour de lui.... Quel changement !.... les fleurs, les fruits, qu'il cueillait autrefois à pleines mains, ont disparu peu à peu. Le chemin, d'abord facile et tracé dans des plaines riantes, est devenu raboteux, couvert d'épines, semé d'obstacles de toutes sortes. L'homme a vu la plupart des amis de sa jeunesse tomber successivement dans les bras de la Mort. Étonné de n'avoir plus de larmes à répandre, effrayé de se trouver presque seul sur un roc escarpé et de ne voir devant lui qu'une pente rapide, entourée de précipices et terminée par un gouffre sans fond, l'homme, saisi tout à coup d'horreur et d'épouvante, voudrait alors pouvoir s'arrêter dans le sentier de la vie. Vain désir! vain espoir! L'inexorable Temps est derrière lui. *« Marche! marche! »* lui crie ce tyran aussi vieux que le Monde, et de sa main de fer il pousse dans le fatal sentier le malheureux, dont la voix tremblante sollicite une grâce qui ne s'accorde à personne.

A mesure que les années s'accumulent, le cœur, fatigué d'un long et continuel exercice, ralentit ses mouvemens, et, par suite, la circulation n'est plus aussi active. Les poumons deviennent moins capables d'absorber l'oxigène; les artères s'ossifient en partie; les fluides de l'économie s'appauvrissent peu à peu, les sécrétions diminuent; bientôt la nutrition ne s'accomplit qu'avec peine, les os deviennent secs et fragiles (1), les muscles perdent leur énergie:

---

(1) Les oiseaux vivent plus long-temps que les mammifères, et les poissons plus long-temps que les oiseaux, à cause du mode de structure de leurs os : les os des oiseaux et ceux des poissons étant d'une substance légère et qui conserve long-temps sa ductilité.

les mouvemens deviennent difficiles et incertains, l'extension des membres presque impossible. Les genoux sont pliés, le dos voûté : le corps semble déjà tendre vers sa dernière demeure. Les dents tombent successivement, le visage se ride, la voix se casse. En même temps les sens éprouvent un décroissement analogue : le tact s'émousse, la vue s'obscurcit, l'oreille devient paresseuse ou cesse même complètement ses fonctions.

« Les organes représentatifs de la pensée subissent par l'âge, dit M. Girard de Caudemberg, un affaiblissement graduel ; un effet semblable, un sentiment de lassitude et d'affaiblissement se fait sentir dans l'âme ; de même, tout effort de mémoire ou d'association d'idées devient pénible alors, car il faut mettre en jeu des organes souffrans et frappés de langueur..... Bientôt tout l'être se sent frappé de cette apathie, de ce besoin de repos qui annonce la dissolution prochaine..... Qui n'a vu souvent un malheureux vieillard dont les yeux conservent encore le reflet du génie, demander la parole du geste, commencer une phrase qu'il ne peut finir, sentir une pensée qu'il ne peut rendre, et maudire en lui-même le voile qui s'interpose entre lui et le monde, voile qui doit désormais s'épaissir tous les jours, et préparer enfin l'instant de cette séparation complète que le progrès des ans commence. » (Ouvrage précité.)

Dans la vieillesse, l'homme, qui s'aperçoit trop évidemment de son déclin, ne vit plus que de souvenirs, ne vit plus que dans le temps passé. Il devient de plus en plus timide, défiant, ennemi de toute entreprise hazardeuse, de toute innovation. Il sent que ses forces l'abandonnent tous les jours; mais il craint de réclamer les forces d'autrui, par la triste comparaison qu'il lui faudrait faire. La difficulté d'être, d'agir, augmente dans une progression constante. « Le sentiment de la vie ne se répand plus au dehors, dit Cabanis, et une nécessité fatale replie sans cesse le vieillard sur lui-même (1). »

Enfin, arrive la décrépitude, et bientôt le peu de forces qui luttent encore contre la

---

(1) Quelque triste que soit ce tableau, comme c'est là notre condition, il faut bien savoir s'y résigner. Cicéron va d'ailleurs nous consoler : « On trouve la vieillesse un fardeau, dit-il; mais tout âge est un fardeau pour celui qui n'a pas de ressources en lui-même. Tout le monde se plaint de cet âge de décadence, et chacun veut y arriver, tant est grande l'inconséquence des hommes. Avec de la modération, de la sociabilité, de l'humanité, la vieillesse peut encore paraître douce, et les meilleures armes contre elle sont les lettres et les vertus. Platon mourut à quatre-vingt-un ans, tenant encore la plume à la main, et Gorgias vécut cent sept ans, sans jamais abandonner ses études et ses travaux ordinaires. L'homme a tant à connaître, qu'on peut dire qu'il s'instruit même dans la vieillesse la plus avancée. Aussi n'a-t-on point oublié ce mot de Solon : *J'apprends tous les jours quelque chose en vieillissant.* »

J'ajouterai que la vieillesse doit puiser incessamment des forces et des consolations dans la philosophie religieuse.

destruction ne suffisent plus pour arrêter ses progrès. Le Tombeau réclame sa proie, le gouffre est sous nos pas..... Il s'ouvre..... Nous sommes engloutis!.... Mais, dans notre triste position, la mort est-elle un mal? Nos illusions détruites, nos sentimens perdus, nos plaisirs effacés, nos passions éteintes, nos organes paralysés, nos facultés anéanties n'ont plus laissé de nous sur la Terre qu'un corps débile, en proie à mille infirmités dégoûtantes; une machine désorganisée, inutile, à charge aux autres et à nous-mêmes; un meuble de boue, mais qui renferme un trésor..... Je le demande encore: dans cette déplorable situation, la mort est-elle un mal?

Avons-nous, d'ailleurs, à nous plaindre de la brièveté d'une vie que nous nous efforçons de passer rapidement? Hufeland, dans son ouvrage intitulé: *l'Art de prolonger la vie humaine*, arrive à cette conséquence, que l'homme naît avec une organisation qui lui permet de vivre deux siècles. On sait, en effet, qu'un animal subsiste huit fois autant de temps qu'il en met à opérer son développement total; or, l'homme arrive, en général, vers l'âge de vingt-cinq ans à sa perfection physique, ce qui lui assigne réellement une durée de deux cents ans (1).

____

(1) En 1670, Henry Jenkins mourut âgé de 169 ans, dans le comté d'York, en Angleterre. Une négresse esclave, nom-

Mais il arrive souvent que les accidens, les maladies, le chagrin, les excès, les imprudences, avancent pour nous le moment fatal. On a vu même une joie excessive causer la mort. Et la misère! que de fois elle tarit prématurément les sources de la vie! Quand, à Paris, on compte seulement 1 décès sur 243 habitans, pour le premier arrondissement, qui renferme le plus de personnes riches, on compte :

1 décès sur 154 habitans, pour le 2ᵉ,
1   —   sur 120   —   pour le 3ᵉ,
1   —   sur 134   —   pour le 10ᵉ,
1   —   sur 112   —   pour le 11ᵉ,
1   —   sur 74   —   .pour le 9ᵉ, ⎫
1   —   sur 73   —   pour le 8ᵉ, ⎬
Et enfin, 1   —   sur 61   —   pour le 12ᵉ. ⎭

(J'ai réuni sous une accolade les trois derniers arrondissemens, qui contiennent presque toute la classe ouvrière ou indigente de la capitale.)

Les passions abrègent aussi considérablement la vie humaine, et l'homme flétri ne peut se promettre de longs jours.... « Entourez un assassin des plus douces affections domestiques;

mée Louise Truxo, mourut à Tucuman, en 1780, âgée de 175 ans. En 1815, Jean Bovin, Polonais, termina sa carrière aussi à 175 ans, etc.

La plupart des personnes qui meurent à un âge si avancé, ont, en général, vécu très-sobrement et mené une vie fort active.

qu'il trouve une femme qui l'aime, que ses enfans lui prodiguent les plus tendres caresses, il n'est pas consolé; son cœur est de glace; le poison est dans toutes ses jouissances; il faut qu'il meure, parce qu'il a besoin de se faire oublier. Il y a, d'ailleurs, quelque chose de sec et de dénaturé dans les adieux qu'il fait à la Terre. Il n'a jamais su vivre : comment voulez-vous qu'il sache mourir! » (Alibert, ouvrage précité.)

Qu'il y a peu d'hommes assez vertueux pour pouvoir se dire ce que M. Bonnet, avocat célèbre du barreau de Paris, disait à l'un de ses amis, dans la dernière année de sa vie : « J'ai vécu quatre-vingts ans, et j'ai été constamment heureux; s'il fallait recommencer, je ne voudrais pas changer un seul jour à ma carrière ».

Ainsi, la vie se détruit par la continuité des causes qui la maintiennent; tout ce qui vit doit mourir, et l'homme est voué, comme tous les êtres organisés, à la destruction, qu'elle provienne de l'accumulation des ans ou de toute autre cause (1). « Nous sommes des esprits. Que le corps nous soit prêté pendant qu'il peut nous

---

(1) Avec quelque rapidité que la faux de la Mort moissonne les humains, la Terre, qui offre encore tant de parties désertes et incultes, loin de se dépeupler, se couvre de plus en plus de créatures raisonnables. Cette augmentation de population est, annuellement, par million d'habitans : en Prusse, de 27,027; en Angleterre, de 16,667; aux Pays-Bas, de 12,372;.

procurer des jouissances, nous aider à acquérir de l'instruction ou à faire du bien à nos semblables, c'est un acte dont nous devons nous montrer reconnaissans envers Dieu. Mais lorsque le corps ne peut plus remplir ces divers offices, et qu'il nous occasionne des douleurs au lieu de plaisirs, que, loin de nous rendre service, il n'est pour nous qu'une gêne et qu'un embarras, et qu'il ne remplit nullement sa destination, nous devons également remercier la Divinité de nous en délivrer. » (Franklin.)

Chassons donc nos terreurs, même en entrant dans le tombeau. Rien ne périt. La Mort alimente la Vie : la Nature est un vaste laboratoire où tous les élémens changent incessamment de forme et se combinent de mille manières ; mais la matière est indestructible, et la plus simple molécule ne peut être anéantie. A plus forte raison, l'âme, qui commande à la matière, doit espérer une éternelle durée, selon la croyance de tous les peuples.

---

aux Deux-Siciles, de 11,111 ; en Russie, de 10,527 ; en Autriche, de 10,514 ; en France, seulement de 6,536 !...

Ainsi, des principaux États de l'Europe, notre pays est celui où l'accroissement de population trouve le plus d'obstacles !... Selon l'opinion trop vraisemblable d'un de nos modernes économistes politiques, un pareil état de choses en France doit être attribué surtout à l'influence des fabriques sur le physique des classes ouvrières. Heureusement, une loi se prépare, qui doit veiller à la conservation de la race, en imposant aux fabricans certaines conditions paternelles pour l'admission et pour le travail des enfans dans les fabriques.

« Si du sel ou du sable un grain ne peut périr,
L'Être qui pense en moi craindra-t-il de mourir ?
Qu'est-ce donc que l'instant où l'on cesse de vivre ?
L'instant où de ses fers une âme se délivre.
Le corps, né de la poudre, à la poudre est rendu ;
L'esprit retourne au ciel dont il est descendu. »

(L. Racine , *La Religion.*)

L'homme doit donc se survivre à lui-même (1) : la porte du tombeau nous ouvre une autre vie, et cette idée sublime, qui fait le désespoir du méchant, remplit le cœur de l'honnête homme d'espérances et de consolations. Eh ! quelle récompense réserverez-vous à l'homme de bien en butte au malheur pendant toute sa vie, si vous déshéritez la Vertu ? C'est donc un fait certain : il dépend de nous de n'avoir pas à redouter la Mort.

Oui, j'en crois l'assertion d'un illustre naturaliste genevois (2) : « *Le bonheur de la vie future consistera uniquement à connaître !* » Et, en effet, il n'est pas possible que le Créateur ait réservé pour lui seul la connaissance de l'harmonie des sphères, de l'ensemble de la Création et de tant de détails admirables qui nous échappent.

Oui, quand mon âme aura brisé les liens qui l'enchaînent sur la Terre, quand elle aura dépouillé son enveloppe mortelle et grossière,

______

(1) Le phénix, qui renaît de ses cendres, est une belle allégorie de l'immortalité de l'âme.

(2) Bonnet.

cette âme, d'origine céleste, regagnera la noble patrie dont elle fut momentanément exilée ; elle s'élancera vers son divin Auteur, pour le contempler au milieu de sa gloire, pour participer à la connaissance intime de son essence et de tous les phénomènes, de toutes les harmonies de la Nature, et pour jouir à jamais, dans le sein même de la Divinité, de la félicité parfaite dont ici-bas nous ne poursuivons que l'ombre.

Un jour, le dernier jour de la mortelle race,
Jour que ne suivront plus ni soir, ni lendemain,
Quand le Temps et la Mort, seuls restés face à face,
Auront semé le deuil sur tout le genre humain :
Quand l'Univers, plongé dans un profond silence,
Ne sera qu'une tombe, et qu'un désert immense,
Dieu dans sa majesté soudain se montrera.
De soleil en soleil sa voix retentira.
Éblouis par l'éclat de sa face adorable,
Tous nous nous lèverons à ce cri redoutable.
Au sacré tribunal paraissant tour à tour,
Alors seront jugés les hôtes de la Terre :
Leurs vices, leurs vertus paraîtront au grand jour,
Et d'un père indulgent ou d'un juge sévère
De ses actes chacun recevra le salaire.
Si mes torts en ce jour peuvent être expiés,
Aux portes de l'enfer si quelque ange m'arrête,
Je verrai resplendir et rouler sous mes pieds
Ces milliers de soleils qui brillent sur ma tête.
A mes regards alors tout sera dévoilé :
Devant moi la Nature ouvrira son grand livre,
Et seulement alors, près d'un Dieu révélé,
Mon âme en liberté commencera de vivre.

SIXIÈME PARTIE,

CONTENANT

LES FONCTIONS DE REPRODUCTION.

———

AVERTISSEMENT.—Afin que la majeure partie de cet ouvrage pût être mise sans inconvéniens entre les mains de la jeunesse, l'auteur a cru devoir examiner à part les fonctions de la *reproduction*. Mais cette sixième partie fait immédiatement suite au reste de l'ouvrage, et pourra lui être réuni dans la reliûre, si on le juge à propos, la pagination ayant été réglée en conséquence. Si l'on opère cette réunion, toutes les planches devront être placées à la suite de l'ouvrage, selon leur numéro d'ordre, et le présent feuillet devra disparaître.

SIXIÈME PARTIE.

VIE DE L'ESPÈCE.

DE LA GÉNÉRATION.

Les êtres organisés, devant successivement disparaître de la surface de la Terre, ont été appelés par la Providence à donner la vie à d'autres êtres entièrement semblables à eux-mêmes. Ces nouveaux êtres devront un jour remplacer sur le Globe ceux qui les ont engendrés, et, s'il s'agit d'animaux, ils participeront non-seulement de l'organisation, mais encore de l'intelligence, des instincts, des besoins, des habitudes de ceux qui leur ont donné le jour.

Le plaisir (chose remarquable!) a été attaché par le Créateur à l'acte qui doit donner lieu à la reproduction, comme étant le plus sûr mobile qui pût déterminer les êtres à perpétuer leur race. « Dieu a pris soin de l'avenir, en imprimant à tout être animé ce penchant irrésistible qui le porte à se reproduire et à répandre lui-même le bienfait de la vie. La Nature charge en quelque sorte les individus de travailler à la perpétuité des espèces. L'homme, en transmettant le souffle divin qui fait mouvoir son organisation, remplit à son tour les fonctions de créateur ; les âmes circulent comme les mondes, et la naissance vient à chaque instant réparer les désastres de la mort.

» Chez certains quadrupèdes, les premières impulsions de la force créatrice s'effectuent avec une impétuosité très-remarquable et difficile à contenir. Partout où un être respire, il est pressé d'obéir au plus impérieux des penchans, et, comme l'a dit un de nos plus brillans poètes :

« Le besoin de créer tourmente la Nature ».

» L'observation nous démontre que les animaux dont la structure est la plus composée et la plus parfaite sont aussi ceux qui se reproduisent avec le plus de lenteur. C'est ainsi que la Nature consomme plus de temps pour mettre au jour un rhinocéros que pour produire une souris. Cette loi s'applique à tous les règnes et à toutes les productions..... Nous remarquons encore que plus les êtres vivans sont petits, plus la faculté génératrice semble les multiplier sur la terre. Les œufs de la reine-abeille sont mille fois plus nombreux que ceux des oiseaux, et l'énergie reproductive a été, pour ainsi dire, prodi-

guée aux animaux microscopiques. Cette condition est la même pour certains végétaux dont les
vents dispersent avec tant de profusion les poussières fécondantes. Enfin, il est une autre loi de
la Nature, non moins sage et non moins prévoyante ; c'est que plus le nombre des êtres pro-
créés est abondant, plus la vie chez eux se consume avec rapidité. » (Alibert, ouvrage précité.)

CHAPITRE PREMIER.

DES ORGANES DE LA GÉNÉRATION CHEZ L'HOMME.

Parmi les organes de la génération, chez l'homme, les uns sont destinés à élaborer la semence : ce sont les *testicules*; d'autres doivent servir de réservoir à ce fluide après sa formation : ce sont les *vésicules séminales;* enfin un dernier, la *verge*, est chargé de porter la semence dans les organes de la femme.

Les *testicules* T (*Fig*. 40), au nombre de deux, sont protégés par plusieurs enveloppes dont quelques-unes leur sont communes et dont les autres leur sont propres. Ces enveloppes sont : le *scrotum* S, qui est la plus extérieure, les *dartos* D, le muscle *crémaster* C, la *tunique vaginale* TV (membrane séreuse dépendant du péritoine), et la *tunique albuginée* ou *périteste* TA. Cette dernière, d'un blanc opaque, fibreuse, forte et résistante, sert d'enveloppe immédiate au testicule, dans la composition duquel entrent des vaisseaux sécréteurs, sanguins, lymphatiques, des nerfs et du tissu cellulaire. Le parenchyme du testicule est principalement formé de filamens extrêmement déliés, en immense quantité, car Monro évalue leur nombre à plus de 62,000, et leur développement total à plusieurs myriamètres. On s'accorde généralement à considérer comme tubuleux et comme les vrais organes sécréteurs de la semence, ces filamens, qui présentent de distance en distance de petits renflemens. Quant à leur structure intime, les recherches à cet égard sont assez difficiles, à cause de l'extrême ténuité de ces petits vaisseaux : cette ténuité est telle, qu'il n'est pas possible de les développer : ils se brisent entre les doigts de l'observateur. Un petit corps oblong, nommé l'*épididyme* E, qui n'est autre chose qu'un conduit très-grêle, d'environ dix mètres de longueur, replié sur lui-même, fait suite aux vaisseaux sécréteurs du sperme.

Le *sperme* humain exhale une odeur particulière, qui ressemble à celle de l'amidon délayé. On remarque dans ce fluide deux parties, dont l'une est épaisse, transparente, gélatineuse; l'autre est blanchâtre, visqueuse, liquide. On suppose que celle-ci vient de la glande prostate. Plus l'individu est vigoureux, plus la première de ces deux parties du sperme est abondante; c'est elle qui est essentiellement prolifique; elle manque chez presque tous les vieillards.

En abandonnant le sperme à lui-même pendant un certain temps, la partie demi-concrète se dissout dans la partie liquide. Si on l'examine au microscope, on découvre dans la semence une infinité d'animalcules (*Fig*. 107) pourvus d'une tête arrondie, d'une queue effilée, et s'agitant dans le fluide avec rapidité.

Vauquelin, qui a analysé la semence, y a découvert 90 parties d'eau, 6 parties de mucilage animal, 3 parties de phosphate de chaux et 1 partie de soude. Suivant John, qui a donné le nom de *spermatine* au mucilage animal ou au mucus de la semence, cette liqueur contiendrait, en outre, quelque peu d'albumine, une matière odorante volatile, une petite quantité de matière soluble dans l'éther, des chlorures et du soufre.

Au sortir de l'épididyme, la semence entre dans un conduit que l'on appelle le *canal déférent* CD (*Fig*. 40), lequel, passant par l'anneau du muscle oblique externe, va gagner la partie postérieure et inférieure de la vessie, pour s'ouvrir dans la vésicule séminale correspondante, après s'être croisé avec l'uretère du même côté, passant ainsi entre l'uretère et la vessie.

Les *vésicules séminales* PS sont deux poches membraneuses, destinées à servir de réservoir au sperme; elles sont situées à la partie postérieure et inférieure de la vessie. Leur longueur est d'environ 67 millimètres, leur largeur de 13 à 15, et leur épaisseur de 7. Les deux conduits excréteurs de ces vésicules, conduits assez grêles, appelés *éjaculateurs*, viennent s'ouvrir dans l'urètre, près du col de la vessie, après avoir traversé la *glande prostate* P, située entre la verge V et la vessie VE. L'intérieur des vésicules séminales représente un canal flexueux, terminé, à la partie supérieure, par un cul-de-sac dans lequel viennent s'ouvrir plusieurs appendices latéraux : ces réservoirs sont ordinairement remplis d'une liqueur jaunâtre, opaque, très-épaisse, et qui diffère, quant à l'aspect et à l'odeur, de la semence éjaculée pendant la copulation.

Dans la composition de la *verge*, on remarque le *corps caverneux* CA, siége de l'érection, le *canal de l'urètre* U, destiné à l'excrétion de la semence et à celle de l'urine, le *gland*, qui occupe l'extrémité de l'organe, des nerfs, des vaisseaux sanguins et lymphatiques, et enfin, une enveloppe cutanée, dont un repli forme le *prépuce*, lequel est destiné à envelopper, à protéger le gland, et à favoriser les frottemens dans l'acte de la reproduction.

Dans la figure que je mets sous les yeux du lecteur, la verge est censée coupée sur son épaisseur, pour laisser voir l'intérieur du corps caverneux et le canal de l'urètre.

Le *corps caverneux* se compose d'une membrane fibreuse extérieure et d'une substance spongieuse, lacis très-compliqué de vaisseaux artériels et veineux, de filamens nerveux probablement, et de lames fibreuses qui forment une multitude de petites cellules communiquant toutes entre elles. L'ensemble de ces cellules venant à se remplir de sang, au moyen de l'artère caverneuse, par suite d'une excitation physique, chimique ou mentale, il en résulte le phénomène de l'*érection*.

Le tissu du *canal de l'urètre* est spongieux, et ce canal est revêtu intérieurement d'une membrane muqueuse.

Le *gland*, qui forme l'extrémité de la verge, est aussi formé d'un tissu spongieux et érectile. Il est recouvert par la membrane muqueuse du prépuce, sur laquelle on remarque un épiderme d'une grande finesse.

CHAPITRE II.

DES ORGANES DE LA GÉNÉRATION CHEZ LA FEMME.

Les organes génitaux de la femme peuvent se diviser en internes et en externes, les uns se trouvant cachés dans l'abdomen, et les autres étant situés hors de cette cavité. Les parties génitales externes sont les *grandes lèvres*, les *nymphes*, le *clitoris* et l'*orifice du vagin*. Les parties génitales internes sont le *vagin*, la *matrice* ou l'*utérus*, les *trompes de Fallope* et les *ovaires*.

Les *grandes lèvres* sont deux replis formés par la peau. Leur face interne est unie, polie, et sans aucun poil. On y remarque plusieurs petites ouvertures, qui ne sont autre chose que les orifices de plusieurs glandes sébacées, cachées derrière la membrane qui revêt leur face interne.

En écartant les grandes lèvres, on en découvre deux autres beaucoup plus petites, qu'on nomme les *nymphes*. Leur substance est spongieuse et leur figure triangulaire. Elles s'unissent dans leur partie supérieure, en formant une espèce de prépuce au clitoris.

Le *clitoris* est un petit corps dont la composition est analogue à celle de la verge, mais il n'est point perforé. Il se compose d'un corps caverneux, et l'on y remarque des fibres musculaires, des nerfs et des vaisseaux sanguins. Cet organe se développe quelquefois d'une manière extraordinaire. On l'a vu acquérir une longueur de 6 à 7 centimètres. Il est à remarquer qu'un grand développement de cet organe est toujours l'indice d'une constitution vigoureuse.

Immédiatement au-dessous du clitoris, on trouve une ouverture entourée d'un bourrelet charnu, et qui a reçu le nom de *méat urinaire*: c'est l'orifice de l'*urètre*, canal qui est plus court, plus large, plus dilatable et moins courbe dans la femme que dans l'homme.

On aperçoit ensuite, au-dessous du méat urinaire, l'ouverture du conduit nommé le *vagin*. C'est à l'entrée de ce conduit que, dans les vierges, on rencontre un cercle membraneux que l'on nomme l'*hymen*. Quand ce cercle a été divisé, on trouve en sa place quatre ou cinq boutons charnus appelés communément les *caroncules myrtiformes*, qui ne sont que les portions du cercle divisé.

Des parties internes de la femme, qui servent à la génération, la plus considérable est l'*utérus* ou la *matrice* U (*Fig.* 11, 103 et 109). C'est un viscère particulier au sexe, et qui est situé entre la vessie et le rectum, ainsi qu'on le voit par la

Fig. 11. Sa forme approche de celle d'une figue aplatie. La partie la plus large de cet organe s'appelle le *fond* de la matrice : son *col* est la partie la plus étroite Sa situation est telle, que son fond est en arrière et en haut, et son col en avant et en bas. La substance de la matrice est composée de vaisseaux sanguins et de fibres charnues, qui, s'entre-croisant dans tous les sens, constituent un tissu inextricable. L'utérus est tapissé intérieurement par une membrane muqueuse, et cet organe a cela de particulier, entre tous les tissus de l'économie animale, que, malgré la grande dilatation dont il est susceptible dans l'état de grossesse, l'épaisseur de ses parois diminue très-peu. La cavité de l'utérus a trois ouvertures sensibles, dont l'une répond à son col, et les deux autres à deux conduits, nommés les trompes de Fallope, organes dont je parlerai ci-après.

Le col de l'utérus est embrassé par l'extrémité du *vagin* V (*Fig.* 103 et 109), conduit situé obliquement de bas en haut, entre la vessie et le rectum sur lequel il s'appuie, et qui communique par une de ses extrémités avec les parties externes et par l'autre avec la matrice. Ce conduit est composé d'un peu de tissu spongieux érectile et de deux membranes, dont l'une, interne, a beaucoup d'analogie avec les membranes muqueuses, quoique plusieurs anatomistes pensent que ce ne soit qu'un repli de la peau.

L'autre, externe, est cellulo-vasculaire. Un muscle constricteur, formé de fibres longitudinales et circulaires, des vaisseaux nombreux et des nerfs entrent aussi dans la composition de cet organe. Le vagin a de 13 à 15 centimètres de long, et présente, intérieurement, plusieurs rides ou replis. Le col de la matrice s'avance un peu dans le vagin, en y formant comme un bourrelet percé d'une ouverture ovale, dont les angles se portent à droite et à gauche : c'est ce qu'on appelle le *museau de tanche* M.

Les *trompes de Fallope* T (*Fig.* 103) sont deux conduits qui naissent des parties supérieures et latérales du fond de la matrice. Ces trompes sont d'abord de la grosseur d'une plume à écrire seulement; mais leur volume et leur diamètre intérieur augmentent à mesure qu'elles s'éloignent de l'utérus en se portant sur les côtés; elles se rétrécissent ensuite vers leur extrémité, et s'évasent enfin pour former ce qu'on nomme leur *pavillon*, dont la circonférence est frangée. La longueur des trompes est d'environ 15 centimètres, et plusieurs membranes entrent dans leur composition, comme dans celle du vagin. Ces conduits sont attachés dans toute leur longueur aux *ligamens larges* L (qui ne sont qu'un repli du péritoine) et par leur moyen aux ovaires, auxquels ils se trouvent également unis par une portion de leurs franges.

Les *ovaires* (*Fig.* 101 et 102) sont deux petits

corps d'un rouge pâle, ovales, un peu aplatis, situés aux côtés de la matrice, à laquelle ils sont attachés par le ligament large et par un petit cordon filamenteux, entièrement solide. Les ovaires sont enveloppés de deux membranes : la première leur est fournie par les ligamens larges ; la seconde, qui leur est propre, recouvre immédiatement leur substance, laquelle est formée d'un tissu mou et spongieux, et de 15 à 20 petites vésicules remplies d'un liquide visqueux, jaunâtre et transparent. On donne le nom d'*œufs* à ces vésicules, dont le volume varie depuis la grosseur d'un grain de chenevis jusqu'à celle d'un pois, et le tissu spongieux paraît fournir à chacune d'elles une enveloppe particulière. Ce tissu est parsemé de nerfs et de vaisseaux sanguins et lymphatiques.

CHAPITRE III.

DE LA CONCEPTION.

La *conception* se prépare par l'union des sexes, et s'accomplit par l'action de la semence sur les organes de la femelle.

Dans l'acte de la copulation, les vésicules séminales se contractent, et alors la semence, dardée par jets, s'échappe successivement par les canaux éjaculateurs et par l'urètre, s'élance vers l'utérus, s'y introduit par le museau de tanche, et, selon toute probabilité, une partie de ce fluide est portée par les trompes jusqu'aux ovaires, ou du moins les animalcules spermatiques pénètrent jusqu'à ces organes.

Mais, pour qu'il y ait possibilité de fécondation, il faut que les passages qui conduisent aux ovaires soient libres. Nous savons qu'une chienne en chaleur s'accouplera vainement, si l'on a pratiqué une ligature à chacune des cornes ou trompes de sa matrice.

Quand on ouvre la femelle d'un mammifère aussitôt après l'accouplement, on trouve une certaine quantité de semence dans la cavité de l'utérus; 24 ou 30 heures après la fécondation, l'on n'y trouve plus rien; mais les vésicules les plus développées de l'ovaire ont augmenté de volume; le tissu qui les environne est devenu gris-jaunâtre. Si l'ouverture de ce viscère n'a lieu que trois ou quatre jours après l'accouplement, on trouvera encore la matrice complètement vide; mais alors qu'on examine l'ovaire, et s'il y a eu fécondation, l'on verra que cet organe a acquis extérieurement une rougeur partielle qui augmente peu à peu d'intensité, et qu'une ou plusieurs des granulations qui y sont contenues, de jaunâtres et de transparentes qu'elles étaient, sont devenues rouges et opaques. Quelque temps encore, ces œufs se détacheront, et tomberont dans la matrice en passant par les trompes, et en laissant à l'endroit de l'ovaire d'où ils se seront détachés, une petite cicatrice. Ce trajet de l'œuf par la trompe jusqu'à l'utérus est une chose avérée : on s'en est assuré en liant les trompes d'une chienne fécondée ; les œufs ont été trouvés plus tard dans la trompe, au-dessus de la ligature, et il est arrivé que, chez certaines femmes, l'œuf n'ayant pu parcourir toute la longueur de ce canal, par une cause quelconque, s'est développé jusqu'à un certain point dans la trompe même. Bien plus, on a des exemples d'œufs fécondés qui ont échappé à la trompe, au moment où celle-ci devait les saisir au moyen de sa portion frangée, pour les conduire dans la matrice, et qui, étant tombés dans la cavité de l'abdomen, s'y sont également développés. Ce sont ces gestations hors de la cavité de l'utérus qu'on désigne sous le nom de *grossesses extra-utérines*.

Après la copulation, la femme ignore si la conception s'est accomplie ou non; c'est seulement quelque temps après, que différens symptômes le lui font connaître. Nous avons en cela une preuve que la conception s'opère d'une manière insensible, aussi bien que la rupture des attaches de l'œuf dans l'ovaire, son passage dans la trompe et sa descente dans l'utérus. En effet, tous ces organes sont sous l'influence des nerfs grands sympathiques, qui agissent à notre insu, ainsi que nous l'avons reconnu quand nous nous sommes occupés du système nerveux. Il n'est donc pas étonnant que tous ces phénomènes s'accomplissent sans que la femme en soit avertie.

Le mystère qui entoure la conception est impénétrable ; aussi, n'y a-t-il pas de question sur laquelle les opinions se trouvent plus partagées. Je me contenterai de rapporter les deux systèmes principaux.

On veut, dans le premier, que l'homme et tous les animaux vivipares, aussi bien que les ovipares et les ovo-vivipares, tirent leur origine d'un œuf, et que, comme dans l'œuf fécondé d'une poule, toutes les parties qui doivent composer le poulet se trouvent formées en abrégé, de même aussi, toutes les parties qui doivent composer le fœtus se trouvent, en raccourci, dans les petits œufs de la femme et des animaux vivipares. Dans cette hypothèse, il faut admettre la pré-existence des germes, et croire qu'un seul œuf renferme une infinité d'œufs semblables.

Les partisans du second système ne conviennent pas que cet abrégé de toutes les parties de l'animal se trouve dans l'œuf avant que celui-ci soit rendu fécond par la semence du mâle ; ils veulent qu'il y soit apporté avec cette semence même.

De nos jours, MM. Prévost, Dumas et d'autres observateurs ont pensé que l'animalcule spermatique forme le système nerveux du nouvel être, et que la partie fournie par la femme est simplement une gangue celluleuse dans laquelle se forment les organes. Ce qui donne une nouvelle force à cette opinion, c'est que le cerveau et la moelle épinière, comme on les voit dans l'embryon, présentent une certaine analogie de forme avec les animalcules microscopiques de la semence. (Voyez les *Fig.* 105, 106 et 108.)

Mais il est aussi impossible d'expliquer au juste comment se fait la conception, que d'expliquer la ressemblance entre les parens et leurs enfans. Buffon avait regardé la liqueur séminale comme un extrait de toutes les parties du corps, chaque partie fournissant des molécules organiques particulières, propres à la représenter dans l'embryon, et ces molécules de diverses sortes se groupant dans une espèce de moule. Ce système expliquait en partie la possibilité des ressemblances, et il est certain que la semence étant le résultat d'une sécrétion, comme nous savons que le sang circule dans toutes les parties du corps et qu'il fournit la matière des sécrétions, l'opinion de Buffon est vraie jusqu'à un certain point ; mais l'application qu'il en fait est vicieuse, car nous savons que des parens, manquant l'un et l'autre des membres correspondans, ont produit des enfans bien conformés, et évidemment les membres qui manquaient n'avaient pu fournir des molécules pour les représenter dans l'embryon. La cause des ressemblances reste donc à expliquer. Faut-il admettre que l'imagination y soit pour quelque chose ? Non, parce que les parties génitales de la femme sont sous l'influence des nerfs grands sympathiques, et conséquemment hors de l'empire de la volonté et de l'imagination. D'ailleurs, comment cela pourrait-il avoir lieu de la part du père ?

Quoi qu'il en soit, c'est, à coup sûr, la liqueur séminale du mâle qui porte la vie dans les œufs que contiennent les ovaires de la femelle. On a fécondé des œufs de grenouilles et de poissons en les touchant avec un stylet trempé dans la liqueur spermatique du mâle, et tous ces œufs se sont développés, tandis que ceux qui n'avaient pas été fécondés sont devenus la proie de la putréfaction. Pour se rapprocher le plus possible de l'espèce humaine, Spallanzani injecta dans les organes génitaux d'une chienne en chaleur, enfermée d'avance depuis un certain temps, un gramme de sperme préalablement chauffé à 36°, qu'il avait retiré des canaux déférens d'un chien de la même race, et, au terme ordinaire, la chienne mit bas plusieurs petits dont les uns lui ressemblaient, et dont les autres ressemblaient au chien qui avait fourni le sperme. Cette étonnante expérience a été répétée depuis, et avec le même succès, par Rossi, par Buffalini et par d'autres observateurs.

Une autre preuve de l'action de la semence sur les œufs (dont les femelles ovipares se débarrassent toutefois), c'est que ces œufs n'éclosent point quand la liqueur prolifique du mâle ne les a point fécondés.

Il a été constaté, par un grand nombre d'essais, que 3 décigrammes de sperme dissous dans 2 kilogrammes d'eau, suffisent pour donner à celle-ci la vertu fécondante, vertu que n'a point l'*aura seminalis*, ou la vapeur de la semence, ainsi qu'on s'en est assuré. Au reste, les animalcules spermatiques sont les seuls agens de la fécondation. MM. Prévost et Dumas ayant filtré la liqueur prolifique, et les animalcules ayant été ainsi retenus sur le filtre, on a pu, à l'aide de ceux-ci, opérer la fécondation de l'œuf. Les vieillards, qui n'ont point d'animalcules spermatiques dans leur semence, sont inféconds; il en est de même des mulets, etc.

CHAPITRE IV.

DE LA GESTATION. DU FŒTUS, DE SES ENVELOPPES ET DE SON EXPULSION.

Le produit de la conception porte le nom d'*embryon* pendant les deux premiers mois de la vie intra-utérine ; depuis cette époque jusqu'au terme de la grossesse, il porte le nom de *fœtus*.

Huit jours après la conception, on ne trouve dans l'utérus qu'une petite vésicule remplie d'un liquide rougeâtre et transparent.

Du quinzième au vingtième jour, l'embryon est vermiforme, oblong, renflé au milieu, obtus à une extrémité, et terminé en pointe à l'autre ; il est grisâtre, demi-transparent, et long de 7 à 11 millimètres ; il pèse environ 1 décigramme. On ne voit aucune proéminence, aucune ouverture ; il n'y a trace ni de tête, ni de membres. A cette époque, on ne distingue encore ni le cœur, ni le cerveau, ni les vaisseaux sanguins. (Voyez les *Fig.* 104, 113 et 114.)

A un mois, l'embryon paraît recourbé sur lui-même, en forme de croissant ; sa longueur varie de 9 à 16 millimètres ; son poids est d'environ 1 gramme. La tête est déjà visible, et forme presque la moitié du corps. La moelle épinière est distincte ; les yeux apparaissent comme deux points noirs ; deux trous marquent la place des oreilles, et il n'y a pas encore de lèvres, quoique la bouche soit marquée par une fente transversale. Les membres thoraciques sont encore les seuls visibles : ils se manifestent sous forme de petits bourgeons. Le cœur est déjà reconnaissable ; ses deux ventricules restent d'abord isolés avec leurs oreillettes respectives ; puis on les voit s'avancer l'un vers l'autre, s'appeler par de vives oscillations, et, dans une dernière secousse, s'approcher et s'unir pour toujours. La vésicule ombilicale, d'environ 7 millimètres de diamètre, est fort apparente. Elle est remplie d'un liquide d'abord limpide, puis blanchâtre. Cette vésicule est d'autant plus grande que l'individu est plus jeune. A mesure que le cordon ombilical s'allonge, elle reste attachée, entre les membranes du fœtus, à la face fœtale du placenta, près de l'insertion de ce cordon.

A deux mois, la longueur du fœtus est de 5 à 7 centimètres ; il pèse de 31 à 45 grammes. L'ossification commence par des points osseux au milieu de la clavicule, du bras, de l'avant-bras, etc. La tête est très-grosse ; le nez et les oreilles sont encore fermés. Les membres abdominaux se développent et les lèvres se forment.

A trois mois, le fœtus est long de 11 à 14 centimètres. Il pèse de 77 à 93 grammes. La tête est plus grosse et plus pesante que le reste du corps. La bouche est très-grande et ouverte. Le nez est bouché. La peau est très-mince, incolore, transparente. On ne voit ni cheveux, ni poils, ni duvet, ni ongles. C'est à peu près dans ce temps que le fœtus donne des signes d'existence et que la mère commence à en sentir le mouvement. Vers la fin du troisième mois, la vésicule ombilicale disparaît.

A quatre mois, la longueur du fœtus est de 16 à 18 centimètres; son poids, de 15 à 21 décagrammes. Il se développe de plus en plus.

A cinq mois, le fœtus a de 24 à 27 centimètres de long; son poids est d'environ 5 hectogrammes; les paupières sont collées. Les cheveux sont rares, courts, blanchâtres. Les ongles existent sous forme de lames minces. Les poumons sont très-petits; le cœur, au contraire, est très-volumineux.

A six mois, la longueur du fœtus est de 29 à 32 centimètres; son poids, d'environ 1 kilogramme.

A sept mois, le fœtus a de 35 à 37 centimètres de long, et pèse de 1 kilogramme et demi à 2 kilogrammes. Les ongles n'arrivent pas encore jusqu'à l'extrémité des doigts. L'ossification a fait des progrès. Les cheveux prennent une teinte blonde. Le cerveau est d'un blanc jaunâtre.

A huit mois , le fœtus est long de 40 à 44 centimètres. Ses paupières ne sont plus collées.

Enfin , c'est à neuf mois que le fœtus a atteint tout son développement. On dit alors qu'il est à terme. Sa longueur varie de 46 à 50 centimètres ; son poids, de 3 kilogrammes à 3 kilogrammes et demi. Quelquefois sa longueur va jusqu'à 62 centimètres et son poids jusqu'à 6 ou 7 kilogrammes. On voit à la surface du cerveau des circonvolutions nombreuses et des sillons assez profonds ; la couleur cendrée est déjà remarquable dans cet organe.

A cette époque , le poids de l'utérus varie de 7 hectogrammes à 1 kilogramme, tandis que chez une vierge l'utérus ne pèse qu'environ 60 grammes. Le tissu de cet organe, qui n'a perdu que très-peu de son épaisseur, est devenu plus mou , plus spongieux, et l'on voit qu'il est formé d'un grand nombre de fibres blanchâtres , cotonneuses, réunies par du tissu cellulaire.

Pendant la gestation, le fœtus est renversé , la tête en bas et la face tournée vers le coccyx de la mère ; sa colonne vertébrale est courbée , ses cuisses et ses jambes sont pliées , en sorte que les talons s'approchent des fesses, et que l'extrémité des pieds est tournée en dedans ; ses bras sont fléchis, et ses mains près de ses genoux. Il se trouve , de cette manière , dans la position convenable pour sa sortie de la matrice.

Parmi les membranes qui enveloppent le fœtus, on remarque, comme principales, le *chorion* et l'*amnios*. Le chorion, membrane externe, est opaque, couvert de rugosités. L'amnios est la membrane interne. Celle-ci est séreuse, transparente, et enveloppe immédiatement le fœtus, qui nage dans un fluide dont l'amnios opère la sécrétion. Ce fluide est transparent, d'une odeur fade, composé d'eau, d'albumine, de soude, de sel marin, de phosphate et de carbonate de chaux, et d'une matière caséiforme qui lui donne un aspect laiteux (1).

Les eaux de l'amnios ont à la fois pour objet de garantir le fœtus des violences extérieures, d'empêcher ses adhérences aux membranes qui l'entourent, de protéger l'utérus contre ses mouvemens, et de faciliter la sortie du fœtus, en lubrifiant toutes les parties du canal par où il doit passer. On a cru, mal à propos, que le fœtus se nourrissait de ce fluide, et l'on est revenu d'une telle opinion, depuis qu'on a vu venir à terme des fœtus dont la bouche et même le nez étaient complètement fermés par des membranes.

---

(1) Selon Vauquelin et M. Bunira, à qui l'on doit cette analyse, la liqueur qu'on trouve dans l'amnios de la vache est d'une composition toute différente : elle est acide, rougit le tournesol, et contient un acide particulier qui a reçu le nom d'*acide amniotique*. On trouve aussi cet acide dans l'amnios de plusieurs autres animaux.

L'*allantoïde* est une sorte de vésicule allongée, située entre le *chorion* et l'*amnios*, et qui communique avec la vessie par un conduit appelé *ouraque*. L'existence de cette membrane est très-facile à constater chez les quadrupèdes, pendant presque toute la durée de la gestation; on ne la rencontre dans l'œuf humain que de la fin du premier au quatrième mois, et l'on ne sait encore si chez le fœtus humain elle communique avec la vessie. Les anatomistes modernes l'appellent *vésicule ombilicale,* pour la distinguer de l'allantoïde des quadrupèdes, dont elle diffère à plusieurs égards. Lobstein pense que chez le fœtus humain, aussi bien que chez les animaux, l'allantoïde n'est pas destinée à recevoir l'urine en dépôt, mais que, analogue au *vitellum* de l'œuf des oiseaux, elle transmet à la vessie, par l'ouraque, le fluide qu'elle contient et qui doit servir à la nutrition du fœtus, du moins dans les premiers mois de la gestation. Ce n'est qu'ensuite que ce réservoir cesse de communiquer avec la vessie, par laquelle s'effectuerait d'abord, dans cette hypothèse, la nutrition du jeune individu. Sans admettre la supposition de Lobstein, relativement aux fonctions primitives de la vessie, je pense avec lui que l'allantoïde contient les élémens nutritifs propres à assurer le développement du fœtus pendant les premiers mois de la gestation.

Le *placenta* (*Fig.* 110 et 111), sorte de gâteau

spongieux, par le moyen duquel le fœtus tient à sa mère, se forme peu à peu à l'extérieur des membranes ; ce gâteau est composé principalement d'un lacis de veines et d'artères, qui s'anastomosent avec celles de la matrice, quand le placenta, se développant avec le temps, contracte une sorte d'adhérence avec une partie de la surface interne de ce viscère. Le placenta est destiné à opérer une communication entre la mère et le fœtus, de manière à transmettre une partie du sang artériel de celle-là à celui-ci, au moyen d'un cordon qui vient s'attacher à la partie médiane de l'abdomen du fœtus, et que l'on connaît sous le nom de *cordon ombilical* C. Deux artères et une veine entrent dans la composition de ce cordon, qui a, pour l'ordinaire, de 5 à 7 décimètres de longueur, parfois beaucoup moins, et quelquefois beaucoup plus.

C'est par le moyen du placenta et de la veine ombilicale, que le fœtus reçoit sa nourriture du sein de sa mère, quand il ne trouve plus dans ses propres membranes les élémens nécessaires pour son développement. Les artères utérines de la mère déposent dans les cellules du placenta le sang dont le fœtus a besoin. Ce suc nourricier est reçu par la veine ombilicale, qui le transmet à la veine porte, d'où il se rend dans la veine cave inférieure, et de là dans l'oreillette droite du cœur ; mais, dans le fœtus, cette oreillette communique avec l'oreillette gauche, au moyen d'une ouverture ménagée entre les fibres du cœur et connue sous le nom de *trou de Botal*. Le sang artériel passe donc immédiatement dans l'oreillette gauche, et descend dans le ventricule du même côté, dont la contraction l'oblige d'entrer dans l'aorte et d'en parcourir les nombreuses ramifications.

On conçoit que cette quantité de liqueur, fournie continuellement par la veine ombilicale, n'eût pas manqué de surcharger le fœtus, si celui-ci ne se fût pas trouvé délivré du sang qui a servi à sa nutrition, et qui a passé, par conséquent, à l'état de sang veineux. Cette décharge a lieu au moyen des artères ombilicales, lesquelles, n'étant que la continuation des artères du bassin, vont se rendre au placenta, où elles se débarrassent de ce sang veineux, qui est repris par les veines utérines de la mère.

Comme le fœtus est privé d'air pendant tout le temps qu'il est dans ses membranes, il ne peut respirer ; aussi ses poumons restent-ils durs, affaissés, et plus pesans qu'ils ne le sont quand leur tissu vient à être pénétré, plus tard, par l'air atmosphérique, et ne reçoivent-ils que la très-petite quantité de sang nécessaire pour leur nutrition et pour leur développement.

Vers le troisième ou le quatrième mois de la grossesse, et quelquefois plus tôt, la femme ne peut introduire dans son estomac des alimens liquides ou solides sans que le vomissement s'ensuive assez ordinairement. La cause de ce phénomène s'explique assez facilement. En effet, outre la réaction des nerfs grands sympathiques sur les autres, le fœtus, à cette époque, est déjà assez développé pour que l'augmentation du volume de la matrice se fasse sentir sur les intestins, sous lesquels ce viscère se trouve situé, et les intestins réagissant sur l'estomac, il en résulte, pour ce ventricule, un trouble inaccoutumé, dont ses fonctions doivent se ressentir; mais peu à peu, ces divers organes s'habituent au développement successif de l'utérus, et les symptômes que je viens de signaler disparaissent. On sait, du reste, combien est grande l'influence de l'utérus sur l'économie de la femme.

Pendant tout le temps que dure la gestation, les menstrues cessent de couler. Une certaine quantité de sang étant alors nécessaire pour la nutrition du fœtus, on conçoit qu'il ne devait pas s'en écouler au dehors pendant la gestation. Quelques femmes, cependant, sont encore réglées pendant les premiers mois, d'autres, pendant toute la durée de leur grossesse.

La vie du fœtus est purement végétative, c'est-à-dire qu'il n'a pas la conscience de son existence; mais il existe de fait : *C'est un être qui vit, quoiqu'il ne respire pas.*

De l'expulsion du fœtus. — Les membranes qui enveloppent le fœtus ne sont susceptibles de dilatation que jusqu'à un certain point : plus le fœtus augmente de volume, plus leur épaisseur diminue; enfin, il vient un moment où elles ne peuvent prêter davantage : c'est ordinairement du septième au neuvième mois qu'elles se rompent, et les eaux de l'amnios s'écoulant aussitôt, on juge que l'accouchement ne saurait tarder (1). Ces eaux, en sortant des membranes qui les contenaient, servent à lubrifier et à relâcher un peu les parois du vagin, et facilitent ainsi la sortie du fœtus. Aussitôt que les membranes vides cessent d'agir sur l'utérus et d'écarter ses parois, celui-ci se contracte comme le fait la fibre musculaire, et cette faculté finit par

---

(1) Il y a des exemples d'accouchemens à six mois et même à cinq. « On a conservé des enfans nés avant terme, en imitant le procédé de la Nature, c'est-à-dire en les tenant sur des couches mollettes, au milieu d'une température égale à celle du corps humain ; en les environnant d'une chaleur humide, et en leur faisant sucer de temps en temps quelques gouttes d'un fluide gélatineux. Ceux qu'on a conservés de cette manière sont restés dans une sorte d'assoupissement jusqu'au neuvième mois ; et ce n'est pas alors sans admiration qu'on les a vus alors s'agiter avec force, comme s'il eût été pour eux véritablement question de naître. Leur respiration, pendant tout le temps de cette gestation artificielle, avait été presque insensible : ce n'est qu'à l'époque de leur réveil ou de leur nouvelle naissance, qu'ils ont commencé à respirer pleinement à la manière des animaux à sang chaud. Nous en avons un exemple célèbre dans Fortunio Liceti, savant recommandable du seizième siècle, qui vint au monde à l'âge de cinq mois, que son père, médecin de réputation, conserva par les soins les plus minutieux, et qui vécut jusqu'à plus de quatre-vingts ans. » (Cabanis, *Rapports du physique et du moral de l'homme.*)

être assez développée pour que l'utérus doive être regardé comme la principale puissance qui détermine l'accouchement. D'un autre côté, les muscles du bas-ventre, ainsi que le diaphragme de la mère, se contractent, et toutes ces forces réunies et secondées par le poids du fœtus, ne tardent pas à faire franchir le passage à ce dernier, surtout si dans ce moment l'Art vient en aide à la Nature.

A peine l'enfant est-il sorti du sein de sa mère, que l'air entre dans ses poumons, et y cause des changemens considérables qui influent jusque sur le cœur. Dès que l'enfant respire, les poumons augmentent de volume et prennent une couleur rosée. Comme ils reçoivent une plus grande quantité de sang que précédemment, leur poids se trouve augmenté; cependant leur pesanteur spécifique est moins considérable, parce qu'ils ont été dilatés par l'air atmosphérique. Dès que la respiration s'effectue, le sang commence à suivre le cours que nous avons décrit en traitant de la circulation, et peu à peu le trou de Botal se ferme par l'effet du rapprochement des fibres musculaires du cœur ; mais ce n'est qu'au bout de quelques jours que l'occlusion de cette ouverture est complète.

Après sa sortie, l'enfant tient encore à sa mère par le cordon ombilical. On coupe ce cordon, et on le lie près de l'abdomen de l'enfant. Les quadrupèdes, n'ayant personne qui leur rende ce service, se contentent de lécher le sang qui s'écoule pendant quelque temps par le cordon, qu'ils coupent avec leurs dents, ou qui se dessèche et tombe de lui-même, sans que leurs petits succombent à l'hémorragie ombilicale ; mais l'observation démontre que plusieurs enfans nouveau-nés sont morts de cette hémorragie, par défaut de ligature du cordon. D'ailleurs, l'enfant a besoin de toutes ses forces, et quoique la nouvelle circulation qui s'établit promptement chez lui, toute différente de ce qu'elle était d'abord, ne laisse ordinairement sortir par le cordon qu'une assez petite quantité de sang, on lie néanmoins ce cordon, ne fût-ce que pour éviter d'affaiblir l'enfant par une hémorragie qu'il est si facile d'empêcher.

L'accouchement effectué, l'*arrière-faix*, qui comprend le placenta et les débris des membranes du fœtus, sort ordinairement de l'utérus, en moins de quelques heures, par suite des contractions de ce viscère. C'est ainsi que s'accomplit la délivrance. Quant à la matrice, elle se débarrasse, par un long écoulement connu sous le nom de *lochies*, de tout le sang qui gorge son tissu, et reprend au bout de quelque temps son volume ordinaire.

CHAPITRE V.

DE LA LACTATION.

Les *mamelles*, organes de la lactation, sont deux éminences hémisphériques, légèrement écartées l'une de l'autre, qui se présentent, chez la femme, à la partie antéro-latérale de la poitrine, entre le sternum et les aisselles. Vers le centre de chaque mamelle, on voit un cercle coloré en rose ou en brun, parsemé de petites glandes, qui fournissent un fluide onctueux, propre à défendre le mamelon de l'action de la salive de l'enfant. Au milieu de ce cercle s'élève le *mamelon*, petite éminence dont la forme approche de celle d'un dé à coudre. Le mamelon est percé à son extrémité de douze à quinze ouvertures, orifices des conduits mammaires ; il est formé de tissu spongieux, et susceptible d'érection.

La mamelle est composée d'une couche graisseuse, à laquelle le sein doit principalement sa forme et son volume, d'une glande assez considérable, située sous la couche graisseuse, de

nerfs, d'un certain nombre de vaisseaux sanguins, et d'une grande quantité de vaisseaux
lymphatiques.

Les *conduits mammaires* ou *galactophores* prennent naissance dans les grains dont la glande est
composée. Ces conduits se réunissent en rameaux et en troncs de plus en plus considérables, et viennent enfin former un faisceau de
douze à quinze vaisseaux qui s'ouvrent isolément, à la partie antérieure du mamelon.

On n'est pas d'accord sur la nature des vaisseaux qui apportent à la mamelle les élémens nécessaires pour la formation du lait. Quelques-uns
pensent que cette sécrétion s'opère, comme les
autres, au moyen du sang artériel ; mais la plupart des physiologistes supposent qu'une portion du chyle est apportée directement par les
vaisseaux lymphatiques dans la glande mammaire, où ce fluide ne subit que de très-légères
modifications. La grande quantité de vaisseaux
lymphatiques et le petit nombre d'artérioles qui
se remarquent dans la structure des mamelles
fortifient cette opinion.

Les mamelles ne se développent qu'à l'âge de
puberté. Chez l'homme, elles ne sont guères
qu'indiquées, ainsi que le mamelon.

Dans le premier âge, le lait est notre seul aliment. Par la douce pression de ses mains, l'enfant monte l'organe mammaire au ton convenable pour l'excrétion du fluide, en sorte que le

mamelon entre en érection , les conduits galactophores se contractent , et le lait jaillit souvent
à une distance assez grande. L'enfant applique
en même temps le mamelon à ses lèvres, fait de
sa bouche une pompe aspirante et attire le lait
par l'effet de la succion (1).

Le lait est composé d'eau , de caséum , de lac-
tine ou sucre de lait , de beurre , d'une matière
analogue à l'osmazôme, de différens sels et d'une
très-petite quantité d'acide. Le lait de femme et
le lait d'ânesse contiennent plus de sucre que
celui de vache. 2 kilogrammes de lait de femme
donnent 92 grammes de crême , 7 de beurre et
30 de caséum ; le reste est du sérum. La même
quantité de lait de vache donne 105 grammes
de crême , 45 de beurre et 180 de caséum.

L'allaitement exige les plus grandes précautions de la part de la mère ou de la nourrice.
Levret rapporte qu'une femme était dans l'usage
d'employer, pour former le bout de ses seins , la
bouche d'un petit chien : un jour, elle se livra à
un violent accès de colère; mais, avant de donner
à téter à son enfant, elle eut recours à son chien,
qui fut atteint d'une attaque d'épilepsie. Les

---

(1) C'est une chose curieuse à observer, que l'empressement instinctif avec lequel les animaux à peine nés cherchent
la mamelle qui doit les nourrir. Souvent les petits quadrupèdes allongent leur cou pour atteindre au mamelon , quand
la partie postérieure de leur corps est encore engagée dans
le vagin de la mère.

substances introduites dans l'estomac , la nature des occupations de la nourrice, son état de santé et son état moral ont beaucoup d'influence sur les propriétés du lait. Les alliacés , les crucifères, lui communiquent leur odeur ; la gratiole le rend purgatif ; l'absinthe, amer ; le tithymale, âcre, etc. Le chagrin, le saisissement, la peur, etc., sont capables d'en arrêter le cours, et l'on sait , d'après de tristes expériences, qu'un virus se transmet de la nourrice au nourrisson. A quelles minutieuses investigations ne doivent donc pas se livrer les parens, relativement au choix du sein mercenaire auquel ils sont obligés d'attacher leur enfant !

CHAPITRE VI.

COMPARAISONS RELATIVES A LA GÉNÉRATION.

Les animalcules spermatiques présentent la forme de têtards, chez l'homme et chez les autres grands mammifères; mais ces animalcules ont souvent des formes très-diverses, d'une classe à une autre. L'animal fécondant de la grenouille n'a d'abord que la forme d'un long fuseau, dont l'extrémité vient à se recourber plus tard sur elle-même, en forme d'anneau. M. Dujardin a fait connaître que l'animalcule microscopique de la salamandre est courbé en S, avec un renflement dans son milieu, et entouré d'un fil en spirale, extrêmement délié, agité d'un mouvement de rotation rapide.

Les *Fig.* 106, 107, 116, 119, 120, 121, 122 et 123 représentent les animalcules spermatiques de divers animaux. (Consultez l'explication des planches.)

Ces animalcules craignent la lumière : car si une partie du champ du microscope est dans l'obscurité, on voit se réfugier de ce côté-là tous ces petits êtres, qu'une décharge électrique, les acides et les alcalis un peu concentrés privent sur-le-champ de mouvement. Parmi les fluides de l'économie, il en est qui font également périr subitement les animalcules spermatiques, tandis que ces animalcules continuent à vivre dans d'autres.

Les animalcules microscopiques de la semence n'existent que chez les mâles aptes à la fécondation. Chez l'homme, les affections tristes et certaines maladies les font disparaître (1). Les mulets, qui sont inféconds, ont du sperme; mais ce sperme manque d'animalcules : on n'y trouve que des globules irréguliers et privés de mouvement. (Voyez la *Fig.* 112.)

Tous les mammifères se reproduisent de la manière que j'ai indiquée pour l'homme, et tout ce qui s'applique à la structure des parties génitales, à la formation, au développement et à l'expulsion du fœtus chez l'homme, peut, en général, s'appliquer aussi à ces animaux, à quelques modifications près. Il faut cependant remarquer que, à l'exception de l'homme, des singes et de quelques autres animaux, les mammifères portent dans la verge un os plus ou moins long, et de structure différente. Quelquefois cet os se termine par un anneau à la partie antérieure, ainsi que cela a lieu chez le putois,

---

(1) Voyez le *Précis de Physiologie*, de M. Magendie.

dont la *Fig*. 117 représente l'os pénial. La *Fig*. 118 montre l'os pénial d'un chien, avec son cartilage C et sa gouttière G : chez ce dernier animal, l'os du pénis peut avoir jusqu'à neuf centimètres de longueur.

Il faut observer aussi que certains mammifères, tels que le loup, le chien, sont dépourvus de vésicules séminales, et c'est pour cette raison qu'ils sont retenus, pendant le temps assez long que dure leur accouplement, au moyen du gonflement remarquable d'une partie de la verge ; l'émission séminale devant se faire, chez ces animaux, non par éjaculation, mais par distillation, puisque la semence arrive goutte à goutte des canaux déférens.

D'autres, au contraire, tels que le hérisson, étant porteurs d'un énorme appareil vésiculaire, la semence va se déposer tant dans les vésicules séminales que dans les poches accessoires qui communiquent avec les réservoirs principaux ; aussi, chez ces animaux, l'accouplement ne dure qu'un instant, la semence étant promptement versée en abondance dans les parties génitales de la femelle.

Il y a encore à remarquer une particularité : plus le volume de l'animal sera considérable, plus le temps de son séjour dans l'utérus sera long, et réciproquement.

Mais tous les animaux ne se développent pas de la même manière, et le tableau suivant fera connaitre les différences qui existent dans le développement de l'embryon ou du fœtus.

ANIMAUX		
Vivipares vrais.	{	Mammifères, c'est-à-dire : homme, quadrumanes, quadrupèdes et cétacés.
Ovo-vivipares, dont les œufs éclosent dans la mère.	{	Plusieurs reptiles. Poissons cartilagineux. Des insectes, des coquillages, des vers et des animalcules infusoires.
Ovipares vrais, dont les œufs se développent hors de la femelle.	{	Monotrèmes. Oiseaux. Reptiles. Poissons proprement dits. Crustacés, coquillages, insectes et vers. Zoophytes échinodermes.

Chez les ovipares, les mâles n'ont point de vésicules séminales, et leurs testicules sont cachés dans l'abdomen. Les femelles de tous ces animaux sont pourvues d'ovaires, mais elles manquent d'utérus et même de vagin. L'organe du mâle est introduit dans une cavité nommée le *cloaque* N (*Fig.* 28), cavité qui fait suite au dernier intestin, et qui sert à la sortie des excrémens, de l'urine et à l'introduction de l'organe du mâle, la semence de celui-ci étant portée sur l'ovaire par un conduit membraneux O que l'on appelle l'*oviducte*, parce qu'il est aussi destiné à conduire les œufs dans le cloaque, lequel sert enfin à la sortie de ces mêmes œufs.

Les femelles de certains ovipares couvent leurs œufs, après la fécondation et la ponte, et les font éclore par l'effet de leur propre chaleur : tels sont les oiseaux ; d'autres les déposent au fond des eaux pour qu'ils y soient ensuite fécondés par les mâles, et pour qu'ils s'y perfectionnent : tels sont les poissons proprement dits ; d'autres pondent leurs œufs, fécondés dans leur sein, en un lieu où ces œufs sont environnés d'une assez forte chaleur, qui les fait éclore : tels sont les lézards, les tortues, et la plupart des serpens, qui cachent leurs œufs dans le sable, dans le fumier, etc.; d'autres, enfin, les abandonnent à la chaleur de l'atmosphère, mais les déposent dans un lieu où le petit être qui doit en sortir puisse trouver autour de lui ce qui lui est nécessaire pour se nourrir : tels sont la plupart des insectes qui naissent reptiles, et qui, après leurs diverses transformations, finissent par être volatiles, du moins en général.

Mais tous ces œufs, qui sont quelquefois en très-grand nombre, ne produisent rien si la liqueur prolifique du mâle ne leur a point imprimé la vie. C'est ainsi que souvent la poule pond des œufs stériles ; parfois même des poulettes en font de petits qui n'ont point de jaune, et que le vulgaire ignorant attribue faussement au coq.

Entre les animaux ovipares, il y en a qui, au sortir de l'œuf, se trouvent sous leur forme parfaite : ils ne la quitteront plus tant qu'ils vivront : tels sont les reptiles des trois premiers ordres, les poissons, les limaçons qui sortent de l'œuf avec leur maison sur le dos, les araignées qui changent de peau, comme les serpens ; d'autres passent par différens états : tels sont les insectes, qui se métamorphosent ; la grenouille, qui a d'abord une queue sans pieds et ensuite des pieds sans queue. Les oiseaux sortent de l'œuf avec une sorte de duvet, mais bientôt ils acquièrent des plumes qui les garantissent du froid, de l'humidité, et leur servent à voler.

Parmi tous ces œufs, les uns, tels que ceux des oiseaux et de certains reptiles, ont une enveloppe extérieure solide et calcaire (1), assez dure pour mettre la mère en état de se délivrer de l'œuf sans l'écraser, d'une part, et, d'autre part, pour tenir l'embryon à l'abri des accidens ; mais cette enveloppe n'est pas assez résistante pour qu'au temps marqué l'oiseau ou le reptile ne puisse briser les parois de sa prison ; d'autres, tels que les œufs des poissons et des grenouilles, étant à l'abri des accidens, par la nature du milieu dans lequel ils se trouvent déposés, sont tout simplement revêtus d'enveloppes molles et élastiques, etc.

---

(1) La coquille de l'œuf des oiseaux est formée, selon Vauquelin, d'une grande quantité de carbonate de chaux, d'un peu de phosphate calcaire, de carbonate de magnésie, d'oxide de fer et de soufre.

Dans les œufs des oiseaux, des tortues, des lézards et des serpens, l'enveloppe dure et extérieure que l'on appelle la coque, la membrane sous-jacente et l'albumine sécrétée par celle-ci semblent se former très-tard : car j'ai souvent trouvé dans les ovaires de ces animaux le vitellum tout développé, avec un germe extérieur distinct, sans aucune apparence des deux enveloppes ci-dessus.

Les oiseaux couvent leurs œufs presque généralement, c'est-à-dire qu'ils les soumettent, pendant un certain temps, à la chaleur de leur corps, que nous avons dit être de 37 à 43 degrés centigrades. A 48 degrés, l'embryon périt (1). La durée de l'incubation varie suivant les espèces, et aussi parce que la chaleur peut accélérer la sortie des petits, comme le froid peut la retarder. Il faut 11 jours pour les œufs des mésanges, 18 pour ceux des pigeons, 21 pour ceux des poules (2), et de 28 à 30 pour les œufs des palmi-

---

(1) On peut exécuter, à l'exemple des Arabes, des incubations artificielles, en soumettant les œufs à une chaleur soutenue de 40 à 43° centig., quel que soit, du reste, le moyen que l'on choisisse pour produire cette élévation de température. Mais il faut joindre à cette chaleur une certaine humidité. Ce sont les deux conditions nécessaires pour le développement de l'œuf. Il est inutile de dire que tous les œufs soumis à l'incubation doivent être des œufs fécondés.

(2) Pour que le poussin pût fendre aisément la coque qui lui sert de prison, la Nature a armé son bec d'une petite éminence osseuse, avec laquelle il brise cette coque ; mais cette éminence tombe bientôt, par suite de la sagesse du

pèdes. On a observé que, quand le temps est orageux, l'influence de l'électricité peut étouffer l'embryon dans ses enveloppes.

Il semble que les oiseaux sachent que l'application à leurs œufs de toute la chaleur de leur corps est nécessaire pour que le succès couronne leurs soins : il semble même qu'ils n'ignorent pas que leurs plumes sont un mauvais conducteur du calorique, et si les femelles se dépouillent alors le ventre, c'est plutôt pour établir une communication directe entre leurs œufs et la chaleur de leur corps, que pour tapisser l'intérieur de leur nid : les dépouilles de beaucoup d'autres animaux et la plupart des végétaux leur offrent abondamment des matières convenables pour ce dernier usage. Elles se servent d'ailleurs des plumes qu'elles se sont arrachées, pour couvrir leurs œufs pendant le peu d'instans qu'elles sont forcées de les quitter : car elles n'abandonnent pas volontiers le nid pendant la durée de l'incubation : elles n'en sortent que pour satisfaire aux besoins les plus impérieux. Aussi, ne saurait-on voir sans admiration ces animaux, ordinairement si légers, si inconstans et ne pouvant rester une minute en place, remplir les devoirs que leur impose la Nature, avec une persévérance, un zèle qui tiennent du prodige.

Créateur, qui n'a accordé cet organe supplémentaire à l'animal, que pour le temps où celui-ci devait en avoir besoin.

Mais allons plus loin : jetons un coup d'œil sur cette famille quand les petits sont éclos. « La tendresse de la mère, dit Pluche, va jusqu'à changer son naturel. De nouveaux devoirs amènent de nouvelles inclinations. La poule, devenue mère de famille, n'est plus la même : l'amitié corrige ses défauts. Elle était auparavant gourmande et insatiable : présentement elle n'a plus rien à elle. Trouve-t-elle un grain de blé, une mie de pain, ou même quelque chose de plus abondant et qu'on pourrait partager? Elle n'y touche pas. Elle avertit sa troupe par un cri que ses petits connaissent. Ils accourent bien vite, et toute la trouvaille est pour eux. Cette mère, naturellement timide, ne savait que fuir auparavant. A la tête d'une troupe de poussins, c'est une héroïne qui ne connaît plus de danger. Elle affronterait un lion avec le courage que sa nouvelle dignité lui inspire. »

On voit que les animaux peuvent souvent nous servir de modèles, et que la simple observation de la Nature est propre à nous ramener à nos devoirs, toutes les fois que notre faiblesse nous porte à nous en écarter.

En général, les oiseaux n'ont au sortir de l'œuf qu'un développement incomplet. Ils ne peuvent ni voler, ni même se tenir sur leurs pieds, et doivent coûter encore beaucoup de soins et de peines au père et à la mère, qui les chassent enfin du nid et les abandonnent à eux-mêmes, dès que les petits sont en état de pourvoir à leur subsistance. Les gallinacés font cependant exception : leurs petits courent çà et là dès qu'ils sont sortis de la coquille, et cherchent eux-mêmes leur nourriture.

Il est remarquable que les oiseaux qui nourrissent leurs petits, n'en ont qu'un fort petit nombre ; ceux, au contraire, dont les petits mangent seuls dès qu'ils voient le jour, en ont des bandes de dix-huit, vingt et quelquefois plus ; c'est encore là une preuve irrécusable de la sagesse de la Providence. Si les oiseaux chargés de nourrir leurs petits en avaient un grand nombre, le père et la mère seraient accablés de travail, et les petits fort mal nourris : pour ce qui est de la mère qui les conduit sans les nourrir, elle peut en conduire vingt comme six. Une chose que je ne veux pas non plus passer sous silence, et dont j'espère que le but n'échappera à personne, c'est que les oiseaux nuisibles et ceux dont nous nous passons aisément multiplient le moins ; ceux, au contraire, dont la chair et les œufs sont exquis, ont une fécondité prodigieuse ; il en est ainsi, du reste, pour toutes les productions de la Nature. Pour peu qu'on veuille y réfléchir, on demeurera convaincu que les meilleures choses et les seules vraiment nécessaires sont les plus communes.

On ne cite guère que l'autruche et le dinde de la Nouvelle-Hollande qui ne couvent pas leurs œufs ; l'autruche les abandonne à l'action bienfaisante du soleil, en les cachant sous une légère couche de sable. Comme la chaleur est très-forte dans les déserts qu'habite cet oiseau, cette chaleur, concentrée dans le sable dont les œufs sont environnés, suffit pour les faire éclore. Le dinde de la Nouvelle-Hollande ramasse, quelque temps avant la ponte, une quantité considérable de matières végétales, et en forme un monceau pyramidal, dans lequel la femelle dépose ses œufs, en les recouvrant soigneusement, pour les laisser ainsi exposés à la chaleur développée par la décomposition de ces matières. La femelle du coucou ne couve pas non plus : elle va déposer successivement un œuf dans le nid d'autres oiseaux, tels que des rossignols, des fauvettes, des rouge-gorges, etc., en profitant, pour cela, de l'absence des possesseurs de ce nid, et leur laisse ainsi le soin de l'incubation et de la nourriture du petit parasite.

Si des oiseaux nous passons aux reptiles, nous verrons que, chez ces derniers, la fécondation s'opère au moyen d'un véritable accouplement pour les trois premiers ordres, c'est-à-dire pour les tortues, les lézards et les serpens ; mais ces animaux ne couvent point : comme ils ont le sang froid, ils ne sauraient communiquer à leurs œufs une chaleur qu'ils n'ont point eux-mêmes, et ils se contentent de déposer leurs œufs, ceux-ci dans le sable, ceux-là dans du fumier, où la chaleur et l'humidité ne manquent pas de les faire éclore. Si ce sont des œufs de tortue, au bout de vingt-quatre ou de vingt-cinq jours, on voit sortir du sable de petites tortues, qui, sans leçons et sans guides, se dirigent tout doucement du côté de l'eau la plus voisine.

Parmi les serpens, les mâles sont porteurs de deux verges, situées sous la queue, l'une près de l'autre, et composées chacune d'un corps caverneux allongé, couvert de plusieurs aiguillons durs et piquans Dans le coït, ces deux organes s'introduisent à la fois dans une gaîne, près de l'anus de la femelle ; ainsi, la double verge du mâle féconde à la fois chacun des deux ovaires. Pendant l'accouplement, dont la durée est de plusieurs heures, les deux reptiles sont entrelacés par mille contours.

Les ophidiens sont ordinairement ovipares ; mais dans toutes les espèces venimeuses, les œufs se développent dans le corps de la femelle. Quelque temps après l'accouplement, on trouve dans chaque ovaire de huit à douze petits serpens, chacun dans son œuf. Ces animaux rompent leurs membranes en sortant de l'ovaire, de manière à paraître vivans au dehors ; cependant plusieurs espèces non venimeuses sont aussi ovo-vivipares : tels sont les boas, l'orvet, etc.

On pourrait peut-être, en imaginant quelque moyen de hâter la sortie des œufs des serpens ovo-vivipares (1), rendre ces animaux ovipares, comme, par opposition, on est parvenu à rendre la couleuvre ovo-vivipare. Tout le monde peut répéter cette dernière expérience. Il ne s'agit que de se procurer une couleuvre pleine, pourvu que son temps ne soit pas trop avancé, et de l'isoler sur une dalle couverte de deux ou trois cloches à melon, de dimensions différentes, et placées l'une sur l'autre, en exposant le tout au soleil, de manière que la couleuvre se trouve exposée à une très-forte chaleur. Cet animal, privé d'ailleurs de toute nourriture, ne tardera pas à se ressentir de l'influence de la température élevée sous laquelle on le retient : il tombera dans un état de langueur auquel participeront tous ses organes, l'oviducte aussi bien que le reste ; cet organe, en vertu de son état accidentel d'engourdissement, n'éprouvera pas le besoin de se débarrasser des œufs ; et les petits serpens qui sont renfermés dans ceux-ci, trouvant autour d'eux la chaleur nécessaire et

---

(1) Dans mes recherches sur les insectes, je me suis assuré que les femelles se débarrassent prématurément de leurs œufs, lorsqu'elles se sentent fort tourmentées. Elles se hâtent alors de mettre leur progéniture en sûreté, comme si elles prévoyaient que leur propre destruction fût prochaine. J'ai fait cette remarque vingt fois sur des insectes pressés entre deux verres aux microscope, notamment sur des teignes, des puces, etc. On pourrait essayer un procédé analogue sur un orvet femelle près de mettre bas. Malheureusement, je ne me suis pas encore trouvé dans le cas d'en faire l'expérience.

au-delà, briseront leurs enveloppes dans l'oviducte, où ils sont restés, un peu plus tôt même qu'ils ne l'eussent fait dans l'état ordinaire des choses, et l'observateur aura le plaisir de voir les petites couleuvres paraître au jour toutes formées.

Chez les reptiles du quatrième ordre, c'est-à-dire chez les batraciens (grenouilles et crapauds), il n'y a ni parties naturelles extérieures, ni accouplement proprement dit. Les œufs sont ronds, brunâtres, de la grosseur d'un grain de chenevis, marqués d'un point noir, dépourvus d'enveloppe calcaire, et liés les uns aux autres, en forme de chapelet. Lors de la ponte, le mâle, placé sur le dos de la femelle, la tient étroitement embrassée, et répand sa liqueur séminale sur les œufs, au fur et à mesure qu'ils sortent. Toute la sensibilité du mâle paraît s'être alors concentrée sur les organes de la génération : car si l'on tourmente l'animal, si on le pique, si même on lui coupe un des membres antérieurs, il ne semble pas s'en apercevoir.

Chez les batraciens, l'anus sert à l'un et à l'autre sexe à mettre au dehors les excrémens, la semence ou les œufs. Le sperme, qui est très-limpide, contient des animalcules, comme celui de tous les autres animaux. Ce sperme est tenu en dépôt dans une vésicule taillée à facettes, transparente, et formant deux lobes distincts.

L'œuf est ordinairement déposé dans l'eau.

Une chaleur de $+$ 9° centig. lui suffit. Après le temps fixé par la Nature, il en sort un petit têtard sans pattes, avec une grosse tête ronde et une queue effilée, respirant par des branchies situées aux parties latérales de son corps, et qui nage aussitôt qu'il est né. Au bout d'environ vingt jours, les pattes de devant commencent à paraître; pendant ce temps, les poumons se forment et succèdent aux branchies; quelques jours après, on voit se développer les pattes de derrière; enfin la queue disparait, et la métamorphose est complète.

Chaque femelle produit environ mille ou onze cents œufs, dont la plupart deviennent la proie des oiseaux ou des poissons, même avant de s'être développés en têtards.

Un des batraciens les plus célèbres est le *pipa*, espèce de crapaud hideux, qui habite les parties chaudes et humides de l'Amérique méridionale. Le mâle place les œufs sur le dos de la femelle, dans des cellules à ce destinées, et qui se ferment chacune avec un petit opercule. La femelle, ainsi chargée, se rend à l'eau, et bientôt les petits éclosent, par exception, sous leur forme parfaite et non à l'état de têtards. C'est alors seulement que la mère revient à terre.

Les poissons cartilagineux, tels que les raies, les squales, les blennies, ayant des organes externes de génération, il y a lieu, pour ces animaux, à un accouplement effectif; quelque temps après, la femelle produit vivans des petits en nombre assez limité, comme de cinquante à soixante, et ces petits êtres se mettent dès ce moment en quête de leur nourriture : car la mère, différente en cela des femelles des cétacés, ne porte pas de mamelles.

Les poissons proprement dits sont privés d'organes sexuels externes; les œufs contenus dans les ovaires de la femelle se développant à une certaine époque, cette augmentation de volume embarrasse l'animal : aussi ne cherche-t-il alors qu'à se débarrasser de ses œufs. Il en est de même pour le mâle à l'égard de sa liqueur spermatique, vulgairement appelée sa *laite*, qui est très-abondante à l'époque du frai. Voilà pourquoi l'on voit alors ces animaux se frotter l'abdomen contre le sable, contre les rochers, etc.; quelquefois même ils se frottent ventre contre ventre, pour se soulager et pour faciliter la sortie des œufs et du sperme : car le mâle recherche alors avidement la femelle ou plutôt ses œufs, quelquefois pour les manger, mais ordinairement pour les féconder en répandant sur eux sa liqueur séminale. Il suffit, au surplus, que la moindre portion de cette liqueur, nageant dans les mêmes eaux que les œufs, vienne à les toucher pour qu'ils soient fécondés.

L'écoulement des œufs et du sperme paraît fatiguer considérablement les poissons : car, pendant la saison du frai, ces animaux perdent leur

vivacité ordinaire et sont réellement malades,
au point de se laisser prendre facilement à la
main ; il est même malsain de se nourrir alors
de poisson.

Les œufs d'un poisson femelle sont innombrables ; une morue en contient plusieurs millions ; mais il s'en faut de beaucoup que tous ces
œufs atteignent le terme qui leur est assigné
pour éclore. La plus grande partie sert de pâture à divers animaux. Ces œufs n'ayant que peu
de volume dans l'instant où la femelle les dépose, ils se gonflent et prennent de l'accroissement avant que l'embryon rompe l'enveloppe
qui l'enferme.

Les coquillages bivalves sont hermaphrodites
et peuvent se satisfaire seuls ; mais il faut aux
limaçons, aux limaces et à la plupart des coquilles univalves, qui sont également hermaphrodites, le concours de leur semblable pour
se reproduire. Les limaçons ont au côté droit
du cou un trou assez grand, qui est en même
temps le conduit de la respiration, la vulve et
l'anus ; c'est par là que sortent, au besoin, les
parties masculines. Dans l'accouplement, ces
parties paraissent au dehors comme une espèce
de cordon blanchâtre, et ce cordon est introduit, de part et d'autre, dans la partie destinée à
le recevoir. Ces animaux passent de trois à douze
heures en cet état. Pendant ce temps, les cordons qui sortent du corps s'entrelacent, s'agi-

tent, se contractent, et se couvrent enfin d'une écume savonneuse, blanchâtre, qui est, selon toute apparence, la liqueur spermatique de ces animaux. Chacun des deux limaçons se retire alors fécondé, et pond, environ dix-huit jours après l'accouplement, une assez grande quantité d'œufs, qu'il cache en terre avec beaucoup de soin. Ces œufs sont blancs, sphériques, de la grosseur d'un grain de chenevis, revêtus d'une enveloppe molle et membraneuse, et collés ensemble en manière de grappe.

Il y a une chose très-singulière dans l'accouplement de certains coquillages univalves : les corets ayant leurs organes mâles éloignés de leurs parties femelles, ne peuvent pas se féconder mutuellement ; il faut nécessairement l'intervention d'un troisième individu, et l'on voit ces animaux se placer en triangle pour s'accoupler.

Parmi les arachnides, l'araignée mâle porte ses organes sexuels sur la tête, dans ses palpes ; on trouve, au contraire, la vulve à la base du ventre de la femelle qui, dans la plupart des espèces, réunit en un paquet ses œufs, qu'elle entoure soigneusement d'un tissu fort serré, et qu'elle emporte partout, en plaçant cette petite masse sous son ventre. C'est dans cette espèce de sac que l'on trouve bientôt les jeunes araignées toutes formées.

Les moyens que la Nature emploie pour la génération des insectes sont extrêmement variés; néanmoins, le but qu'elle se propose est toujours de rendre féconde la femelle par l'approche du mâle, et de la mettre en état de pondre des œufs lorsqu'il en est temps. Les insectes sont donc, en général, ovipares; il y en a cependant d'ovo-vivipares : tels sont plusieurs œstres; d'autres sont ovipares dans une saison et ovo-vivipares dans l'autre : tels sont les pucerons.

Dans l'accouplement des insectes, le mâle se tient communément cramponné sur le dos de la femelle; mais dans quelques espèces, particulièrement chez les libellules ou demoiselles aquatiques, le mâle, pourvu à la partie postérieure de son corps de deux crochets, saisit la femelle par le cou, et ne quitte prise que lorsque celle-ci a cédé à ses désirs; et il faut, pour que l'accouplement s'effectue, que la femelle, décrivant un cercle, rapproche la partie sexuelle, située à son extrémité postérieure, de la partie sexuelle du mâle, que celui-ci porte sous le corps, près de sa jonction avec le corselet, c'est-à-dire aux premiers anneaux, comme Réaumur l'a reconnu le premier. C'est ainsi qu'on voit voltiger en été, au bord des eaux, ces insectes réunis en anneaux.

Chez quelques insectes, notamment chez la mouche commune, c'est la femelle qui est pourvue d'une partie sexuelle saillante, espèce de trompe formée de plusieurs tuyaux rentrant l'un dans l'autre, comme dans une lunette de spectacle. C'est cette trompe qui s'introduit dans les parties du mâle et y puise le fluide nécessaire pour la fécondation, en sorte que le mâle semble recevoir au lieu de donner. Chez cet insecte, ainsi que chez les abeilles, les grillons, les sauterelles et les puces, c'est la femelle qui se cramponne sur le dos du mâle pour l'accomplissement de l'acte générateur.

L'œuf fécondé est déposé par la femelle dans un lieu où la larve qui en naîtra puisse trouver une nourriture abondante. Ainsi, les teignes déposent leurs œufs dans les fourrures, parmi les plumes, sur les étoffes, etc.; certaines mouches, sur la viande; d'autres, sur le fromage; les mouches ichneumones, dans l'œuf d'un papillon ou sous la peau de chenilles vivantes; les papillons, sur les feuilles de certaines plantes, etc. Il y a quatre espèces de taons, dont les uns déposent leurs œufs dans l'épaisseur de la peau du bœuf, lequel est cruellement tourmenté, plus tard, par la larve qui en provient (1); les autres font leur ponte dans les narines des moutons; la troisième espèce, dans les intestins des chevaux, etc.

Quelques insectes collent leurs œufs sur des

---

(1) Les vers filiformes qui se développent dans l'épaisseur de la peau, sur la côte de Guinée, et qui causent, particulièrement aux jambes, des tumeurs considérables, proviennent également d'un œuf déposé dans le derme par un insecte. (On peut consulter à ce sujet les voyages de Labat.)

corps étrangers, au moyen d'une sorte de glu ou de gomme dont ils possèdent un réservoir à la partie postérieure de leur corps, et c'est seulement quelques minutes après que ces œufs ont été pondus, que leur enveloppe prend de la consistance. On n'aperçoit d'abord, dans ces œufs, qu'une matière aqueuse; mais bientôt on voit, dans le milieu, un point obscur qui est le rudiment de l'embryon. La *Fig.* 124 indique leur disposition par branches A,A dans l'ovaire; B est l'oviducte, par lequel les œufs devront être conduits au dehors; C, la vésicule contenant le fluide propre à les coller.

Tous les insectes ne demeurent pas le même espace de temps dans les œufs qui les contiennent. Quelques heures suffisent aux uns, tandis qu'il faut aux autres plusieurs jours, et souvent même plusieurs mois, pour les faire éclore.

On remarque chez les abeilles une particularité bien intéressante : il paraîtrait que chaque abeille ouvrière est une femelle imparfaite, dont les abeilles peuvent faire une véritable femelle, en variant pour elle l'espèce de bouillie dont leurs larves sont nourries, et surtout en augmentant la quantité de cette nourriture. C'est ce dont il est facile de s'assurer, si l'on observe ce qui se passe dans une ruche de verre, quand la reine est détruite et qu'il n'y a pas de cellules royales parmi celles qui contiennent les larves. On voit bientôt les ouvrières, après les premiers momens d'une confusion inévitable dans un état qui perd son chef, travailler de concert à agrandir quelques-unes des alvéoles qui servent de demeure à des larves d'abeilles ordinaires; elles fournissent abondamment de la nourriture à ces larves, et, au bout de quelque temps, au lieu de devenir des abeilles ouvrières, comme cela serait arrivé immanquablement si elles eussent continué à recevoir la nourriture habituelle, ces larves se métamorphosent en abeilles-reines ou en femelles parfaites, qui s'entre-tuent jusqu'à ce qu'il n'en reste plus qu'une seule pour toute la ruche.

Les fourmis et les termites neutres ne sont aussi que des femelles dans lesquelles les organes sexuels ne se sont pas développés, faute d'une nourriture convenable et suffisante dans leur jeunesse.

Tous les polypes jouissent de la faculté de se reproduire d'eux-mêmes. On voit pousser, sur un des côtés de l'animal, un petit bourgeon qui, se développant peu à peu, et se détachant bientôt, offre à l'observateur un second animal complet. Si l'on coupe en deux parties un de ces animaux, en peu de temps chacune de ces parties deviendra un polype parfait.

Cette prétendue règle absolue : *point de fécondation sans le concours des deux sexes,* est donc démentie par les observations faites sur les polypes ; elle l'est aussi par les remarques faites sur les pucerons, car Bonnet a eu la preuve que ces derniers animaux jouissent de la faculté de produire leur semblable sans le concours d'un autre. Cet observateur reçut un puceron dans le temps que sa mère venait de le produire; il l'éleva solitairement, et celui-ci, quoique vierge, donna bientôt le jour à un autre puceron, que Bonnet séquestra de même; il put obtenir de cette manière, dans l'espace de quelques semaines, et sans le concours d'aucun mâle, jusqu'à neuf générations consécutives, qui se composèrent toutes de femelles, à l'exception de la dernière, où il se trouva des mâles. Mais, d'un autre côté, comme nous avons vu des pucerons s'accoupler, il est à croire qu'un seul accouplement peut suffire pour un certain nombre de générations. Enfin, quelques autres observations ont fait connaître que ces animaux sont ovo-vivipares en été et ovipares en automne.

En général, l'analogie entre les animaux et les plantes, sous le rapport de la reproduction, est très-grande : 1° le concours des deux sexes est ordinairement nécessaire pour la fécondation, chez les plantes comme chez les animaux, et si dans certaines espèces les deux sexes sont séparés, dans d'autres espèces les organes sexuels sont réunis chez un même individu; 2° l'œuf et la graine contiennent également un embryon ou germe, et celui-ci est entouré, dans les deux règnes, de membranes plus ou moins résistantes, et propres à assurer sa conservation; 3° un certain temps est indispensable pour opérer le développement de l'individu contenu dans ces membranes; 4° dans l'un comme dans l'autre règne, l'embryon trouve autour de lui, au moins pendant quelque temps, les humeurs ou les sucs nécessaires pour son développement; 5° enfin, certaines conditions de chaleur et d'humidité doivent se trouver remplies pour l'œuf comme pour la graine, si l'on veut donner lieu au développement de l'embryon qui y est contenu. Quant à la reproduction par boutures, nous trouvons une grande analogie entre les végétaux et les polypes, ainsi que nous venons de le voir tout à l'heure. Enfin, chez les animaux, les mulets ne produisent point; de même les plantes hybrides ne portent pas de fruits : la Nature l'a ordonné ainsi pour éviter la confusion des espèces.

CHAPITRE VII ET DERNIER.

OBSERVATIONS RELATIVES A LA GÉNÉRATION.

Les femmes et les femelles de quelques espèces de singes sont assujetties, tous les mois lunaires, à un écoulement sanguin par leurs parties naturelles, écoulement qui dure plusieurs jours, et qui a reçu le nom de *règles* ou de *menstrues* (1). Nous remarquerons, à cet égard, que la membrane muqueuse qui tapisse l'intérieur du vagin est percée d'une infinité de petites ouvertures par lesquelles, lors d'une pression un peu considérable, on voit sortir du sang, ce qui a fait regarder ces orifices comme la voie des évacuations menstruelles.

Chez les castrats mutilés dans l'enfance, le menton ne se couvre point de barbe ; le volume du larynx est diminué ; la glotte n'a qu'une très-

---

(1) « Cette évacuation périodique se fait quelquefois par la membrane muqueuse du gros intestin, de l'estomac, du poumon, etc. On a vu le sang sortir tous les mois par un ou plusieurs doigts, par la joue, par la peau de l'abdomen, etc. » (Magendie, *Précis de Physiologie.*)

petite circonférence. La voix conserve le même timbre aigu que dans l'adolescence. Les facultés intellectuelles sont peu développées ; doués à peine d'intelligence, les castrats sont, en général, apathiques, moroses, insensibles, pusillanimes et incapables, à peu d'exceptions près, de grandes actions. Quand on perd les testicules à une époque postérieure, les poils de la barbe n'en subissent point d'altération, mais le caractère prend la même tendance à l'apathie et à la timidité.

D'après la description que j'ai donnée des parties génitales chez les mammifères, il est aisé de concevoir que l'individu auquel on enleverait les testicules, pourrait encore procréer son semblable, à l'aide de la semence contenue dans ses vésicules séminales, pourvu que ces vésicules fussent pleines de sperme au moment de l'ablation des testicules. Mais on peut concevoir aussi que cet individu se verrait promptement privé de cette précieuse faculté, puisqu'il manquerait des organes destinés à élaborer un nouveau sperme.

Chaque fœtus a son placenta spécial et ses enveloppes particulières. Quand ces enveloppes viennent à contracter de l'adhérence entre elles, il peut en résulter l'adhérence des fœtus qu'elles contiennent : c'est ainsi que se forment les monstres, assez communs dans l'espèce humaine et parmi les animaux. Si l'adhérence n'a lieu que sur une petite surface, les deux êtres, ainsi soudés, peuvent vivre, et il en a existé plusieurs exemples remarquables, parmi lesquels je me bornerai à citer : 1º les deux jumelles Hélène et Judith, qui vécurent vingt-et-un ans, et qui étaient unies par la partie inférieure de la région lombaire ; 2º les deux frères siamois, que nous avons vus à Paris il y a peu d'années, et qui étaient unis par la partie latérale de la poitrine. Mais si la soudure est telle que l'organisation des deux individus soit confondue, et que ces deux êtres ne fassent plus qu'un corps à deux têtes, à quatre jambes, etc., ou ces monstrueux fœtus sont déjà morts en sortant du sein de leur mère, ou ils meurent très-peu de temps après, à moins que l'un ne se soit développé complètement aux dépens de l'autre ; alors celui qui a atteint tout son développement peut vivre, et il porte en appendices quelques membres inutiles, à demi organisés, tristes débris de l'être sur lequel l'individu existant l'a emporté, comme étant plus fort et mieux constitué.

Il arrive quelquefois que l'un des fœtus est totalement contenu dans l'autre. Higmore rapporte qu'un jeune homme, âgé de seize ans, périt après avoir éprouvé des douleurs atroces dans l'abdomen. L'épigastre, la région ombilicale et les hypocondres étaient occupés par une tumeur de forme irrégulière, contenue dans un sac membraneux et dans lequel on voyait un fœtus imparfait.

Au reste, les adhérences se remarquent chez tous les êtres organisés. Nous voyons souvent paraître sur nos tables des fruits qui sont comme soudés ensemble, et l'on trouve fréquemment dans les forêts quelques branches d'un arbre soudées avec celles d'un autre. Nous pouvons même produire artificiellement de semblables adhérences dans les deux règnes : la greffe en est un exemple pour le règne végétal ; on peut souder ensemble deux polypes, en procédant d'une manière analogue à la greffe : c'est-à-dire que l'on réunit deux portions de polypes différens, on les attache ensemble au moyen d'un fil de soie, et au bout de trois à quatre jours, on n'a plus entre les mains qu'un seul animal, doué de toute la somme de vitalité ordinaire. Il est facile d'obtenir ainsi des polypes à deux bouches, etc.

Les belles observations de M. Geoffroy-Saint-Hilaire ont prouvé, d'ailleurs, que l'action du froid sur certaines parties, et beaucoup d'autres causes matérielles, suffisent pour produire des monstruosités fœtales.

Quant aux taches ou aux excroissances qui se remarquent souvent sur le corps des enfans dès le moment de leur naissance, il faut les regarder comme un effet des accidens ou des maladies auxquels ils ont pu être exposés pendant leur séjour dans l'utérus. L'adhérence partielle du fœtus avec les membranes qui l'entourent peut

aussi déterminer ces taches, que le vulgaire
ignorant et amateur du merveilleux attribue
mal à propos à l'imagination frappée de la mère,
ou à ses désirs non satisfaits. Je crois devoir répéter ici que l'utérus et les organes qui en dépendent sont entièrement sous l'influence des
nerfs grands sympathiques; conséquemment il
n'y a nulle relation possible entre le fœtus enfermé dans la matrice et l'imagination ou la volonté de la mère : celle-ci ne communique avec
son enfant que par le sang artériel qu'elle lui
transmet et par le sang veineux qu'elle en reçoit. Selon la remarque de M. Capuron, il
n'existe aucun nerf dans le cordon ombilical :
ce qui concourt à le prouver, c'est que jamais la
section de ce cordon ne cause de douleur ni à la
mère, ni à l'enfant. Jamais non plus les pressions exercées sur le fœtus, ni les maladies auxquelles il est sujet pendant son séjour dans l'u-
térus, ne sont senties par la mère.

Toutefois, il faut dire que, chez une femme
enceinte, le système nerveux en général reçoit
des impressions particulières. Les nerfs grands
sympathiques réagissant sur les autres nerfs,
la femme se trouve quelquefois en proie à des
désirs extravagans, à des goûts bizarres : on a
vu des femmes enceintes manger avidement et
en cachette du charbon, du plâtre, des araignées, etc. On doit les empêcher d'introduire
dans leur économie ce qui peut leur être nui-

sible, en ménageant néanmoins leur irritabilité, qui est très-grande : un accès de colère pourrait déterminer la sortie prématurée du fœtus.

Pendant la grossesse, les chutes, les exercices violens, particulièrement ceux qui obligent à élever les bras peuvent, ainsi que les vives émotions de l'âme, amener le même résultat. Mais un exercice modéré ne peut produire que des effets très-salutaires.

Il arrive quelquefois que le fœtus, tombé dans l'abdomen, s'y développe jusqu'à un certain point et y séjourne un temps considérable. Je citerai, comme preuve à cet égard, ce qui arriva à une pauvre femme de la ville de Troyes : cette femme étant grosse, eut, au terme ordinaire, les douleurs qui annoncent un accouchement naturel très-prochain. Mais bientôt on reconnut que la matrice était vide, quoiqu'en plaçant la main sur le ventre de cette femme on sentit l'enfant se remuer avec force. Elle refusa de se soumettre à l'opération césarienne et passa trente ans dans cette situation, ayant cessé d'être réglée depuis qu'elle était devenue enceinte et ayant toujours eu du lait depuis le même temps. Enfin elle vint habiter Joigny, où elle mourut à l'Hôtel-Dieu, le **22** juillet 1747, d'une fluxion de poitrine, à soixante-un ans.

A l'ouverture du cadavre, on trouva dans le bas-ventre une masse ovale, grosse comme la tête d'un homme, attachée à l'épiploon, au mésentère , à la paroi externe de la matrice , et qui semblait partir de la trompe droite ; on ouvrit cette masse , qui pesait près de 4 kilogrammes , on y découvrit un enfant mâle parfaitement conservé , sans être environné d'aucune liqueur ; il avait des cheveux , et à chaque mâchoire deux dents incisives sur le point de percer. L'enveloppe était en partie osseuse , et en partie cartilagineuse. Une ouverture dans l'arrière-faix semblait désigner l'insertion du cordon ombilical, qui était desséché à environ 13 millimètres du nombril, comme si l'on y eût pratiqué une ligature. D'ailleurs, toutes les parties de la mère, et notamment la matrice , étaient très-saines , et dans l'état naturel.

Cet enfant a été montré dans le temps à l'Académie des Sciences, par le chirurgien de l'Hôtel-Dieu de Joigny.

Une femme de Leinzeille, qui mourut à quatre-vingt-seize ans, porta un enfant dans son abdomen pendant quarante-six années ; il était enfermé dans une enveloppe sphérique, grosse comme une boule à jouer aux quilles, cartilagineuse dans l'endroit par où elle était adhérente à la matrice, et partout ailleurs si dure, qu'elle soutint les coups de hache avec laquelle elle fut ouverte. La mère sentit les douleurs de l'enfantement pendant sept semaines, après quoi elle se porta bien, à son fardeau près. Elle eut depuis deux couches heureuses. Cet enfant extra-utérin a été vu dans le temps à l'Académie royale de chirurgie de Paris (1).

Enfin Bayle, alors professeur à Toulouse, a publié qu'un enfant resta vingt-six ans dans l'abdomen d'une femme de cette ville; le fœtus était sorti de la matrice, ouverte dans son fond, et cette ouverture était bouchée par un corps pierreux, contigu à la poche qui contenait le fœtus. La mère eut du lait dans le sein, et quelques symptômes pareils à ceux de l'accouchement, avec des douleurs plus vives pendant deux mois, au bout duquel temps elle reprit un peu ses forces, et conserva jusqu'à la mort la même grosseur, se plaignant toujours du poids qui l'incommodait, et quelquefois de douleurs comme pour accoucher.

On a pensé qu'un des ovaires ne contenait que des mâles, et l'autre, des femelles; mais depuis qu'il s'est trouvé des femmes chez lesquelles un des ovaires manquait absolument, et qui ont néanmoins engendré des enfans de l'un et de l'autre sexe, il a bien fallu renoncer à cette supposition.

Il est impossible d'assigner des limites précises à la possibilité de la conception : d'une part, on a vu à Paris une petite fille de douze ans et demi devenir enceinte (dans les pays chauds, el-

____

(1) Voyez, pour ces deux exemples, l'*Abrégé de l'Anatomie de Verdier.*

les peuvent le devenir encore plus tôt); et d'autre part, Bernstein rapporte qu'une femme qui
ne fut réglée qu'à vingt ans, accoucha pour la
première fois à l'âge de quarante-sept ans; elle
en avait soixante lorsqu'elle donna le jour à son
septième et dernier enfant; la menstruation ne
cessa chez elle qu'à l'âge de quatre-vingt-dix-
neuf ans, c'est-à-dire très-peu d'années avant sa
mort, puisqu'elle mourut âgée de cent quatre
ans. On a remarqué que quand les menstrues
viennent tard, elles continuent de paraître jusqu'à un âge avancé.

En général, chez les mammifères, les causes
de stérilité sont nombreuses. Dans l'espèce humaine, ces causes sont morales ou physiques du
côté de l'homme, et toutes physiques du côté de
la femme. La stérilité des animaux tient uniquement à quelque vice de conformation.

Comme la stérilité est une condition anormale, il ne peut entrer dans notre sujet d'en
examiner ici les causes. Nous remarquerons seulement que, comme le tempérament change avec
l'âge, on a vu certaines femmes devenir fécon-
des après quinze, vingt, et même vingt-cinq ans
de stérilité.

On a cru long-temps à l'existence, dans l'espèce humaine, d'hermaphrodites parfaits; mais
je crois que maintenant il serait inutile de nous
appesantir sur l'impossibilité de l'existence d'a-
nomalies que personne n'admet plus. J'ai fait

connaître quels étaient ceux des animaux qui possédaient réellement les deux sexes. Dans les espèces supérieures, et dans l'homme particulièrement, le développement excessif de certaines parties a seul pu occasionner des méprises assez fréquentes, ou faire admettre la possibilité d'un état absolument contraire aux vues de la Nature.

Tous les momens ne sont pas également favorables pour l'acte de la reproduction. Par la vivacité de son action sur le système nerveux et sur le système sanguin, la copulation peut troubler d'autres fonctions fort importantes dans l'économie animale, et les accidens les plus fâcheux peuvent s'ensuivre; la mort même peut résulter du rapprochement des sexes pendant le travail de la digestion (1).

Les *Élémens d'Hygiène* de MM. Buchez et Trélat (ouvrage plein d'excellens conseils, et dont on ne saurait trop recommander la lecture), vont nous fournir quelques remarques utiles sur l'abus de la copulation.

« Le changement que le développement des organes générateurs apporte dans les facultés cérébrales de l'homme demande une grande prudence de la part de ceux qui l'entourent.

---

(1) Pour n'en citer qu'un exemple, le maréchal de ***, au sortir de table, n'ayant pu maîtriser sa passion, mourut dans l'acte même de la reproduction.

Les désirs brûlans de l'adolescence ne sont réellement que les premiers symptômes d'une fonction qui ne doit s'exercer que plus tard. Si alors le jeune homme est sage, il n'entravera le développement d'aucun de ses organes. Il deviendra vigoureux, actif, intelligent, capable de donner à son tour la vie à des enfans d'une bonne santé; mais si, au contraire, il se livre à des jouissances hâtives, il ruinera sa constitution, restera débile et mal portant, perdra la mémoire, la volonté, usera sa vie en peu d'instans.

» Ces résultats sont extrêmement fréquens parmi nous, dans nos grandes villes surtout, où des habitudes dissolues, des lectures propres à échauffer de jeunes imaginations, les bals, les spectacles, et dans la partie ignorante de la société, l'absence de morale et le plus dégoûtant libertinage développent prématurément les organes reproducteurs, et poussent aux excès et aux désordres les plus funestes.

» Il est rare que les femmes altèrent leur santé par les excès vénériens (1). Le coït est infiniment moins fatigant pour elles que pour l'homme, et elles exercent en général moins que l'homme leurs organes générateurs : mais leurs passions n'en sont pas moins vives et leurs effets souvent d'autant plus funestes qu'elles sont moins satis-

____

(1) A moins que ce ne soit par suite de plaisirs solitaires.

faites : l'amour est une cause plus fréquente de folie parmi les femmes que parmi les hommes. La jeune pubère doit être entourée des soins les plus tendres et les plus judicieux. Des impressions qu'elle reçoit, des affections qu'elle éprouve, des lectures auxquelles elle se livre, dépendent peut-être et sa santé et son bonheur à venir.

» Dans la jeunesse, on se livre avec déraison, souvent avec fureur, au rapprochement des sexes : mais une telle manière d'agir nuit profondément à l'organisation, et l'on ne tarde pas à perdre la sagacité, la mémoire, toute la délicatesse des sentimens (1). Il est d'autres résultats non moins fâcheux des excès vénériens. Toutes les maladies peuvent en être la conséquence, et en particulier celles de la poitrine et des organes digestifs. L'épilepsie, la paralysie, reconnaissent souvent une pareille cause. »

Soyons donc économes de l'acte de la génération, car engendrer, c'est abréger ses jours.

---

(1) « J'ai toujours vu, dit J.-J. Rousseau dans son *Émile,* que les jeunes gens corrompus de bonne heure étaient inhumains et cruels ; leur imagination, pleine d'un seul objet, se refusait à tout le reste ; ils ne connaissaient ni pitié, ni miséricorde ; ils auraient sacrifié père et mère, et l'univers entier, au moindre de leurs plaisirs. Au contraire, un jeune homme, élevé dans une heureuse simplicité, est porté, par les premiers mouvemens de la Nature, vers les passions tendres et affectueuses : son cœur compatissant s'émeut sur les peines de ses semblables. »

L'homme, si avide de créer, ne communique la vie qu'au prix de la sienne.

L'abus des plaisirs solitaires dégénère souvent en une monomanie furieuse dont rien ne peut arrêter les terribles effets. C'est pourquoi les parens ne sauraient trop surveiller leurs enfans, pour prévenir chez eux une habitude criminelle qui conduit malheureusement tant de sujets des deux sexes au tombeau, quelquefois avant qu'ils aient atteint l'âge de la puberté. En supposant même que la mort ne s'ensuive pas, l'influence d'une telle habitude devant empoisonner leur vie en les vouant à une vieillesse et à des infirmités prématurées, et en ruinant à jamais leurs facultés intellectuelles, il convient d'exercer sur eux une surveillance de tous les instans. Il est de la plus grande importance de ne jamais les laisser seuls, et principalement d'empêcher qu'ils ne puissent s'enfermer seuls ou plusieurs ensemble dans des lieux secrets ou obscurs. C'est toujours ou par suite de la contagion de l'exemple, ou par l'effet de détestables conseils, quelquefois donnés par des domestiques corrompus, que se contractent ces funestes habitudes. Lorsqu'il n'a pas été possible de prévenir de tels résultats, il faut du moins faire en sorte que ces habitudes ne puissent s'enraciner. Les parens doivent donc incessamment s'attacher à reconnaître si elles existent, et elles se manifestent par des signes trop nombreux et trop certains

pour qu'on puisse s'y tromper. L'enfant qui se
livre aux plaisirs solitaires, se sentant coupable,
baisse les yeux quand on cherche à les voir; l'œil
est terne, cerné; la pupille, extrêmement dilatée;
le visage se décolore, les traits s'affaissent, le
front se ride; quoique l'appétit soit excessif,
l'enfant maigrit sans être précisément malade;
la voix s'altère; la mémoire et en général les facultés intellectuelles sont très-faibles; l'enfant
recherche la solitude, n'a plus aucune disposition au travail, devient rêveur, taciturne, fuit
les jeux de son âge et perd toute sa gaîté.

EXPLICATION

DE LA PLANCHE VIII.

(Voyez, pour l'appareil génital de l'homme, la *Fig.* 40.
V, la verge, coupée sur son épaisseur ; CA, le corps caverneux ; U, l'urètre ; S, le scrotum ; D, dartos ; TV, la tunique vaginale ; TA, la tunique albuginée ; C, le muscle crémaster ; CD, canal déférent ; T, testicule dépouillé de ses
enveloppes ; E, l'épididyme ; PS, vésicule séminale, vue extérieurement ; PS', vésicule séminale ouverte ; P, la glande
prostate.

Voyez aussi, pour l'appareil génital de la femme, la
Fig. 11. OV, l'orifice du vagin ; VA, le vagin ; U, l'utérus.)

Fig. 101. Coupe perpendiculaire longitudinale de l'ovaire.
Fig. 102. L'ovaire, vu extérieurement.
Fig. 103. Appareil génital de la femme. (La partie qui est à
        droite est censée ouverte.) V, le vagin, entiè-
        rement ouvert ; U, l'utérus ; T,T, les trompes
        de Fallope ; O,O, les ovaires ; L, ligament
        large ; R, ligament rond.
Fig. 104. OEuf humain, de quinze jours de conception.
Fig. 105. Germe de l'ovule de chien (*Fig.* 108), grossi,
        pour faire voir la moelle vertébrale M, rappro-
        chée de l'animalcule microscopique représenté
        dans la figure suivante.

Fig. 106 Animal spermatique du chien , vu au microscope.

Fig. 107. Animaux spermatiques de l'homme, vus au microscope.

Fig. 108. Ovule de chien, douze jours après l'accouplement.

Fig. 109. Coupe perpendiculaire antéro-postérieure de l'utérus. U, l'utérus ; C, sa cavité ; M , le museau de tanche et le col de l'utérus ; V, le vagin.

Fig. 110. Le placenta, vu par sa face utérine. C , le cordon ombilical.

Fig. 111. Le placenta , vu par sa face fœtale. C , le cordon ombilical.

Fig. 112. Sperme du mulet, vu au microscope.

Fig. 113. OEuf humain, de vingt-et-un jours de conception.

Fig. 114. Le même , ouvert.

Fig. 115. Animal spermatique du limaçon , vu au microscope.

Fig. 116. Animal spermatique du cheval, vu au microscope.

Fig. 117. Os pénial du putois.

Fig. 118. Os pénial du chien. G, sa gouttière ; C, son cartilage.

Fig. 119. Animal spermatique de la grenouille , vu au microscope.

Fig. 120. Animal spermatique du coq, vu au microscope.

Fig. 121. Animal spermatique de la vipère , vu au microscope.

Fig. 122. Animal spermatique du surmulot, vu au microscope.

Fig. 123. Animal spermatique du moineau , vu au microscope.

Fig. 124. Appareil génital des insectes femelles. A,A , les ovaires ; B, l'oviducte ; C , vésicule renfermant un liquide visqueux propre à coller les œufs sur des corps étrangers.

TABLE

DES MATIÈRES DE LA SIXIÈME PARTIE.

SIXIÈME PARTIE.

VIE DE L'ESPÈCE.

		Pages.
DE LA GÉNÉRATION		474
CHAP. I. — Des organes de la génération chez l'homme		476
CHAP. II. — Des organes de la génération chez la femme		481
CHAP. III. — De la conception.		486
CHAP. IV. — De la gestation. Du fœtus et de ses enveloppes.		493
De l'expulsion du fœtus		501
CHAP. V. — De la lactation.		505
CHAP. VI. — Comparaisons relatives à la génération.		509
CHAP. VII. — Observations relatives à la génération.		533
Explication de la planche VIII		547

FIN.

De l'Imprimerie de **BRUNEAU**, rue Montmartre, 39.

Fig. 1.
Fig. 2.
Fig. 3.
Fig. 4.
Fig. 5.
Fig. 5 bis.
Fig. 6.
Fig. 7.
Fig. 8.
Fig. 9.
Fig. 10.

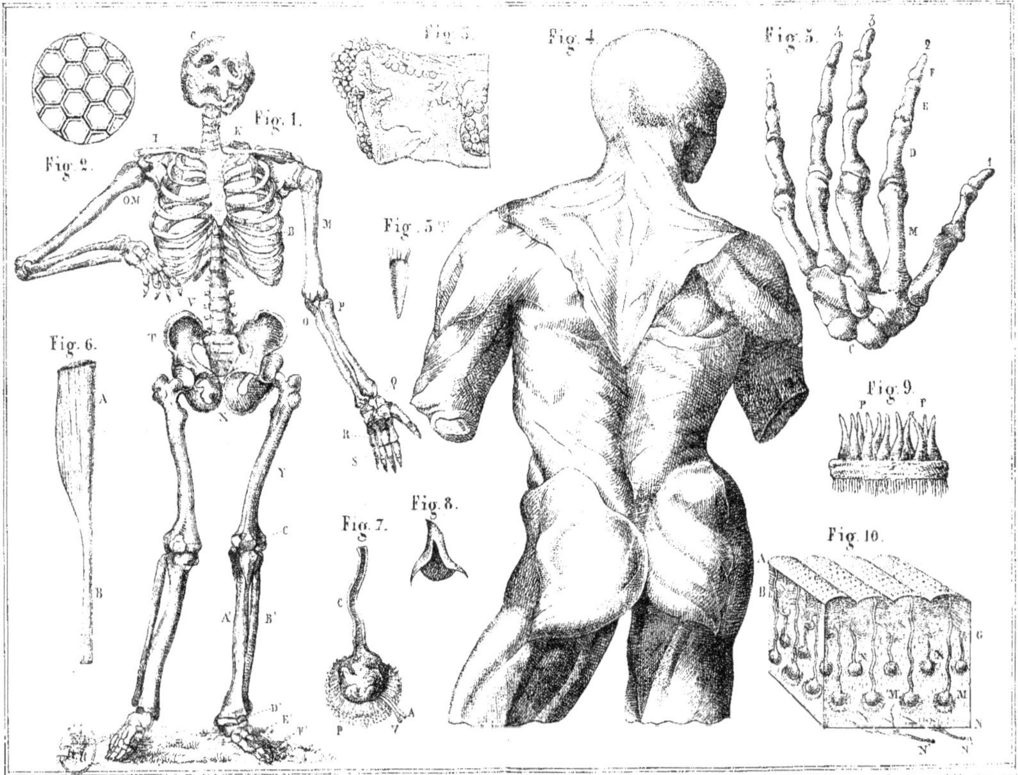

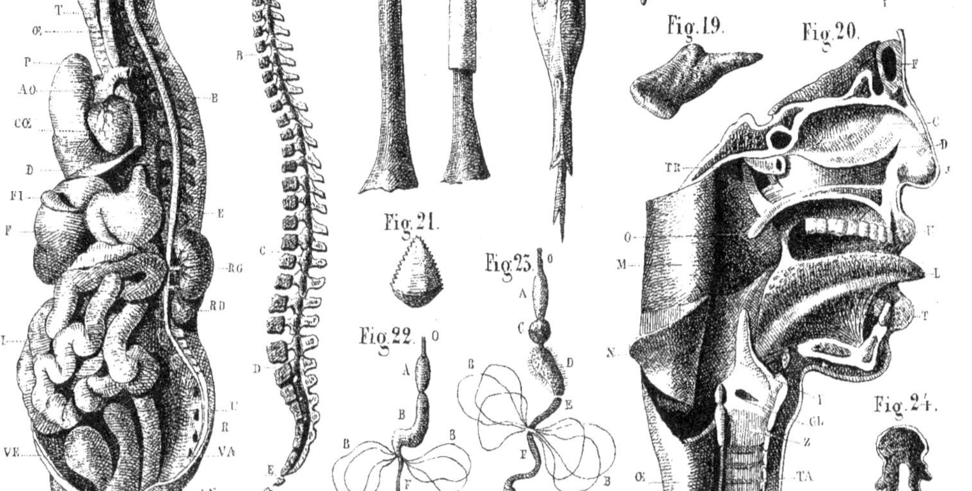
Fig. 11.
Fig. 12.
Fig. 14.
Fig. 15.
Fig. 16.
Fig. 17.
Fig. 18.
Fig. 13.
Fig. 19.
Fig. 20.
Fig. 21.
Fig. 23.
Fig. 22.
Fig. 24.

PLANCHE III.

De la Fig. 25 à la Fig. 34.

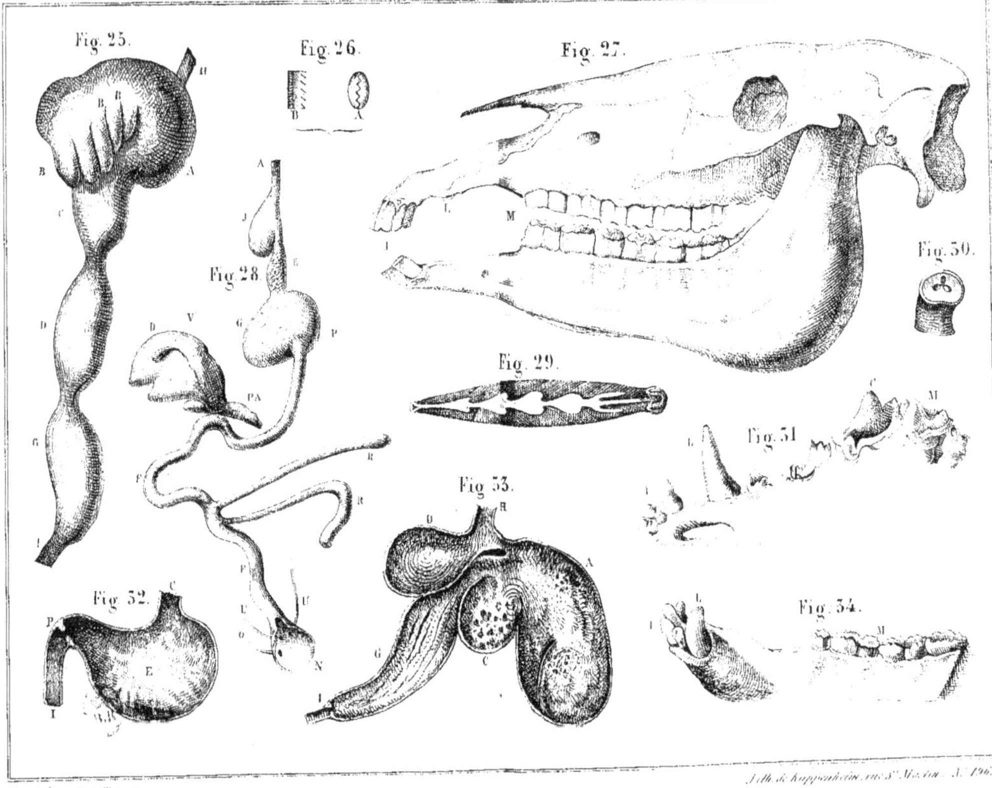
Fig. 25.
Fig. 26.
Fig. 27.
Fig. 28.
Fig. 29.
Fig. 30.
Fig. 31
Fig. 32.
Fig. 33.
Fig. 34.

Dessiné par E. de Tarade.

Lith. de Kappenheim, rue St Martin, N° 196.

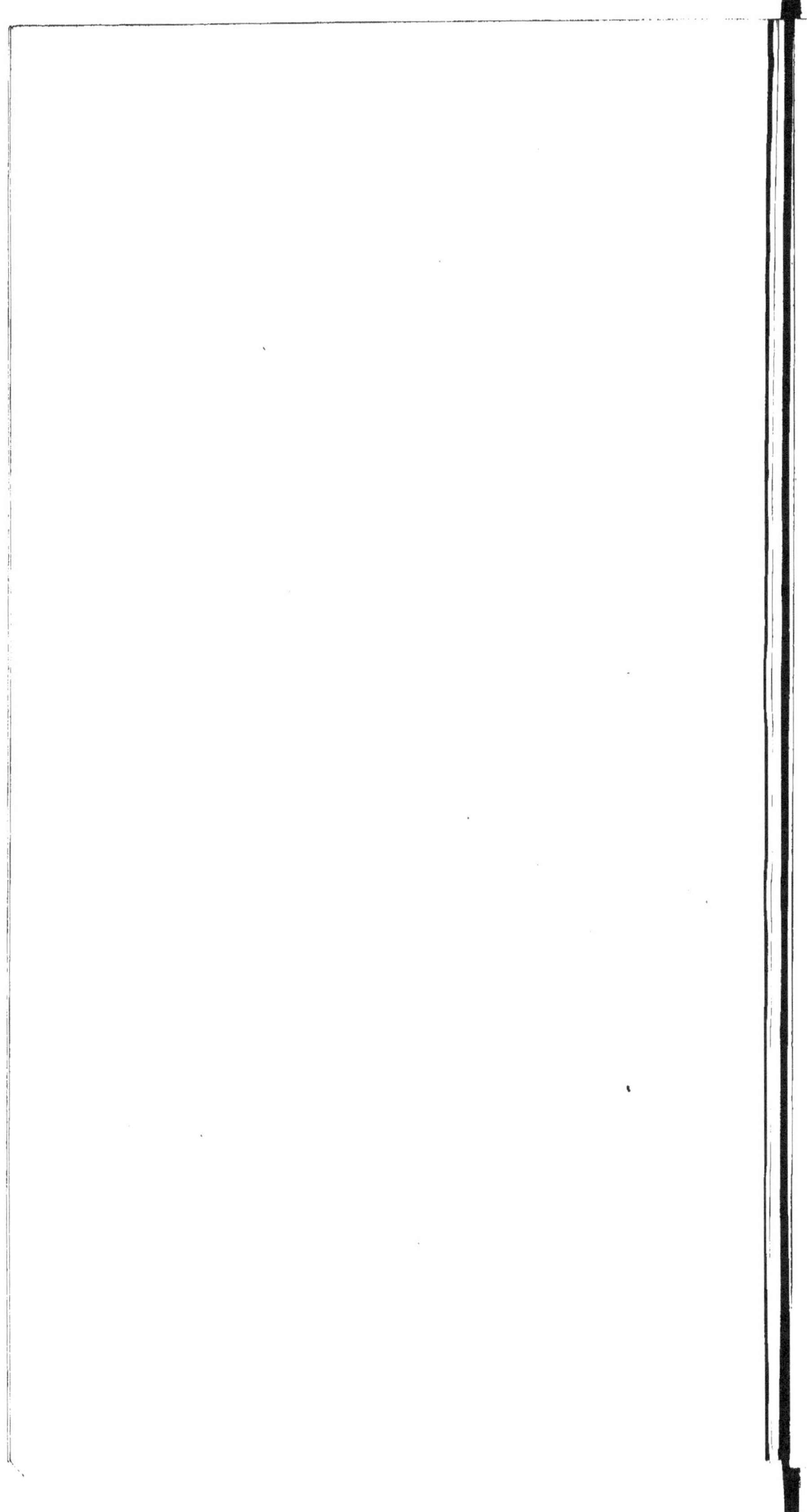

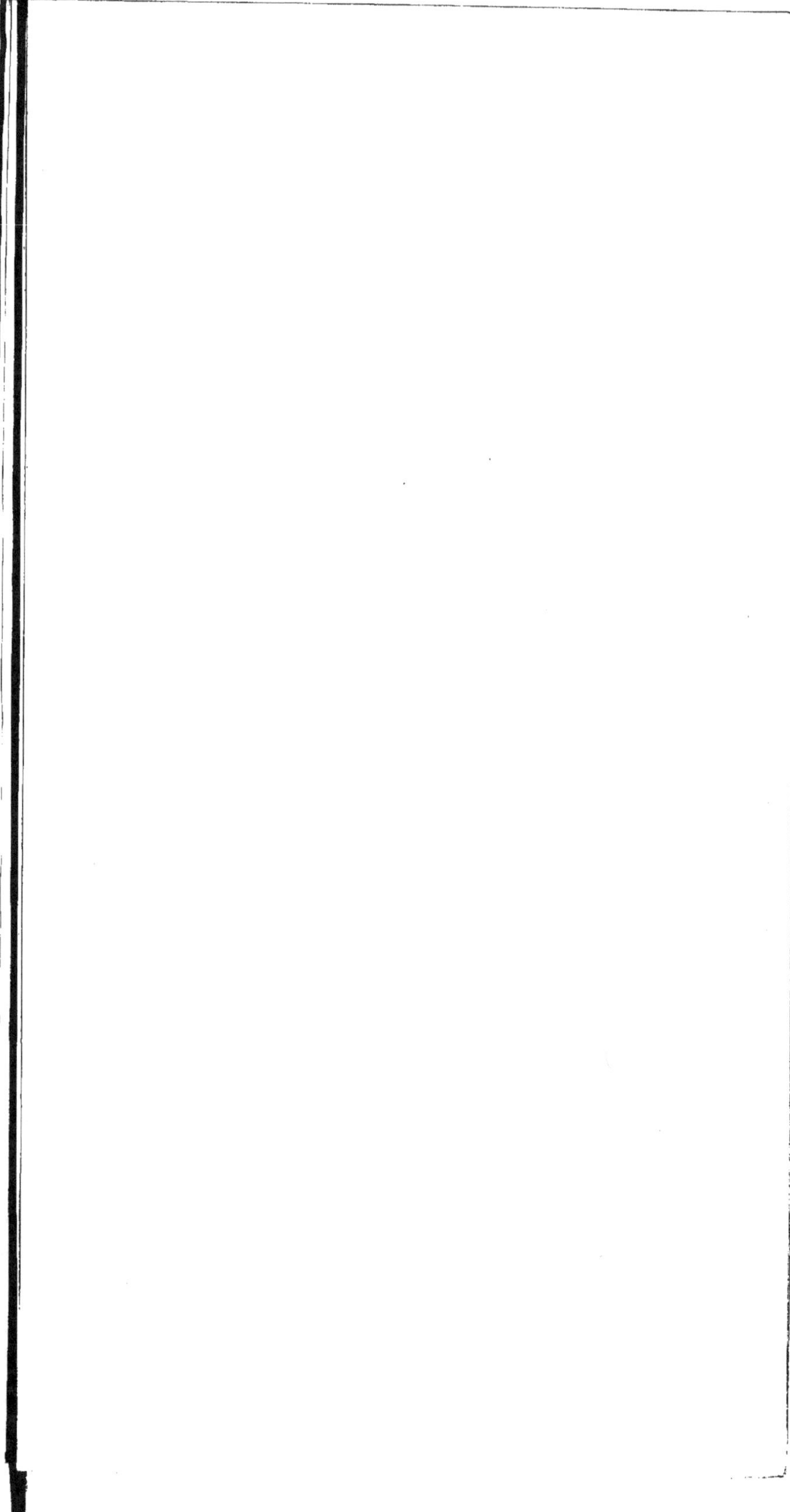

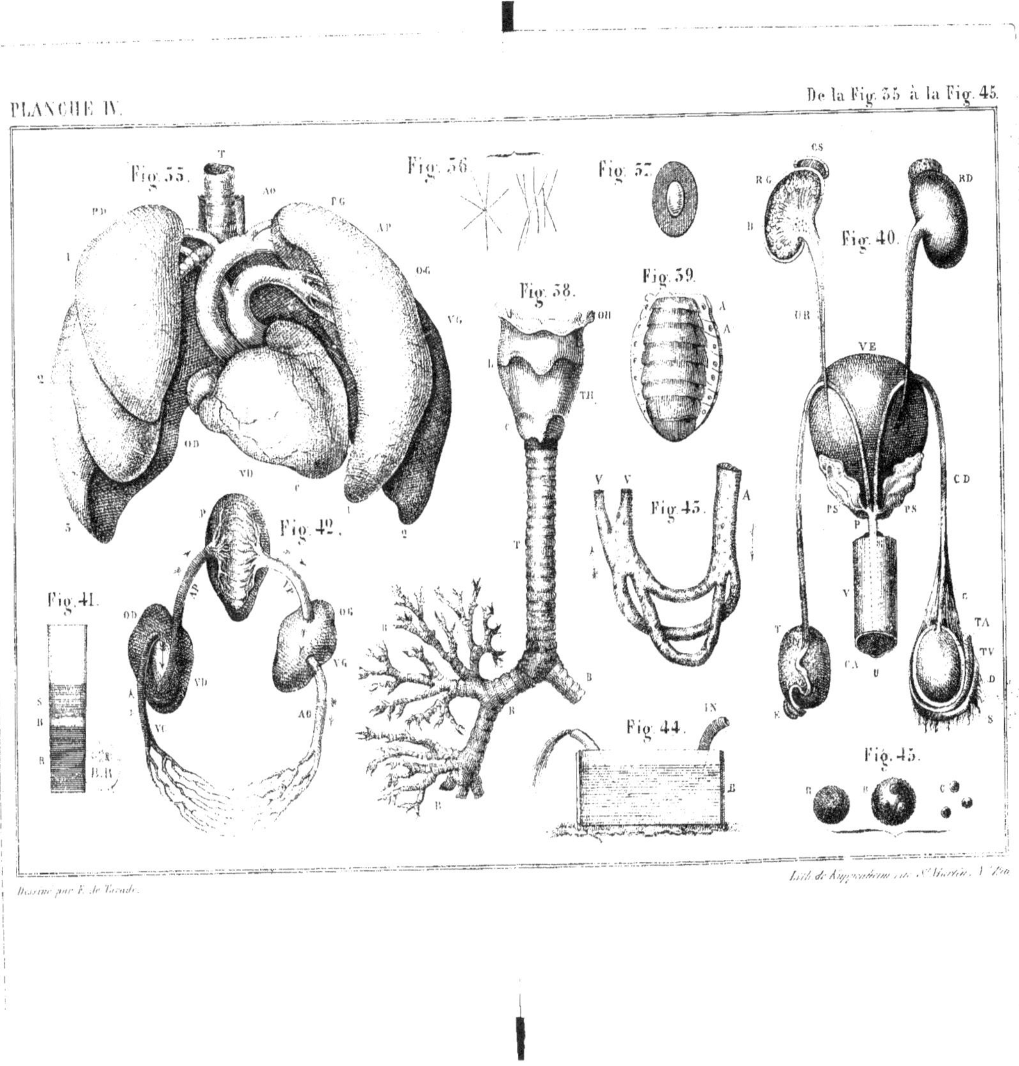

Fig. 35.
Fig. 36.
Fig. 37.
Fig. 38.
Fig. 39.
Fig. 40.
Fig. 41.
Fig. 42.
Fig. 43.
Fig. 44.
Fig. 45.

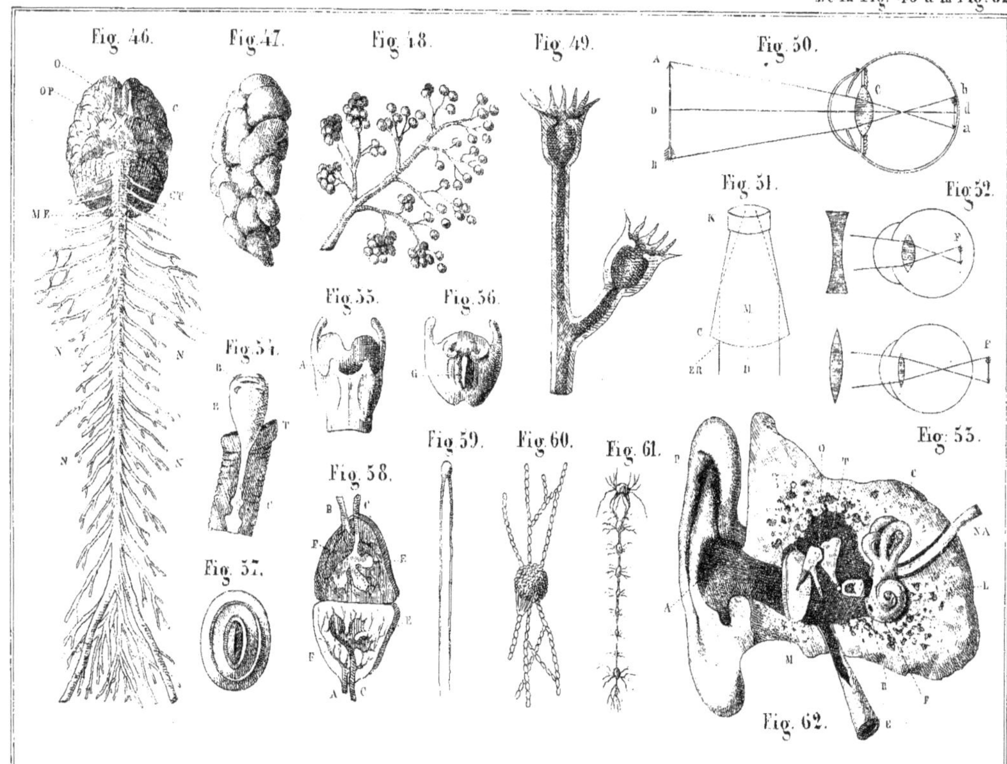

Dessiné par E. de Terade.

Lith. de Ruppenheim, rue S.t Martin 196.

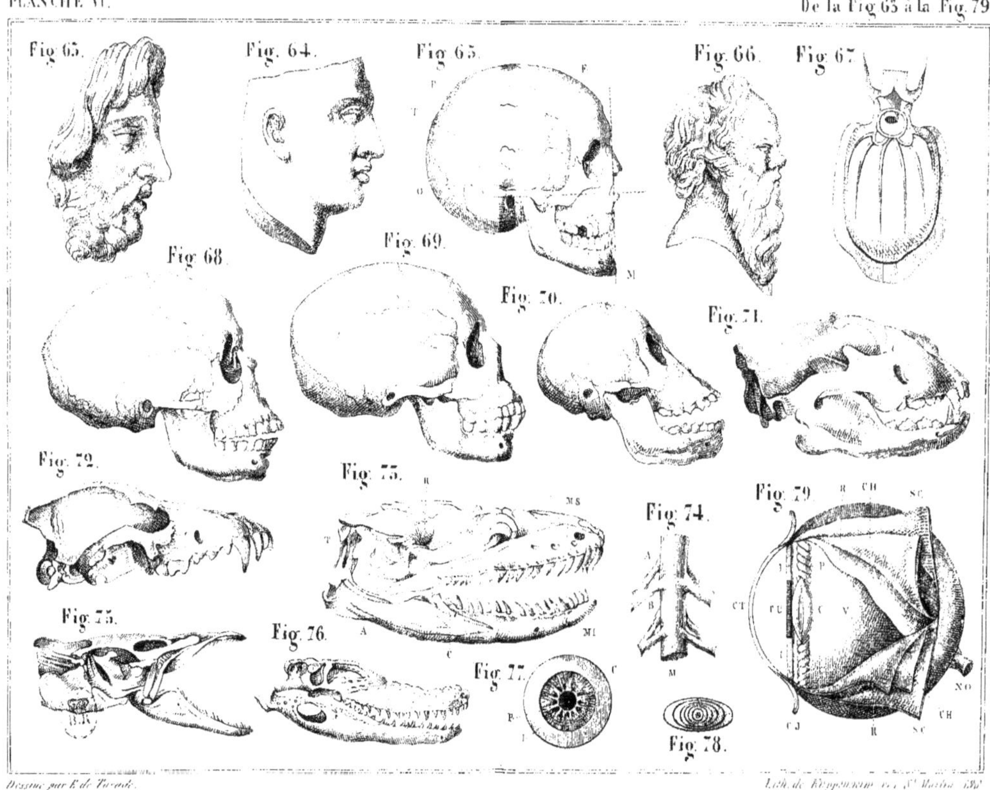
Fig. 63.
Fig. 64.
Fig. 65.
Fig. 66.
Fig. 67.
Fig. 68.
Fig. 69.
Fig. 70.
Fig. 71.
Fig. 72.
Fig. 73.
Fig. 74.
Fig. 75.
Fig. 76.
Fig. 77.
Fig. 78.
Fig. 79.

PLANCHE VII. De la Fig. 80 à la Fig. 100.

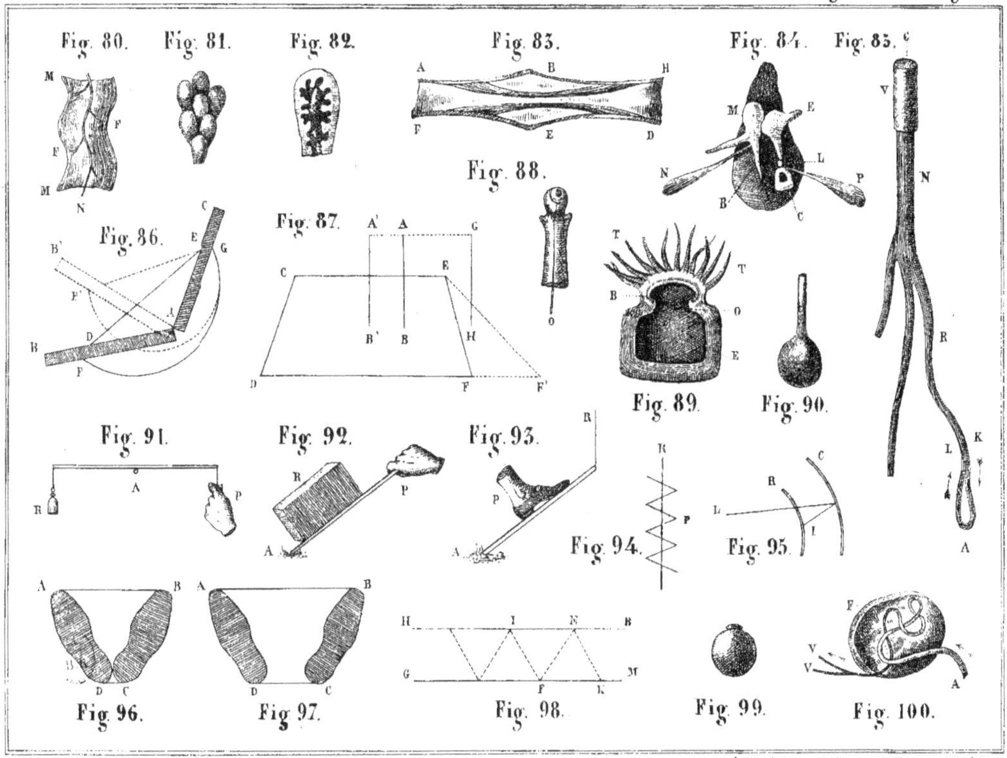
Fig. 80.
Fig. 81.
Fig. 82.
Fig. 83.
Fig. 84.
Fig. 85.
Fig. 86.
Fig. 87.
Fig. 88.
Fig. 89.
Fig. 90.
Fig. 91.
Fig. 92.
Fig. 93.
Fig. 94.
Fig. 95.
Fig. 96.
Fig. 97.
Fig. 98.
Fig. 99.
Fig. 100.

Dessiné par E. de Tarade. Lith. de Kappenheim, rue St Martin, 196, à Paris.

PLANCHE VIII. De la Fig. 101 à la Fig. 124.

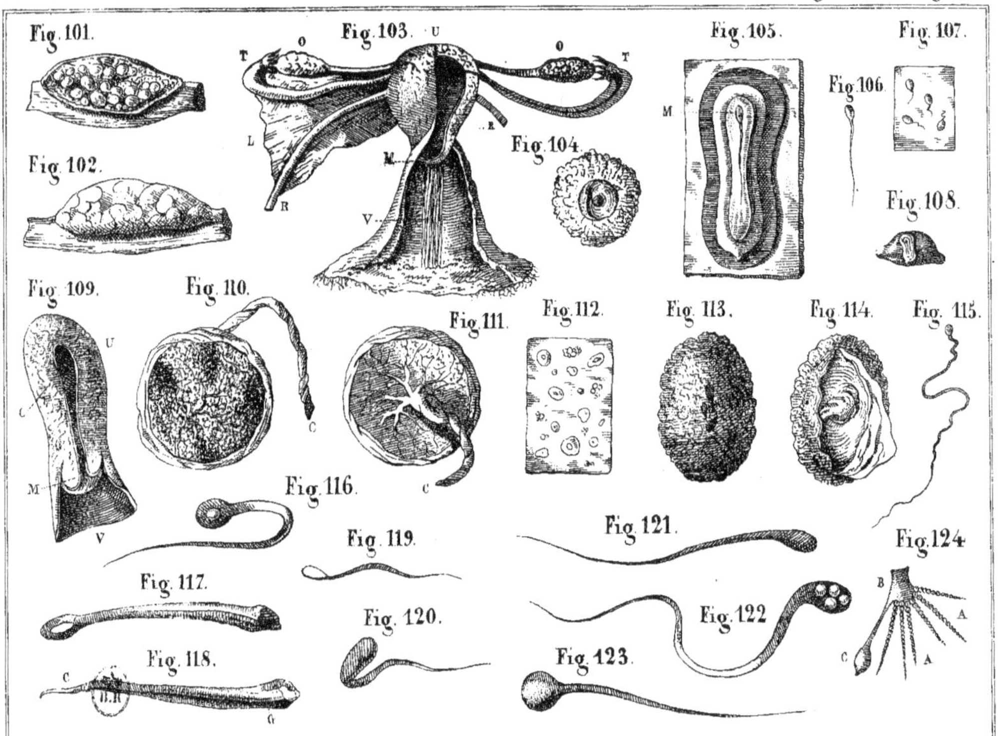
Fig. 101.
Fig. 102.
Fig. 103.
Fig. 104.
Fig. 105.
Fig. 106.
Fig. 107.
Fig. 108.
Fig. 109.
Fig. 110.
Fig. 111.
Fig. 112.
Fig. 113.
Fig. 114.
Fig. 115.
Fig. 116.
Fig. 117.
Fig. 118.
Fig. 119.
Fig. 120.
Fig. 121.
Fig. 122.
Fig. 123.
Fig. 124.

Dessiné par E. de Tasade. Lith. de Kappelhoim, rue St Martin 196 à Paris.